吕永慧

名中医治疗脾胃病的
学术思想和临床经验

吴宇金　康宜兵　主编

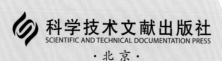

科学技术文献出版社

SCIENTIFIC AND TECHNICAL DOCUMENTATION PRESS

·北京·

图书在版编目（CIP）数据

吕永慧名中医治疗脾胃病的学术思想和临床经验/吴宇金，康宜兵主编. —北京：科学技术文献出版社，2022.1

ISBN 978-7-5189-8637-8

Ⅰ.①吕… Ⅱ.①吴… ②康… Ⅲ.①脾胃病—中医临床—经验—中国—现代 Ⅳ.① R256.3

中国版本图书馆CIP数据核字（2021）第242170号

吕永慧名中医治疗脾胃病的学术思想和临床经验

| 策划编辑：薛士滨 | 责任编辑：钟志霞　郭　蓉 | 责任校对：张吲哚 | 责任出版：张志平 |

出　版　者	科学技术文献出版社
地　　　址	北京市复兴路15号　　邮编 100038
编　务　部	（010）58882938，58882087（传真）
发　行　部	（010）58882868，58882870（传真）
邮　购　部	（010）58882873
官 方 网 址	www.stdp.com.cn
发　行　者	科学技术文献出版社发行　全国各地新华书店经销
印　刷　者	北京地大彩印有限公司
版　　　次	2022年1月第1版　2022年1月第1次印刷
开　　　本	710×1000　1/16
字　　　数	283千
印　　　张	18
书　　　号	ISBN 978-7-5189-8637-8
定　　　价	108.00元

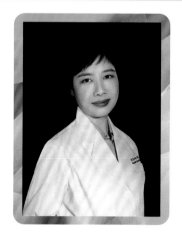

　　吴宇金，广州医科大学附属中医医院脾胃科副主任医师，硕士研究生导师。广州医科大学附属中医医院名医，吕永慧名中医传承工作室负责人，国家重点专科脾胃病科项目负责人，广州市优秀中医临床人才，广东省首批名中医师承项目继承人。兼任中国民族医药学会脾胃病分会常务理事、中华中医药学会肝胆病分会第二届委员会委员、中华中医药学会脾胃病分会第三届委员会青年委员、广东省基层医药学会消化及消化内镜分会第一届副主任委员、广东省保健协会脾胃健康分会第一届副主任委员。

　　从事临床工作二十余年，师从多位省名老中医，积累了丰富的临床经验，擅长运用经方治疗各种消化系统疾病，如反流性食管炎、溃疡性结肠炎、慢性胃炎等。熟练掌握电子胃、肠镜的操作诊断及治疗技术。

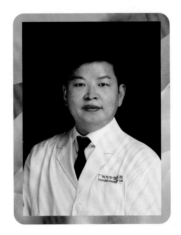

康宜兵，硕士，教授，主任中医师，硕士研究生导师，国家重点专科脾胃科学术继承人，广州市优秀中医临床人才，吕永慧名中医传承工作室负责人，广州市中医医院优秀中青年科技人才。兼任中国中医药研究促进会中医全科与养生分会常委、中国民族医药学会脾胃病专业委员会理事、广东省基层医药学会中西医结合脾胃消化专业委员会常委、广东省中西医结合学会睡眠心理专业委员会常委、广东省中医药学会消化病专业委员会委员、广州市医学会消化分科学会委员、广东省中西医结合学会肝病专业委员会委员、广东省医疗行业协会消化内科管理分会委员、广州市医疗事故鉴定专家、国家基本医疗保险工伤保险和生育保险专家、广州市医院评审专家、"科技东莞"工程资助项目评审专家。

从事临床一线工作近20年，师从多位省名老中医，擅长反流性食管炎、慢性胃炎、功能性消化不良、胃溃疡、十二指肠溃疡、腹痛、便秘、腹泻、胆囊炎、胆石症、胰腺炎、肝炎、脂肪肝、消化道肿瘤等胃肠肝胆胰腺疾病的中西医诊治，尤其是反流性食管炎、慢性萎缩性胃炎、肠上皮化生、上皮内瘤变、溃疡性结肠炎、克罗恩病、肠易激综合征、胃肠息肉、慢性乙型病毒性肝炎、肝纤维化、肝硬化及胃肠肝胆肿瘤的防治和康复。此外，还擅长中医治疗内科常见病、多发病和疑难病。具备丰富的胃肠镜诊治经验，精通胃肠镜下 1～4 级手术，尤其擅长胃肠镜下微创治疗胃息肉、结肠息肉、痔疮、肝硬化、消化道出血等疾病。主持广东省中医药局课题 2 项、广州市卫计委课题 3 项，发表论文 20 余篇。

编委会

中医药学是中国古代科学的瑰宝，也是打开中华文明宝库的钥匙。在几千年的发展中，中医药学积累了大量临床经验，一直是我国人们健康与生命的"守护神"，在防病治病上担任着重要角色。屠呦呦因发现了青蒿素，有效降低疟疾患者的死亡率而获得了 2015 年诺贝尔生理学和医学奖。经过抗击新冠肺炎疫情、非典等重大传染病的洗礼，中医药早期介入、全程参与、分类救治，取得了重大成果，让大众对中医药的作用有了更深的认识。

近年来，中医药行业的发展受到高度重视，已经被纳入国家发展战略。习近平总书记指出："充分发挥中医药防病治病的独特优势和作用，为建设健康中国、实现中华民族伟大复兴的中国梦贡献力量。"党中央、国务院做出一系列重大决策部署，把中医药摆在更加突出的位置，坚持中西医并重的卫生健康方针。陆续发布了包括《中华人民共和国中医药法》《中医药发展"十三五"规划》《中医药发展战略规划纲要（2016—2030 年）》《"十三五"中医药科技创新专项规划》等在内的多项法律法规及政策文件。

吕永慧教授是"广东省名中医"，一直从事中医脾胃病和肝病的医疗、教学、科研工作，有较深的学术造诣，积累了丰富的临床、科研经验。用最简便的方法、最少的药能治好病是吕永慧教授当医生的初心。临证中她思路清晰，采用辨病与辨证相结合，因人、因时、因地而宜，理法方药精当，疗效显著，擅长消化系统疾病，尤其是溃疡性结肠炎、克罗恩病等的中西医结合诊治。研制的院内制剂"肠炎清""肠炎消"已在临床应用 28 年，深受广大患者欢迎。

医者父母心。作为铁杆中医人，吕教授认为，一名好的医生不仅在于医术精湛，医德医品也同样重要，倡导"要做一个有温度的医生，给人以安慰，给人以温暖"。强调要时时真心对待患者，多多沟通，互相理解，让患者安心、放心。至今，吕教授仍保持着手机 24 小时开机的习惯，每每有患者闻"名"而来，她都会热心接待，认真负责。

吕教授治学严谨，为人谦虚，是我辈的良师益友。尽管已年逾花甲，仍坚持在临床一线诊病与带徒，总结经验，以金针度人，嘉惠后学。《吕永慧名中医治疗脾胃病的学术思想和临床经验》一书由吕永慧名中医工作室团队编写，按消化系统疾病病名进行梳理，每个疾病均从现代医学的认识、中医学的认识、吕教授临证经验及心得、日常调护等方面进行阐述。该书不仅是吕教授学术思想与临证经验的总结，更是一项有意义的传承工作，凝聚了吕教授及其团队的心血和智慧，对于医者中医脾胃理论的学习与临床能力的提高，一定大有裨益。

佳作付梓之际，欣然应邀作序，诚人生一大幸事。

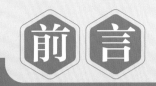

中医是有着独特理论体系的经验医学，中医理论博大精深，源远流长；同时中医又是一门实践医学，强调临床经验与理论知识紧密结合，临证经验除了靠自身积累，还要学习、借鉴前辈和名家的经验。广东省名中医吕永慧教授系广州医科大学附属中医医院主任医师、博士生导师，从事消化系统疾病临床及研究 40 余年，积累了丰富的经验。吕永慧教授擅长治疗消化系统疾病，其组方用药特点独到，尤其擅长治疗溃疡性结肠炎。

本书是吕永慧名中医工作室成员在反复学习和研究吕永慧教授经验的基础上，收集吕永慧教授治疗脾胃病的证治经验，以及部分临床典型病案，通过临床总结与思考系统整理而成，是对吕永慧教授的学术经验及临床诊治经验的归纳总结，并且完整、准确地反映了吕永慧教授的学术思想和临床经验。全书分为十八章，每一章又分为现代医学对疾病的认识、中医学对疾病的认识、吕永慧教授临证经验及日常调护四个部分，分享了吕永慧教授丰富的治疗脾胃病的经验，希望对广大中医从业者及中医学习者提供有益的帮助和参考。

衷心感谢吕永慧教授对本书撰写的指导，感谢参与本书编写的全体编者，感谢科学技术文献出版社的鼎力相助。由于编者工作繁忙，编写时间仓促，难免有疏漏和不妥之处，恳请读者批评指正。

吴宇金　康宜兵

目录
CONTENTS

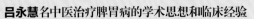

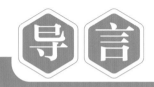

一、吕永慧教授简介

吕永慧教授，广东省名中医，广州医科大学附属中医医院教授、主任医师、博士生导师。国家中医药管理局"十一五"溃疡性结肠炎重点专病学科带头人及负责人，国家中医药管理局"十二五"脾胃病重点专科学科带头人。兼任广东省中医药学会消化病专业委员会副主任委员，广东省中西医结合学会脾胃消化病专业委员会副主任委员，广东省自然医学研究会互联网＋中医工作委员会副主任委员，广东省自然医学研究会常务理事，广东省临床医学会－中医自然医学专业委员会常务委员，广东省药学会中医肝病用药专家委员会常务委员，广东省中西医结合学会肝病专业委员会常务委员，广东省肝病学会脂肪肝专业委员会常务委员，广东省医学会消化内镜学分会常务委员。广东省建设中医药强省中医优秀临床人才，广东省首批名中医师承指导老师，广州市卫计委科技优秀管理人才，广州市优秀中医，羊城好医生。

吕永慧教授从事中医临床工作 40 余年，在长期医疗工作中不断探索，刻苦钻研，有扎实的中医理论基础，临证中善于融会贯通中西医理论，临床经验丰富，疗效显著。主要诊治食道、胃、肠、肝、胆等消化道疾病，尤其擅长溃疡性结肠炎、克罗恩病等炎症性肠病，消化性溃疡、便秘、腹泻、胃痛、腹痛等功能性肠病，肝炎、脂肪肝、肝硬化及其他内科疑难杂病的治疗，受到广大患者的好评。

自 1994 年至今，吕永慧教授对世界卫生组织公认的疑难疾病"溃疡性结肠炎"进行了持续深入的临床研究，采用理论与实践相结合、辨病与辨证相结合、局部与整体相结合的方法，并研创了纯中药"肠炎清"和"肠炎消"系列制剂治疗溃疡性结肠炎等炎症性肠病，临床运用二十余年，疗效显著，深受患者欢迎。"肠炎清合剂"获优秀中医院制剂。吕永慧教授所主持的广东省科技厅攻关重点课题"肠炎清治疗溃疡性结肠炎的临床研究"，通过广东省科技厅鉴定，2004 年获中华中医药学会科学技术三等奖，并荣获 2011 年度中国健康年度总评榜"创新医疗技术"奖。2011 年"清热燥湿法治疗炎症性肠病临床疗效及其作用机理研究"获全军医疗成果三等奖。

1994 年吕永慧教授开创了溃疡性结肠炎专病专科，担任学科带头人及负责人。1995 年所主持的"溃疡性结肠炎专病专科"成为广州市"九五"杏林工程重点专病单位，2001 年成为"广东省中医重点专科"，2006 年成为国家中医药管理局"十一五"重点专病专科单位，并且溃疡性结肠炎专病也是唯一的国家中医药管理局"十一五"重点专病。

二、吕永慧教授治学特点

（一）仁心仁术，心系患者

吕教授视患者如亲人，对患者如朋友，坚持医术是根，医德是魂，用"患者在先、个人在后"的实际行动为大家做出了榜样。她在工作中严于律己，宽以待人，廉洁行医，淡泊名利，信守"对患者不遗余力，做事不图回报，工作不带私心"的服务理念。吕教授虽然退休了，但她仍坚持每周出专家门诊，每次都是提前到诊室，推迟下班。诊治时，细心地望、闻、问、切，详细地记录病史，不看重看病的速度，但求诊治的质量，工作细致、认真。

（二）尊重经典理论，善取各家之长

吕教授认为，学好经典能为临床辨证施治及进一步研读后世医书奠定坚实的基础；同时也提倡博览后世医书，取各家之所长，取长补短。她反复熟读各种学术读本、本草读本、类书读本、各种近现代读本、医案医话，对书中所记载的有效方剂反复揣摩，并应用验证于临床实践中。由于博览医书，她积累了丰富的理论知识，为日常的临床实践打下了深厚的理论基础。

（三）与时俱进，中西互参

吕教授不仅善于学习、剖析前人经验，对现代医学进展也熟练掌握。她推崇张锡纯的衷中参西理论，在临床中，注重现代医学的最新研究成果与中医药有机结合。

她还用西医学和现代科学方法研究中医四诊，如立足于胃镜、肠镜检查技术为微观辨证提供依据。内镜实际上是中医望诊的延伸，在中医理论的指导下行胃镜、肠镜检查，为临床辨证提供了新的思路与方法。通过望溃疡面、望污秽苔、望胃体变化、望滞留液、望肠黏膜和血管等提高了诊断及辨证的准确性，与中医证型相结合，提高了临床疗效。结合疾病的诊断治疗，包括在诊断上的病证结合、在治疗时的综合协调、在理论上的相互为用，如溃疡性结肠炎中医辨证结合西医分期，"分阶段"治疗；在辨证论治的基础上，在抗幽门螺杆菌治疗方面，加用黄芩、黄连、蒲公英等现代药理证明对幽门螺杆菌有杀菌、抑菌作用的中药。

（四）积极进取，精益求精，勤于临床思考

吕教授认真钻研新技术、新业务，积极开展临床科研工作，学风严谨，勇于创新，成绩突出。其研制的"肠炎清"方剂为广州市中医医院院内制剂，于2010年被广州市中医药学会评为优秀"肠炎清"制剂，并开展了多项相关课题研究，成绩突出。吕教授对待工作有着火一般的热情，爱岗敬业，勤奋好学，不断更新知识，了解医学前沿发展动态，即使已退休也仍积极参加各项学术活动，随时更新新知识，掌握消化专业的新动态。

吕教授经常教导我们，要学到尽可能多的东西，平时要做到"多记、多读、多写"。多记录，即要将听到、看到的内容随时记录下来，这是搜集资料的重要手段，再找出其规律性东西，可分门别类，加工整理。多阅读，即对老师临证诊病的处方及其论文、著述等，要多看，反复体会其学术思想在临床上的应用。同时，要根据其学术渊源，翻阅对其影响较大前贤的医论、医著，以溯本求源，掌握理论依据。多写，即将上述听、看、记、读的内容分门别类，有条理、有系统地在脑子里反复分析、归纳，在原始材料的基础上，予以升华和提高。

第一章

胃食管反流病

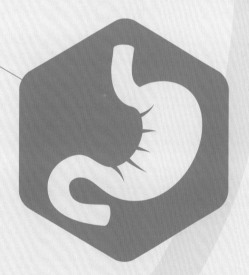

第一节 现代医学对胃食管反流病的认识

一、流行病学

胃食管反流病是最常见的消化系统疾病之一，已成为全球性疾病。美洲地区的患病率为全球最高，其中美国首居"榜首"，其次为加拿大；欧洲地区的患病率次于美洲国家，亚洲地区的发病率低于欧美国家。欧美国家的发病率可达10%～20%，亚洲国家的发病率约为6%，其中我国为5.77%～6.2%。除了受遗传因素影响外，人口因素如年龄、性别、体重等可能与胃食管反流病的发病有关，而吸烟、饮酒、饮食习惯、药物使用、幽门螺杆菌感染等因素亦与胃食管反流病的发病密切相关。

二、病因及发病机制

导致胃食管反流病的病理因素较多，食管的抗反流功能减弱或损害因素增加，均能引起胃食管反流病的发病。

（一）抗反流功能减弱

食管下括约肌（lower esophageal sphincter，LES）在食管抗反流中发挥重要作用，LES的舒张收缩功能障碍会使得LES的压力下降，从而无法保持食管压力高于胃内压力，从而导致胃内容物反流至食管中；而一过性的LES松弛次数增多，也会引起胃内容物、胃内气体的反流。

食管具有推进性蠕动的作用，这有利于食物进入胃腔，如其推进性蠕动减弱，则会影响食物顺利进入胃腔且不利于反流物的清除。其次胃食管的相关结构发生改变，如食管裂孔疝，亦会影响食管的正常抗反流功能。此外，部分患者的食管感觉异常、胃肠动力不足导致的胃排空延迟，也会引起胃内容物反流。

（二）损害因素增加

食管内的反流物，吸烟，进食刺激性的饮食如酒精、辣椒、硬质食物等，或服用某些药物如非甾体抗炎药物、铁制剂等，都可成为损伤食管黏膜的病理因素，导致食管黏膜的防御屏障作用减弱。当黏膜的防御屏障功能受损时，则更易引发反流性食管炎。

（三）其他因素

肠道菌群失调、遗传因素、年龄因素、精神心理因素、饮食习惯、妊娠或肥胖等皆为胃食管反流病的风险因素，可能导致胃十二指肠内容物的反流。

三、治疗

（一）一般治疗

改变生活方式对治疗胃食管反流病极为重要。适当地运动，减肥，戒烟、戒酒，调整饮食结构，减少巧克力、咖啡、刺激性与高脂油腻食物等摄入，有利于胃食管反流病的治疗。同时抬高床头，避免进食后立即卧床，可有效降低反流的频率。其次，保持心情舒畅对胃食管反流病的治疗亦有所帮助。

（二）药物治疗

药物治疗主要以抑制胃酸、保护黏膜、促进胃动力等为主。

常用的抑酸药物有 H_2 受体拮抗剂（H_2 receptor antagonist，H_2 RA）与质子泵抑制剂（proton pump inhibitor，PPI），其中前者通过阻断胃的壁细胞上的组胺 H_2 受体而抑制胃酸的分泌，常见的有雷尼替丁、乙溴替丁、西咪替丁、法莫替丁等；后者则通过终末抑制，作用于泌酸过程的质子泵，达到抑酸目的，抑酸作用更好，常见的有奥美拉唑、泮托拉唑、埃索美拉唑、雷贝拉唑等。近年来，日本武田制药公司研制出了新型抑酸药物——钾离子竞争性酸阻断剂（P-CAB）富马酸伏诺拉生片（曾用名为沃诺拉赞），因其快速持久的抑酸作用，有望替代PPI成为治疗胃食管反流病的新选择。

保护黏膜常用制酸剂中和胃酸，可强化黏膜屏障的保护作用，减弱反流物的刺激与损害，常用药物主要有铋剂（如胶体果胶铋、枸橼酸铋钾等）与铝、镁制剂（如铝碳酸镁片、铝镁加混悬液、硫糖铝混悬液等）。

促动力药物的使用有助于促进食管的推进性蠕动，增强胃动力，加速胃排空。对于使用抑酸治疗效果欠佳时，联合应用促动力药物可增强疗效。常用药物有多潘立酮、莫沙必利、伊托必利、巴氯芬等。

（三）手术治疗

对于药物治疗效果不佳的患者，可考虑进行抗反流手术治疗。抗反流手术可分为内镜治疗与外科手术，其中前者包括射频消融术、注射或植入技术、内镜下胃底折叠术、抗反流黏膜切除术等；后者则有外科抗反流术、腹腔镜胃底折叠术、腹腔镜下食管裂孔疝修补＋腹段食管延长＋His角重建术等。

胃食管反流病的中医诊治进展

一、中医病名

胃食管反流病属于现代医学病名，在中医学中并无该病名的记载，但因其临床症状可表现为反酸、胃灼热（烧心）、胸骨后灼痛、上腹胀满、咽喉不适、口苦、嗳气、反胃等，应当归属于"吐酸""呕苦""吞酸""嘈杂""痞满""食管瘅"等范畴。胃食管反流病的主要症状为反流、胃灼热感，目前我国中医脾胃方面相关专家相对一致地认为，可将"食管瘅""吐酸病"作为胃食管反流病的中医病名。

二、病因病机

胃食管反流病的病位主要在食管和胃，与脾、肺、肝、胆等脏腑的关系密切。早在《黄帝内经·素问》书中的《至真要大论》篇目中言道"诸呕吐酸……皆属于热"，首次提出胃食管反流病的病证多为热邪所致。从古到今，历经数千年医家的临证总结，对本病的病因病机已有了相对完整的认识。其病因可分为外因与内因两大类，基本病机可概括为肝胆失于疏泄，胃失和降，胃气上逆。脾胃处于中焦，作为人体气机升降的枢纽，主斡旋气机、运化水谷；脾以升为健，主升清，胃则以降为和，主降浊。各类病因引起的脾胃功能失和，则会导致脾胃运化失职、气机升降失司，出现中焦气滞清阳不能升达，浊阴不能通降，停滞中焦之食物、水谷，以及肝脏分泌之精汁（胆汁）将会上逆于食管而致病。

（一）外因

感受单一或者相兼的寒、湿、热等外邪，邪气入里，客留于胃，可致使脾胃的气机升降失和，从而导致胃气通降不畅，中焦气滞，发为痞满；若胃气反夹酸、夹食上逆，发为吐酸、食管瘅。

（二）内因

若饮食不节，如嗜食肥甘厚腻之品、饮酒过度等，皆可损伤脾胃，且在体内化生湿热之邪，困阻中焦，致使胃气壅滞、饮食内停，胃气失于和降，上逆反于食管；若平素脾胃虚弱，则运化无力，气机升降失司，而胃气反逆，或胃阴亏虚，胃腑失于濡养而通降不顺，致上逆食管；若情志不畅，肝胆失于疏泄，而肝气郁结、胆热不降，横逆犯于脾胃，致使脾胃升降失常，脾失于健运，胃失于和降，气逆食管；或情志不畅，气机郁结，兼夹痰气郁阻胸膈，致使气机升降不和，发为本病。

三、治疗

《胃食管反流病中医诊疗专家共识意见（2017）》提出，胃食管反流病的治疗目标为诱导并维持病情缓解，包括临床症状缓解、食管黏膜组织修复，同时预防病情的复发，减少并发症，改善患者的生存质量。胃食管反流病的中医药治疗，可分为内治与外治，主要以畅达气机为治疗原则；综合《胃食管反流病中医诊疗专家共识意见（2017）》与《胃食管反流病的中西医结合诊疗共识意见（2017）》，胃食管反流病的常见证型可概括为肝胃不和、肝胃郁热、胆热犯胃、气郁痰阻、中虚气逆、气滞血瘀（瘀血阻络）、脾胃湿热、寒热错杂等，治疗可根据患者的不同情况辨证论治。

（一）内治法

1.中药汤剂

（1）肝胃不和：肝胃不和患者主要表现为反酸嗳气、腹胀、胸胁胀满，多在情志不畅时症状加重，喜太息，同时可伴有纳差、恶心欲吐等症状；舌质淡红，舌苔白或薄白，脉弦。治疗主要以"疏肝理气、和胃降逆"为法，方选柴胡疏肝散加减。反酸、烧心感甚者，酌加龙胆草清泻肝火或瓦楞子、左金丸（吴茱萸、黄连）制酸；嗳气频作者，加砂仁、旋覆花理气降逆；脘腹胀满者，加厚朴、绿萼梅、佛手行气除满；伴有疼痛不适者，可加金铃子散（元胡索、川楝子）行气止痛；大便秘结者，加火麻仁、决明子泄热通便。

（2）肝胃郁热：肝胃郁热患者主要表现为反酸、烧心、灼热感，常伴有胸胁、脘腹胀满、心烦易怒、口干口苦、大便秘结等症状；舌红，苔黄，脉弦或弦滑。治疗主要以"疏肝泄热、和胃降逆"为法，方选左金丸合柴胡疏肝散加减。反酸甚者，加瓦楞子、海螵蛸制酸；反流呕苦者，加龙胆草、旋覆花清胆和胃；烧心明显者，加珍珠母、玉竹；伴有大便秘结者，可予左金丸合大柴胡汤，酌加决明子、全瓜蒌泄热通便。

（3）胆热犯胃：胆热犯胃的患者主要表现为反酸、烧心、口苦咽干，可伴有胁肋胀痛、心烦失眠、嗳气或反食等症状；舌红，苔黄腻，脉弦滑。治疗主要以"清化胆热、降气和胃"为法，方选小柴胡汤合温胆汤加减。口苦呕恶甚者，可加焦山栀、香附、龙胆草清泄胆热；热盛伤津而口干甚者，可加沙参、麦冬、石斛养阴清热。

（4）气郁痰阻：气郁痰阻患者主要表现为烧心、反酸、咽喉不适，如有痰梗、胸膺不适，情志不畅时症状加重，可伴有腹胀、嗳气或反流、吞咽困难、声音嘶哑等症状；舌苔白腻，脉弦滑。治疗主要以"开郁化痰、降气和胃"为法，方选半夏厚朴汤加减。痰气交阻甚者，可加温胆汤、三子养亲汤；咽喉不适明显者，加苏梗、玉蝴蝶、银花、连翘、浙贝母等清热利咽；心神失养者，加甘麦大枣汤以甘缓养心。

（5）中虚气逆：中虚气逆患者主要表现为反酸或泛吐清水、嗳气或反流，同时可伴有胃脘隐痛、胃痞胀满、食少纳差、神疲乏力、大便溏薄等症状；舌淡，苔薄白或白腻，脉细弱。治疗主要以"和胃降逆、健脾益气"为法，方选六君子汤合旋覆代赭汤加减。嗳气频者，加砂仁、豆蔻理气和胃；神疲乏力，大便溏薄甚者，加山药、炮姜或干姜温中健脾；呕吐清水者，加竹茹、生姜和胃止呕；胸胁胀满不适者，加川楝子、延胡索行气止痛。

（6）气滞血瘀（瘀血阻络）：气滞血瘀患者主要表现为反酸日久，胸骨后灼痛或刺痛、位置固定，同时可伴有吞咽困难、烧心、嗳气或反食、胃脘刺痛、呕血或黑便等症状；舌质紫暗或有瘀斑，脉涩。治疗主要以"活血化瘀、行气止痛"为法，方选血府逐瘀汤加减。胸痛明显者，加乳香、没药、三七粉、丹参、全瓜蒌等活血化瘀；瘀热互结甚者，加丹皮、郁金；呕血便血者，加三七粉、白及、仙鹤草活血止血；吞咽困难者，加威灵仙、王不留行破瘀开咽。

（7）脾胃湿热：脾胃湿热患者主要表现为餐后反酸、饱胀不适，可伴有胃脘灼痛、胸闷不舒、不欲饮食、身倦乏力、大便溏滞等症状；舌淡或红，苔黄腻，脉细滑数。治疗主要以"清化湿热、健脾和胃"为法，方选黄连汤加减。大便溏滞严重者，加木香、黄芩、茯苓清热利湿；胃脘灼痛甚者，加吴茱萸、煅瓦楞、乌贼骨制酸止痛。

（8）寒热错杂：寒热错杂患者主要表现为胸骨后或胃脘部烧灼不适，反酸或泛吐清水，胃脘隐痛—喜温喜按，同时可伴有食少纳差、神疲乏力、肠鸣便溏、手足不温等症状；舌质红，苔白，脉虚弱。治疗主要以"辛开苦降、和胃降气"为法，方选半夏泻心汤加减。腹泻便溏者，加山药、炒薏苡仁健脾渗湿止泻；不寐者，加合欢皮、夜交藤养血安神；胸痛重者，加川楝子、延胡索行气止痛。

2.中成药　具有易于携带、免于煎煮、服用简便的优势，亦为治疗胃食管反流病不错的选择。常用中成药有胃苏颗粒、气滞胃痛颗粒（胶囊）、四磨汤口服液、加味左金丸、元胡止痛颗粒（胶囊、片、丸、口服液）、阴虚胃痛颗粒（胶囊）、荆花胃康胶丸等。中成药的选用，当以辨证论治为原则，先通过收集症状进行辨证，确定胃食管反流病之证型，再确定治法，选用相应的中成药。

（二）外治法

针刺是运用最广泛的治疗胃食管反流病的外治法之一，常用穴位有内关、足三里、中脘、脾俞、胃俞、膻中、合谷、太冲、天枢、关元、三阴交等，根据虚实辨证进行配穴与行补泻手法，病性属虚者，同时可配合艾灸、温针灸等。穴位埋线对穴位产生持久的刺激，具有和胃止痛、止呕降气的作用，能促进胃肠动力、改善胃食管反流病患者的症状及胃肠功能。常用的中医外治法还有穴位贴敷、穴位注射、推拿按摩等，在改善临床症状方面具有较好的疗效，诸法可单一使用，亦可联合使用，或内外兼治。

第三节　吕永慧教授治疗胃食管反流病的经验心得

一、吕永慧教授治疗胃食管反流病经验

（一）治病求本，顾护脾胃

清代名医叶天士在《临证指南医案》一书中记载："太阴湿土，得阳始运；阳明燥土，得阴自安。"脾胃共处中焦为中土，经脉互为络属，脾主运化水谷，胃主受纳腐熟，脾主升胃主降，共同完成食物的消化吸收与输布。吕教授认为，脾胃虚弱为胃食管反流病的根本原因。"脾以升为健，胃以降为和"，当脾胃虚弱，或脾气、脾阳不足，运化无力，或胃阴亏虚，胃失荣养，可致脾胃气机升降失司，脾阳当升不升，胃气当降不降，胃气反逆，则可发为本病。因此，吕教授认为，治疗胃食管反流病，应当治病求本，顾护脾胃。以脾气虚为主时，吕教授多以四君子汤为主方加减，气虚运化无力、气滞明显、腹部胀满较甚者，改予六君子汤或香砂六君子汤；以脾阳虚为主时，吕教授常用理中丸加减，阳虚明显伴有肢体寒冷者，酌加熟附子温阳散寒；以胃阴不足为主时，吕教授多以沙参麦冬汤加减治疗。

（二）重视和法，寒热平调

吕教授临证时重视使用和法，主张寒热平调，反对肆意投以大热大寒之品。"脾喜香燥，胃喜柔润"，脾与胃护卫表里，临床上常相兼为病，治疗不可太过于偏颇。胃食管反流病的治疗可以"辛开苦降"法入手，以

宣散之"辛药"升发脾阳，伍"苦药"降逆和胃，恢复气机之升降，常用代表方为半夏泻心汤。

（三）反流之病，不忘治肝

胃食管反流病的发病与肝脏的生理功能失调亦存在密切联系。肝属木脏，具疏泄条达之性，可助脾胃运化，并且与情志的调畅息息相关，而情志的失调亦可反馈于肝，进而影响脾胃的运化与气机的升降。基于现代人普遍情绪波动较大，情志不畅所致肝气失于条达，使得肝郁克犯脾胃，脾胃功能失调，气机升降失司，因而胃食管反流病的患病人群也逐渐增多，吕教授认为辨治胃食管反流病，应当重视患者的情志因素，若肝失疏泄，横逆犯胃而肝胃不和，则可导致反酸嗳气、脘腹疼痛，治疗上常以柴胡疏肝散、半夏厚朴汤加减治疗。

（四）三因制宜，巧治湿热

吕教授临证治病时，教导后学，广东地处岭南，湿热之邪为甚，感受湿热之邪，则缠绵难解，可困阻中焦气机，致使胃气壅滞、饮食内停，胃气失于和降，上逆反于食管而发为胃食管反流病；其次，广东的饮食文化丰富，不少人饮食不加节制，嗜食酒肉，损伤脾胃，化生湿热之邪，日久亦可致使胃失和降，夹食夹酸上逆致病。"一方水土养一方人"，吕教授治疗湿热型胃食管反流病，多以连朴饮为主方，再巧妙配伍岭南特色草药如五指毛桃、木棉花、鸡蛋花、藿香、火炭母、鸡骨草、田基黄等，虽然性味相对平和，并非大温大燥、大热大寒之品，但清热化湿之效甚佳。

二、病案举例

病案一：沈某，男，26 岁，2020 年 11 月 9 日初诊。主诉：反复反酸 5 月余。现病史：患者于 2020 年 6 月饮酒及进食酸辣食物后开始出现反酸，伴胃脘胀闷感，无疼痛，无恶心欲呕，无嗳气，腹中肠鸣、辘辘有声，服用"奥美拉唑"后上述症状无明显改善，后改服用"胃舒宁"药物，症状稍缓解，但仍反复，自觉咽喉痰多，痰涎清稀，平卧时明显，需用纸巾擦拭，胃纳稍差，眠可，大便日行一次，质稀溏。查体：呼吸平稳，节律规则，双肺呼吸音清，未闻及干湿性啰音，腹软，全腹无压痛及反跳痛，剑突下无压痛，Murphy 征（-），肝脾肋下未及，双肾区无叩击痛，肠鸣音正常，4～5 次 / 分。舌红，苔黄腻，脉弦细。胃镜显示：慢性非萎缩性胃炎，反流性食管炎（A 级）。腹部彩超显示：肝、胆、脾、胰未见明显异常。中医诊断：反酸（脾虚气滞，肝脾不和）。西医诊断：反流性食管炎；慢性胃炎。处方：百合 30 g，乌药 10 g，丹参 30 g，砂仁 6 g（后下），海螵蛸 15 g，桔梗 10 g，吴茱萸 5 g，黄连片 10 g，茯苓 20 g，白术 15 g，六神曲 10 g，麦芽 30 g。4 剂，用水 500 mL 煎至 300 mL，分 2 次服用，每日 1 剂。

2020 年 11 月 14 日二诊：患者服药后，夜间尚可平卧，但其余症状改善尚不明显，仍感胃脘胀闷，仍咳吐清稀痰涎仍明显，胃纳一般，不敢多食，否则胃胀明显，无胃痛，无恶心，无烧心感，二便调。舌脉大致同前。辨证为肝胃不和、寒热夹杂。处方：法半夏 15 g，姜厚朴 15 g，茯苓 30 g，紫苏叶 15 g，干姜 10 g，甘草片 6 g，党参 15 g，黄芩片 15 g，吴茱萸 5 g，黄连 5 g。5 剂，煎服法同前。

2020 年 11 月 18 日三诊：服药后患者仍感少许胃脘胀闷，痰涎明显减少，咽部仍少许不适，无咽痛，纳眠可，二便调。舌尖稍红，苔微黄，脉弦滑。守用前方 4 剂。电话随访 3 个月，无复发。

按语：患者初诊时反酸伴胃脘胀闷不适，痰涎清稀量多，纳差便溏，考虑为脾虚气滞、肝脾不和；并且患者为进食辛辣及饮酒后出现的胃脘胀闷及痰涎增多，考虑辛辣、酒气性温热，易化生火热。因此以左金丸、丹参饮、百合汤及健脾理气和胃之品合方使用，旨在清肝泄热、理气健脾。然患者服用后，症状改善不甚明显，咳吐痰涎多为脾阳虚弱所致，而在《黄帝内经·素问·至真要大论》中记载"诸逆冲上，皆属于火""诸呕吐酸，暴注下迫，皆属于热"，提示反酸多有火热，而"酸"多属"肝"，因此治疗常以左金丸辛开苦降、清肝泄热、和胃降逆，结合患者咳吐清稀痰涎，因而辨为肝胃不和、寒热夹杂，故二诊时，调整药方为半夏厚朴汤、半夏泻心汤、甘草干姜汤合左金丸等合方加减，经服药后，患者感痰涎明显减少，少许咽部不适，继续守方续服而善后。半夏厚朴汤由半夏、厚朴、茯苓、紫苏及生姜等中药组成，具有行气解郁、降逆化痰之功，仲景用本方治疗气郁痰凝之"妇人咽中如有炙脔"的病证，用此方是由于一方面患者咽喉不利，痰涎清稀量多；另一方面是由于患者胃脘胀闷不舒，且反流性食管炎的临床表现与"半夏厚朴汤证"有相似相通之处。半夏泻心汤为张仲景治疗"寒热错杂"之"痞证"的主要方剂，临床上可治疗上腹部胀满不适、反酸、恶心呕吐、肠鸣下利等寒热错杂之病证。干姜为辛散温热之药，有温中散寒、降逆止呕之效，甘草干姜汤则主治咽中干、吐逆涎沫而不咳者，如脾胃阳虚，出现手足不温、口不渴、烦躁吐逆、咳唾痰稀、眩晕短气等症，则甘草干姜汤适用。综合患者的病史、症状表现，复诊时予以半夏厚朴汤、半夏泻心汤、甘草干姜汤合左金丸等合方加减治疗，辛开苦降、寒热平调，终获良效。

病案二：张某，男，43岁，2019年7月20日初诊。主诉：反复反酸伴咽喉不适2年余。现病史：患者平时喜食辛辣，因工作缘故常在半夜抢修水电。2年余前开始出现反酸，伴有咽喉部不适感，中间出现嗳气、胸骨后灼热感，偶因反酸及咽喉部不适出现咳嗽，初期时患者未予重视，未行相关诊疗，后反酸及咽喉部不适症状逐渐加重，多次至外院就诊，口服"艾司奥美拉唑"及"铝碳酸镁片（达喜）"后，症状稍可缓解，但仍反复，遂至我院门诊就诊。刻诊症见：反酸，咽喉部不适，进食后及平躺时加重，时有烧心感，无腹痛不适，口干欲饮水，无口苦，胃纳一般，睡眠欠佳，情绪躁动、难以入睡，常夜间盗汗，大便干结难解。舌红，少苔，舌质偏干，脉细数。胸、腹部体格检查均无明显阳性体征。予以完善心电图、胸部及上腹部CT检查均未见明显异常。^{13}C呼气试验阴性。胃十二指肠镜提示慢性胃窦炎伴痘疹样糜烂，反流性食管炎（B级）。中医诊断：反酸（胃阴亏虚证）。西医诊断：反流性食管炎，慢性胃炎。治法：养阴生津，和胃降逆。处方：北沙参20 g，山药20 g，麦冬15 g，玉竹15 g，竹茹15 g，桑叶10 g，白扁豆10 g，法半夏10 g，旋覆花10 g，柏子仁10 g，生姜10 g，甘草5 g。7剂，水煎温服，每日1剂，分2次服用。

2019年7月27日二诊：患者反酸及咽喉部症状明显减轻，其他症状亦较前减轻，大便较前通畅，质软，然服用中药后，上腹部胀满不适稍明显，揉按后稍可缓解。舌淡红，舌苔薄白微腻，脉弦细。于前方基础上易白扁豆为扁豆花10 g，加藿香10 g，神曲10 g，7剂，服法同前。

2019年8月3日三诊：患者诸症大减，效不更方，继续守用前方，加火炭母10 g，7剂，煎服法同前。

2020年1月29日四诊：患者诉症状已基本消失，偶尔进食后出现反酸、嗳气，余无特殊不适，舌淡红，苔薄白，脉弦细。复查胃镜提示慢性非萎缩性胃炎。处方：山药30 g，北沙参15 g，麦冬15 g，玉竹10 g，竹茹15 g，藿香10 g（后下），火炭母10 g，砂仁6 g（后下），甘草6 g。7剂，服法同前。

按语：患者喜食辛辣且常夜间作业，皆为暗耗阴液之根本原因。"阳明燥土，得阴自安"，胃喜润而恶燥，当胃阴虚损时，胃体失于濡养，则和降失司，胃气不降、夹酸上逆，而发为反酸、烧心；阴液不足，可出现口干舌燥，肠道干燥，大便秘结；阴虚阳亢，阳不入阴，故而出现夜间难寐、五心烦热、盗汗等。本案采用沙参麦冬汤加减，方中以沙参、麦冬、玉竹等养阴益胃，山药、白扁豆平补脾胃，竹茹、半夏、旋覆花和胃降逆，柏子仁润肠通便、养心敛汗，生姜、甘草益胃和中。患者服用后，出现腹胀不适，考虑为养阴药偏滋腻，患者久病脾胃偏虚，难以运化大剂滋腻的养阴药，故而易白扁豆为扁豆花，药性轻灵，加入藿香芳香醒脾化湿，以防养阴之滋腻，加神曲消食和胃、理气消胀。火炭母为岭南特色草药，有清热化湿、消食化滞的效果，可使得全方养阴而不滋腻，补虚而不壅滞。

第四节　胃食管反流病的调护

胃食管反流病患者的日常调护，对医者与患者具有不同层面上的要求。对于患者而言，首先应当调整行为方式，如适当运动，保持健康体重，饭后散步，睡前不进食，进食后不可立即平卧，休息时摇高床头。其次应当调畅情志，保持心情舒畅，树立积极乐观的心态，避免长时间的紧张、抑郁与焦虑。再次，调整饮食结构极为重要。在日常饮食中，应当戒烟酒、平衡营养，尽量减少辛辣刺激、高油脂食物的摄入，忌食咖啡、巧克力、薄荷等食物，避免进食过冷过热的食物。对于医者而言，对患者加强宣教与加强随访非常重要，有利于疏导情绪失常的患者、增进医患关系的融洽，同时有利于患者更进一步地了解胃食管反流病的日常调护。此外，医者在使用药物时，应尽量避免服用可降低食管下端括约肌张力引发胃食管反流病的药物，如阿托品、氨茶碱、硝苯地平、地西泮等。

（吴宇金）

参考文献

[1] 王辰，王建安.内科学[M].北京：人民卫生出版社，2015：450-454.

[2] 于中麟.消化内镜诊断金标准与操作手册[M].北京：科学出版社，2018：17-19.

[3] 张声生，朱生樑，王宏伟，等.胃食管反流病中医诊疗专家共识意见（2017）[J].中国中西医结合消化杂志，2017，25（5）：321-326.

[4] 朱佳杰，李依洁，刘珊，等.中医外治法治疗胃食管反流病的Meta分析[J].世界中西医结合杂志，2017，12（12）：1629-1636，1645.

[5] 王闫飞，吴静，沈艳辉.胃食管反流病的流行病学研究进展[J].现代预防医学，2010，37（23）：4413-4417.

[6] 陈旻湖，侯晓华，肖英莲，等．2014 年中国胃食管反流病专家共识意见 [J]. 胃肠病学，2015，20（3）：155-168.

[7] 孙菁，袁耀宗．胃食管反流病药物治疗：新型抑酸药物进展 [J]. 中华消化杂志，2019，39（10）：718-720.

[8] 何金杰，程能能．钾离子竞争性酸阻断剂——伏诺拉生 [J]. 中国临床药学杂志，2019，28（3）：219-222.

[9] 鲁欣，彭贵勇．胃食管反流病内镜治疗的研究进展 [J]. 现代消化及介入诊疗，2019，24（12）：1361-1365，1373.

[10] 乔刚，赵宏志．反流性食管炎临床研究进展 [J]. 中国中西医结合外科杂志，2020，26（4）：787-789.

[11] 李军祥，陈誩，李岩．胃食管反流病中西医结合诊疗共识意见（2017 年）[J]. 中国中西医结合消化杂志，2018，26（3）：221-226，232.

[12] 庞浩龙，贡联兵．胃食管反流病中成药的合理应用 [J]. 人民军医，2013，56（10）：1222-1223.

[13] 徐海荣，卜平．胃食管反流病外治疗法研究概况 [J]. 中医杂志，2007，48（2）：179-181.

第二章

慢性非萎缩性胃炎

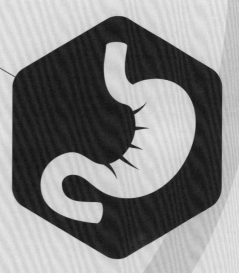

第一节 现代医学对慢性非萎缩性胃炎的认识

慢性胃病是消化系统常见病，其患病率一般随年龄增长而上升。幽门螺杆菌感染是慢性胃炎最主要的病因。胆汁反流、长期服用非甾体抗炎药（nonsteroidal anti-inflam-matory drugs，NSAIDs）（包括阿司匹林）等药物和酒精摄入是慢性胃炎相对常见的病因。慢性胃炎的分类尚未统一，一般基于病因、内镜所见、胃黏膜病理变化和胃炎分布范围等相关指标进行分类。基于病因可将慢性胃炎分成幽门螺杆菌胃炎和非幽门螺杆菌胃炎两大类。基于内镜和病理诊断可将慢性胃炎分为萎缩性和非萎缩性两大类。

慢性胃炎无特异性临床表现。有无消化不良症状及其严重程度与慢性胃炎的分类、内镜下表现、胃黏膜组织病理学分级均无明显相关性。有症状者常见表现依次为上腹痛、腹胀、餐后饱胀和早饱感等。

慢性胃炎的内镜诊断系指肉眼或特殊成像方法所见的黏膜炎性变化，需与病理检查结果结合做出最终判断。内镜结合组织病理学检查可诊断慢性胃炎为慢性非萎缩性胃炎和慢性萎缩性胃炎两大基本类型。规范慢性胃炎的内镜检查报告，描述内容除胃黏膜病变部位和特征外，建议包括病变性质、胃镜活检部位和活检块数、快速尿素酶检测幽门螺杆菌的结果等。活检组织病理学对慢性胃炎的诊断至关重要，应根据病变情况和需要进行活检。用于临床诊断时建议取 2～3 块组织，分别在胃窦、胃角和胃体部位取活检；可疑病灶处另取活检。慢性胃炎有 5 种组织学变化要分级，即幽门螺杆菌、活动性、炎性反应、萎缩和肠化生，分成无（0）、轻度（＋）、中度（＋＋）和重度 4 级（＋＋＋）。

慢性胃炎的治疗应尽可能针对病因，遵循个体化原则。治疗的目的是去除病因、缓解症状和改善胃黏膜炎性反应。幽门螺杆菌根除治疗后所有患者均应常规行幽门螺杆菌复查，评估根除治疗的效果；最佳的非侵入性评估方法是尿素呼气试验（^{13}C/^{14}C）；评估应在治疗完成后不少于 4 周进行。伴胆汁反流的慢性胃炎可应用促动力药和（或）有结合胆酸作用的胃黏膜保护剂。服用引起胃黏膜损伤的药物如 NSAIDs（包括阿司匹林）后出现慢性胃炎症状者，建议加强抑酸和胃黏膜保护治疗；根据原发病进行充分评估，必要时停用损伤胃黏膜的药物。有胃黏膜糜烂和（或）以上腹痛和上腹烧灼感等症状为主者，可根据病情或症状严重程度选用胃黏膜保护剂、抗酸剂、H_2RA 或 PPI。有消化不良症状且伴明显精神心理因素的慢性胃炎患者可用抗抑郁药或抗焦虑药。

西医治疗虽可在短期内控制症状，但较难完全缓解症状和根治本病。

第二节 慢性非萎缩性胃炎的中医诊治进展

一、概述

根据主症不同，该病属于中医学"胃痞""胃脘痛""反酸""嘈杂"等病范畴。中医学认为该病发生主要与饮食、情志因素、感受邪气、禀赋不足等有关。其临床多表现为本虚标实、虚实夹杂之证，病位在胃，与肝、脾两脏关系密切，基本病机是胃黏膜受伤、胃失和降。中医药在治疗慢性非萎缩性胃炎方面具有优势，临床实践发现中医药可以较好地改善临床症状，且远期疗效较为稳定。其优势主要体现在以下两个方面。

第一，辨证论治，个体化治疗。慢性非萎缩性胃炎的发展是一个慢性、长期的过程，容易受到各种致病因素如情志、饮食、环境等的影响而出现病情反复，在治疗时应发挥辨证论治的优势，做到辨证施治，方随证变，发挥个体化，以及中医内外治疗法等综合治疗的优势。目前中医药治疗慢性非萎缩性胃炎主要有疏肝和胃法、辛开苦降法、健脾益气法、温中补虚法、清热除湿法、活血化瘀法、滋养胃阴法等不同治法。通过中医药辨证论治，应用中医药内外治疗方法治疗慢性非萎缩性胃炎的临床疗效较好。

第二，整体调理，标本兼治。慢性非萎缩性胃炎病证复杂，既有虚、实之证，亦有虚实夹杂之证，中医药治疗多从整体入手，可扶正、可祛邪，亦能两法并用，促使邪去正安，标本兼治。

二、中医治疗

中医药在整体观念指导下，充分发挥不同方剂和中药的互补性治疗作用，可以确保治疗慢性非萎缩性胃炎的疗效，还可以调整患者"内环境"，改善体质，从而达到良好的远期治疗效果。

（一）中医辨证治疗

根据《慢性非萎缩性胃炎中西医结合诊疗共识意见（2017年）》和《消化系统常见病慢性非萎缩性胃炎中医诊疗指南（基层医生版）》，可分为脾胃湿热证、肝胃不和证、肝胃郁热证、寒热错杂证、脾气虚证、脾胃虚寒证、胃阴不足证和胃络瘀阻证。

1.脾胃湿热证　以清热除湿、理气和中为法,选用连朴饮(《霍乱论》)。药物:黄连、厚朴、石菖蒲、法半夏、芦根、茵陈、生薏仁。湿偏重者,宜加苍术、藿香燥湿醒脾;热偏重者,宜加蒲公英清胃泄热;伴恶心呕吐者,宜加竹茹、橘皮以清胃降逆;气滞腹胀者,宜加枳实以理气消胀;大便滞结不通者,宜加大腹皮或槟榔理气除湿导滞;嘈杂不舒者,可合用左金丸;寒热错杂者,可予以半夏泻心汤苦辛通降。

2.肝胃不和证　以疏肝和胃、理气止痛为法,选用柴胡疏肝散(《景岳全书》)。药物:柴胡、佛手、川芎、香附、郁金、陈皮、枳壳、白芍、炙甘草。胃痛较甚者,加川楝子、延胡索以加强理气止痛;嗳气较频者,加瓜蒌、柿蒂以宽胸顺气降逆;痛势急迫,嘈杂吐酸,口干口苦,舌红苔黄,脉弦或数,乃肝胃郁热之证,以化肝煎或丹栀逍遥散加黄连、吴茱萸以疏肝泄热和胃。

3.肝胃郁热证　以疏肝和胃为法,选用化肝煎合左金丸(《景岳全书》《丹溪心法》)。药物:青皮、陈皮、白芍、牡丹皮、栀子、泽泻、浙贝母、黄连、吴茱萸。反酸明显者,可加乌贼骨、瓦楞子;胸闷胁胀者,可加柴胡、郁金。

4.寒热错杂证　以寒热平调、消痞散结为法,选用半夏泻心汤(《伤寒论》)。药物:半夏、黄芩、干姜、人参、炙甘草、黄连、大枣。胃脘寒凉者,加高良姜、制附子;湿热明显者,加蒲公英、车前草;腹胀者,加厚朴、枳壳;疲乏明显者,加炙黄芪、炒白术。

5.脾气虚证　以益气健脾、和胃除痞为法,选用香砂六君子汤(《医方集解》)。药物:党参、炒白术、茯苓、法夏、陈皮、木香、砂仁、炙甘草。胀闷较重者,加枳壳、厚朴理气运脾;纳呆厌食者,加砂仁、神曲理气开胃;脾虚下陷者,宜补中益气汤加减。

6.脾胃虚寒证　以温中健脾、和胃止痛为法,选用黄芪建中汤(《金匮要略》)。药物:黄芪、桂枝、生姜、白芍、饴糖、大枣、炙甘草。泛吐清水明显者,加干姜、白术、法半夏、陈皮、茯苓温胃化饮;反酸者,可去饴糖,加乌贼骨、煅瓦楞子和胃制酸止痛;里寒较甚,胃脘冷痛、呕吐肢冷者,加理中丸温中散寒;形寒肢冷、腰膝酸软者,可用附子理中丸温肾暖脾,和胃止痛。

7.胃阴不足证　以养阴益胃为法,选用一贯煎(《续名医类案》)。药物:北沙参、麦冬、地黄、当归、枸杞子、川楝子。胃痛明显者,加芍药、甘草;便秘不畅者,可加瓜蒌、火麻仁。

8.胃络瘀阻证 以活血化瘀为法，选用失笑散合丹参饮（《太平惠民和剂局方》《时方歌括》）。药物：五灵脂、蒲黄、丹参、檀香、砂仁。疼痛明显者，加延胡索、郁金；气短、乏力者，可加黄芪、党参。

（二）中成药治疗

（1）香砂六君丸：药用党参、白术、茯苓、制半夏、陈皮、木香、砂仁、炙甘草，能益气健脾，理气宽中；适用于脾虚气滞证之嗳气纳呆、脘腹胀满、大便溏泄者；10 g/次，2次/日。

（2）香砂理中丸：药用党参、干姜（炮）、木香、白术（炒）、砂仁、甘草，能健脾和胃，温中行气；适用于脾胃虚寒、气滞腹痛、反胃泄泻者；10 g/次，2~3次/日。

（3）胃乃安胶囊：药用黄芪、三七、红参、珍珠层粉、人工牛黄，能补气健脾，活血止痛；适用于脾胃气虚、瘀血阻滞所致的胃脘隐痛或刺痛、纳呆食少；4粒/次，3次/日。

（4）温胃舒胶囊：药用党参、附子（制）、黄芪（炙）、肉桂、山药、肉苁蓉（制）、白术（炒）、山楂（炒）、乌梅、砂仁、陈皮、补骨脂，能温胃止痛；适用于胃脘冷痛、饮食生冷、受寒痛甚者；3粒/次，3次/日。

（5）气滞胃痛颗粒：药用柴胡、延胡索（炙）、枳壳、香附（炙）、白芍、甘草（炙），能疏肝和胃；适用于肝胃不和气滞之胃脘胀痛；5 g/次，3次/日。

（6）荜铃胃痛颗粒：药用荜澄茄、川楝子、延胡索、黄连、吴茱萸、香橼、佛手、香附、酒大黄、海螵蛸、瓦楞子，能行气活血，和胃止痛，适用于气滞血瘀所致的胃脘痛及慢性胃炎；5 g/次，3次/日。

（7）三九胃泰颗粒：药用三叉苦、九里香、两面针、木香、黄芩、茯苓、地黄、白芍，能清热燥湿，行气活血，柔肝止痛；适用于湿热内蕴、气滞血瘀所致的脘腹隐痛、饱胀反酸、恶心呕吐、嘈杂纳减；5 g/次，2~3次/日。

（8）胃苏颗粒：药用陈皮、佛手、香附、香橼、枳壳、紫苏梗、槟榔、鸡内金，具有理气消胀、和胃止痛之功；适用于肝胃气滞所致的胃脘胀痛、窜及两胁、郁怒则甚、胸闷食少、排便不畅、得嗳气或矢气则舒；15 g/次，3次/日。

（9）荆花胃康胶丸：药用土荆芥、水团花，能理气散寒，清热化瘀；适用于寒热错杂、气滞血瘀所致之胃脘胀闷、疼痛、嗳气、反酸、嘈杂、口苦；2粒/次，3次/日。

（10）达立通颗粒：药用柴胡、枳实、木香、陈皮、法半夏、蒲公英、焦山楂、焦槟榔、鸡矢藤、党参、延胡、神曲，能清热解郁，和胃降逆，通利消滞；适用于肝胃郁热所致的胃脘胀满、嗳气纳差、胃中灼热、嘈杂反酸、脘腹疼痛、口干口苦；6 g/次，3次/日。

（11）枳术宽中胶囊：药用白术（炒）、枳实、柴胡、山楂，能健脾和胃，理气消痞；适用于胃痞（脾虚气滞）所致的呕吐、反胃、纳呆、反酸等；3粒/次，3次/日。

（三）针灸治疗

针灸治疗对慢性非萎缩性胃炎的症状改善有作用，用温针配合艾灸，可有效地缓解慢性胃炎脾胃虚寒证患者的症状，提高生活质量。针灸治疗常用取穴有足三里、中脘、胃俞、脾俞、内关等，肝胃不和加肝俞、太冲、期门；伴郁热加天枢、丰隆；脾胃虚弱者加脾俞、梁丘、气海；胃阴不足者加三阴交、太溪；脾胃虚寒重者，可灸上脘、中脘、下脘、足三里；兼有恶心、呕吐、嗳气者，加上脘、内关、膈俞；痛甚者，加梁门、内关、公孙；消化不良者，加合谷、天枢、关元、三阴交；气滞血瘀证加太冲、血海、合谷；气虚血瘀证加血海、膈俞等。兼有实证者用针刺，虚证明显者用灸法；虚实夹杂者，针灸并用。

1.针刺疗法

（1）体针：取中脘、内关、胃俞、足三里，以1.5寸毫针刺入。穴位加减：脾胃虚弱者加脾俞、公孙补脾益胃，用补法；脾胃虚寒者加神阙、气海温中散寒，用补法；肝胃不和者加肝俞、太冲、行间疏肝和胃，用泻法；胃阴不足者加太溪、三阴交滋阴养胃，用补法。每日或隔日1次，10次为1个疗程，疗程间隔3～5日。

（2）耳针：取穴神门、胃、交感、十二指肠、肝、脾，每次选用3～5穴，毫针浅刺，留针30分钟，亦可用王不留行籽贴压。

2.穴位疗法

（1）穴位贴敷：温胃膏［附子、肉桂、炮姜、小茴香、丁香、木香、香附、吴茱萸各2 g，麝香0.3 g（另研）］，研细末，用生姜汁调和成软膏状，用时先将麝香置入神阙内，再将铜钱大小的药丸敷于麝香上面，外加胶布固定。每日换药1次，10日为1个疗程。适用于脾胃虚寒胃痛。偏于肝气犯胃者，取肝俞、胆俞、脾俞为主穴，每次可选足三里或内关作配穴，1个疗程未愈者，可休息5日后继行下1个疗程。

（2）穴位注射：选取中脘、足三里、肝俞、胃俞、脾俞。每次选2穴，诸穴可交替使用。用黄芪注射液，或丹参注射液、当归注射液、生脉注射液、维生素 B_1 注射液、维生素 B_{12} 注射液，每穴注入药液 0.5 ~ 1 mL，每日或隔日 1 次。适用于脾气虚胃痛。

（3）穴位埋线法：中脘、足三里、肝俞、胃俞、脾俞，行常规穴位埋线，每次埋线 1 ~ 3 穴为宜，在同一穴位做多次治疗时应偏离前次治疗部位。每 2 ~ 4 周埋线 1 次，3 ~ 5 次为 1 个疗程。适用于肝胃不和与脾气虚胃痛。

3. 灸法

（1）灸神阙穴：先用细盐将肚脐填平，取厚 0.2 ~ 0.3 cm 姜片以粗针刺数个小孔后置于盐上，然后取清艾绒撮捏成圆锥状花生米大小置于姜片上点燃，燃尽后可易炷再灸；每日灸 5 ~ 7 炷，连续 20 ~ 30 日。

（2）灸足三里穴：取清艾绒捏制成花生米大的艾炷置于足三里处，皮肤上可擦少许凡士林或蒜汁以便粘住艾炷，然后点燃，可连灸 7 ~ 10 炷；灸完后由于灼伤可形成灸疮。也可用艾熏灼足三里穴，每日 20 ~ 30 炷，连灸 10 ~ 15 日为 1 个疗程。

（3）艾条灸法：适用于脾胃虚寒、脾气虚或中老年人胃脘隐痛、食欲缺乏者，可用艾条温和灸中脘、梁门、足三里穴。具体方法为取艾条点燃后直对准穴位，距离以患者耐受为度；灸 10 ~ 15 分钟使皮肤出现红晕而不烫伤，每 2 ~ 3 日 1 次，症状减轻后可适当减少施灸次数；若患者腹中冷痛加灸神阙穴、公孙穴。

（四）中西医结合治疗

1. 胃镜微观辨证治疗　慢性胃炎系由不同原因导致的胃黏膜炎症，其主要病变为胃黏膜充血、水肿，可伴局限性糜烂或黏膜出血点等病理改变。针对于此，可选择性采用具有清热消炎、去腐生肌、保护胃黏膜和止血等作用的中药，如黄芩、栀子、连翘、黄芪、茯苓、白芍、白及、元胡、木香、砂仁、败酱草、甘草等治疗，或采用黄芪建中汤、香砂六君子汤、理中汤等方加减治疗。

2. 中医辨证，西药治疗　慢性胃炎主要表现为上胃脘疼痛（灼痛、胀痛、隐痛或空腹痛）、早饱、嘈杂反酸、嗳气等症状，不仅可按中医辨证论治给予中药治疗，亦可按中医"证"本质内涵参考给予西药治疗。如郁怒伤肝或肝郁化火之本质主要与肝疏泄情志功能障碍相关，可给予心理疏导或酌情应用抗抑郁药治疗（吗氯贝胺、帕罗西汀等）；痞满气滞之本质乃脾胃运化功能失调，可给予促胃肠动力药或胃肠运动调节剂（枸橼酸莫沙必利、莫沙必利等）；脾胃湿热证的本质主要表现为胃黏膜炎症活动、充血水肿糜烂明显，或伴幽门螺杆菌感染，可参考选择给予抑酸剂（雷尼替丁、奥美拉唑等）、胃黏膜保护剂（枸橼酸铋钾、铝碳酸镁、复方谷氨酰胺）、根除幽门螺杆菌三联或四联疗法（铋剂＋PPI＋两种抗生素）进行治疗。

3.病证合参，中西医结合治疗　对每个患者进行具体辨证与辨病，实行病证合参个体化治疗。一般来说，脾胃湿热证常表现为胃黏膜明显充血水肿、糜烂及幽门螺杆菌感染，清热除湿、理气和中与抑酸、抗菌相结合疗法较为合理；肝胃不和证常有抑郁易怒等情绪变化及胃肠运动功能失调等改变，可考虑给予疏肝和胃、理气止痛与心理疏导抗抑郁，调节胃肠动力相结合疗法；寒热错杂证常寒热象并见，治疗上温清并用，以温补辛开健脾运胃，苦降清泄开解郁热，同时予以促胃肠动力药相结合；脾气虚证常见脾失健运兼气虚等症状，可考虑给予健脾益气、和胃除痞与护膜生肌相结合治疗；脾胃虚寒证胃黏膜红斑或粗糙不平，黏液稀薄或胃酸偏低，则可考虑给予温中健脾、和胃止痛与护膜生肌，促进胃酸分泌相结合的疗法。当然，以上所述仅是临床的一般规律，具体临床中尚需根据中医理论具体辨证，同时结合病史、症状及内镜与病理结果进行辨病，以形成贴切于临床的病证合参个体化中西医结合疗法。

第三节　吕永慧教授治疗慢性非萎缩性胃炎的经验心得

一、治疗经验

吕永慧教授根据岭南地区特点进行辨证施治，认为本病多属本虚标实，治疗上注重标本兼治、顾护胃阴、化瘀生肌，且善用药对，收效甚佳。

（一）辨证与辨病相结合

1.辨证属脾虚为本，枢机失用，多湿热　饮食不慎或劳倦，脾虚运化失健，水湿内生，临证可见脘腹胀满，食后为甚，大便溏薄，精神不振，肢体倦怠，面色萎黄，舌质淡红，或胖，或边有齿印，脉细，或沉细，或弦细。湿浊蕴久化热，临床多表现为胃脘胀痛或胃脘灼热、胀满，厌食，口干、口苦、口臭，舌质红，苔黄厚腻。脾胃升降失司，胃气上逆，多表现为腹胀、嗳气、呃逆、恶心、呕吐、大便秘结等。此外，慢性胃病常与肝郁气滞有关，临床多表现为胃脘、胸胁胀满疼痛，嗳气、呃逆、吞酸，情绪抑郁，脉弦。

2.幽门螺杆菌　幽门螺杆菌是慢性胃炎和消化性溃疡的重要的致病因

素。幽门螺杆菌在慢性胃炎患者的阳性率高达 60%~80%，因此，在临床上根除幽门螺杆菌是十分重要的，特别是对消化性溃疡，根除幽门螺杆菌是十分必要的，且根除幽门螺杆菌的方案已经十分成熟。近年来，有人发现大黄、黄连、蒲公英、连翘等均有杀灭幽门螺杆菌的作用。因此，临床上除选用根除幽门螺杆菌方案外，也可选用具有抗幽门螺杆菌作用的中药，可达到增强疗效、减少不良反应的目的。

3.抑制胃酸　胃酸是消化性溃疡发病机制中重要的攻击因子，因此，制酸是治疗消化性溃疡的重要方法。由于到目前为止中药还没有被证明有强烈的制酸作用，因此，在辨证用药的同时，选用质子泵抑制剂是十分必要的，因为有效制酸是溃疡愈合的前提。对慢性胃炎伴胃酸增高者，可选用具有中和胃酸的中药，如乌贼骨、浙贝母、瓦楞子等。

加味乌贝散由乌贼骨、浙贝母、三七粉、白及粉等组成，具有和胃消肿、止痛、止酸、止血之功效。据现代药理研究显示，乌贼骨粉含钙质、有机物及氯化物，能制酸、止血、止痛，接触溃疡面后立即出现吸附作用，且不影响酸碱平衡；贝母主要成分为贝母甲碱，有阿托品样作用，可作为颠茄之代用品，具有镇痛、缓解平滑肌痉挛作用，而无阿托品之毒性。

4.改善微循环　现代研究表明，消化性溃疡普遍存在微循环障碍，研究大鼠醋酸溃疡模型发现血管及微循环的改变是溃疡形成的关键。在人体溃疡愈合过程中，也观察到溃疡边缘的血流增加，且先有血流增加，然后溃疡才愈合。改善胃黏膜循环灌注问题，越来越受到广大学者的重视，这与中医的血瘀及活血化瘀理论不谋而合。

三七粉为金疮之要药，可扩张血管、促进血液循环、消除溃疡及周围组织的炎性反应，并能促进胃十二指肠黏膜再生，加快修复溃疡面愈合。

5.萎缩性胃炎　萎缩性胃炎常合并异型增生，治疗棘手。研究发现，萎缩性胃炎患者存在胃黏膜血流量改变，循环灌注不良。根据"久病入络"理论，治疗上必须重视活血化瘀，在辨证基础上选用活血化瘀药物，以改善胃黏膜微循环，阻断癌前病变。

（二）辨证及治疗

根据本病特点，治疗上以健脾扶正为本，调畅气机、轻清胃热为标。临床治疗多以四君子汤、异功散、六君子汤、香砂六君子汤加减化裁，选用党参、太子参、茯苓、白术、薏苡仁等。如日久脾阳亏损，予桂枝、干姜等以温中散寒，效理中汤之义；对于脾虚及肾者，予熟附子、干姜以温补脾肾；腹胀者，选用藿香、砂仁等芳香之品，理气和胃；嗳气、呃逆者，选用苏梗、枳壳降逆下气；恶心、呕吐者，予法半夏、生姜和胃化痰止呕；腑气不通，大便秘结者，予大黄泄热通腑，槟榔、枳实以通降腑气；食滞胃腑者，予麦芽、稻芽、神曲以消食化滞。

岭南为多热多湿之地，根据地区特点，吕教授喜用黄芩、黄连、蒲公英等轻清胃热，清火即是降胃。多用苦寒之品，极易伤胃败胃。此类药物过服，易伤脾胃阳气；又因燥湿力强，过服易伤胃阴。故临证宜选用黄芩、蒲公英、竹茹等轻清之品，且常配伍健脾之品，使邪去而不伤正。

根据多年的临证经验，自拟加味四君子汤：党参、白术、枳壳、藿香、砂仁、黄芩、浙贝母、海螵蛸、麦芽、甘草。

1. 党参　味甘，性平。补中，益气，生津。治脾胃虚弱，气血两亏，体倦无力，食少，口渴，久泻，脱肛。现代医学研究发现，党参破壁粉粒能显著减小溃疡大鼠的溃疡面积，显著降低溃疡的发生率。

2. 白术　有健脾益气、调节胃肠运动的功能。白术水煎液能促进鸡离体空肠平滑肌收缩运动，剂量越大作用越强；但对盲肠的自律性收缩活动有显著的抑制作用，加大剂量其抑制效果亦随之加强。现又有研究表明，白术具有促进肠道菌群中的有益菌双歧杆菌和乳杆菌的增殖，改善肠道内菌群状况的功能。

3. 枳壳　现代药理研究证明，枳壳对胃肠平滑肌呈双相调节作用，既兴奋胃肠，使其蠕动增强，又有降低胃肠平滑肌张力和解痉作用。马亚兵通过实验发现，枳壳水煎液能显著增强正常小鼠及阿托品抑制模型小鼠的胃肠蠕动，使胃肠运动收缩节律加快，收缩力增强。官福兰等研究发现，不同浓度（12.5%、25%、50%、75%、100%）枳壳水煎液与辛弗林溶液（0.1 mg/mL、1 mg/mL、5 mg/mL、10 mg/mL、20 mg/mL）均能显著抑制家兔体外十二指肠自发活动，降低其收缩力，使其紧张性下降，且呈现一定的量效关系。

4. 藿香　陈小夏等发现广藿香的挥发油、水提物和去油水提物均对离体兔肠的自发收缩和乙酰胆碱及氯化钡引起的痉挛性收缩有抑制作用，挥发油的抑制效果最明显；在整体实验中，其水提物和去油水提物均能抑制小鼠的正常肠推进和新斯的明引起的肠推进，增加胃酸分泌，增强胃蛋白酶、血清淀粉酶的活力及胰腺分泌酶的功能，去油水提物效果较好，而挥发油对这两种肠推进运动无明显作用，且使胃酸分泌减少，推测广藿香水溶性成分对消化功能有改善作用。后续研究也发现去油广藿香的水、乙醇、正丁醇、乙酸乙酯、氯仿不同极性部位均能不同程度地增加胃酸分泌，增强胃蛋白酶活性，抑制冰醋酸引起的内脏绞痛并减少由番泻叶引起的腹泻次数。谢肆聪等通过建立肢体缺血－再灌注模型模拟大鼠肠屏障损伤，在造模前分别给予广藿香水提液和挥发油灌服，发现广藿香可以降低血清中一氧化氮（NO）浓度、抑制肿瘤坏死因子－α（tumor necrosis factor-α，TNF-α）水平，以保护和维持肠上皮细胞膜的流动性，且通过提高杯状细胞的分泌功能，增强肠道自身防御体系；所以广藿香可能通过组织形态保护、细胞因子释放抑制、肠上皮细胞膜良好流动性的维持及增强免疫，实现对肠屏障的保护。Ichikawa 等证明广藿香的水提取物对 K^+ 引起的豚鼠直肠条挛缩和 Ca^{2+} 导致的大鼠主动脉条收缩有对抗作用，同时也证实广藿香醇是其具有钙拮抗作用的主要活性成分。刘瑶等研究发现，广藿香挥发油可通过增强感染后肠易激综合征模型大鼠结肠黏膜上皮细胞 ZO-1、Occludin 蛋白的表达，修复肠黏膜紧密连接结构，从而保护肠黏膜机械屏障。

5. 砂仁　黄国栋等报道砂仁挥发油能显著下调胃液、胃酸、胃泌素分泌及胃蛋白酶活性，增加前列腺素 E_2 分泌和血管活性肠肽的表达，延长胃排空和番泻叶诱导大鼠排稀便的时间，减少稀便次数。砂仁在削弱攻击因子和增强黏膜防御因子两方面都具有较好的活性，因而能够达到对胃黏膜的保护。砂仁的挥发油成分可通过对抗胃肠黏膜的攻击因子产生胃肠保护作用，黄国栋等通过结扎大鼠幽门并收集胃液发现砂仁挥发油能显著抑制胃液、胃酸、胃泌素分泌及胃蛋白酶活性。

6. 黄芩　临床常用的清热燥湿药，主要含有黄酮及其苷类、萜类化合物及挥发油等成分，具有解热、抗炎、抗微生物、抗肿瘤、抗氧化等药理作用，对消化系统、心血管系统、神经系统等疾病具有一定的治疗作用。

7. 浙贝母　以灌胃形式给予小鼠浙贝母 75% 乙醇提取物 0.8 g（生药）/kg 和 2.4 g（生药）/kg，具有显著抗胃溃疡形成作用：对水浸应激性溃疡形成的抑制率分别为 47.4% 和 70.2%；对盐酸性溃疡形成的抑制率分别为 34.0% 和 50.9%；对吲哚美辛－乙醇性溃疡形成的抑制率分别为 27.2% 和 39.3%。浙贝母本身具有的抗溃疡和镇痛作用，在乌贝散治疗胃、十二指肠溃疡中的作用不应被忽视，也许在其中起主导地位。

8. 海螵蛸　海螵蛸主要含碳酸钙，尚含壳角质、黏液质、磷酸钙等。通常认为，碳酸钙中和盐酸是制止胃酸过多的作用机制。金玲等用酸碱中和法测定海螵蛸制酸量，结果测得 1 g 海螵蛸能中和浓度为 0.1 mmol/L 的盐酸溶液 140～150 mL，其中碳酸钙是中和胃酸的有效成分。用海螵蛸中提取的 CBP-s 预处理小鼠 3 天和 5 天，再用无水乙醇诱导其胃黏膜损伤，结果证实 CBP-s 对乙醇诱导的小鼠胃黏膜具有细胞保护作用，其机制除提高胃酸的酸碱值外，还可能与提高组织中的一氧化氮、谷胱甘肽的含量相关。

二、病案举例

病案一：陈某，女，31 岁，因反复胃脘作胀 1 年、再发 1 周，于 2016 年 6 月 1 日就诊。患者 1 年前因进食油腻饮食后出现餐后胃脘作胀，无胃痛，伴嗳气，2013 年外院电子胃镜提示慢性浅表性胃窦炎。自服多潘立酮等药物，症状可稍减轻。近 1 周患者因饮食不慎再次出现胃胀，嗳气，卧床时明显，无恶心呕吐，无反酸，纳眠可，二便正常。体格检查：全腹软，无压痛及反跳痛。辅助检查：2016 年 5 月 27 日外院 ^{14}C 呼气试验阴性。舌质淡，苔薄白，脉细。中医诊断：胃痞（脾虚气滞）。西医诊断：慢性胃炎。治法：健脾理气。处方：党参 15 g，白术 10 g，砂仁 10 g（后下），广藿香 10 g，枳实 10 g，薏苡仁 15 g，茯苓 15 g，紫苏梗 15 g，麦芽 20 g，生姜 6 g，甘草 6 g。

2016 年 6 月 13 日二诊：患者药后胃胀明显减轻，但自行停药后胃胀反复，嗳气，无反酸，无恶心呕吐，纳眠可，大便量少，稍烂，精神易疲乏。舌质淡苔薄白，脉细。守上方去广藿香、生姜，加麦冬 10 g。

2016 年 6 月 20 日三诊：患者无胃胀，偶有胸骨后及胸部疼痛，部位不定，偶伴恶心，食纳较前改善，二便正常。舌质淡红，苔薄白，脉细。守上方去麦冬，加白扁豆 15 g。

按语：痞满是由于脾胃功能失调，升降失司，胃气壅塞，出现以脘腹满闷不舒为主症的病证。以自觉胀满、触之无形、按之柔软、压之无痛为临床特点。《黄帝内经》云："诸湿肿满，皆属于脾。"患者脾运失健，气机阻滞，纳运不化，故胃胀；气机上逆，故嗳气；脾虚湿浊内生，故大便烂。为本虚标实证，治以标本同治，脾胃同治。通过健脾助运，使湿浊得化。拟方藿砂六君子汤加味，四君子汤益气健脾；广藿香、砂仁芳香化湿和胃；薏苡仁淡渗利湿；紫苏梗、枳实降胃气；麦芽消食；甘草调和诸药。

病案二：张某，女，60 岁，因反复胃痛半年于 2016 年 8 月 3 日就诊。患者近半年来反复出现餐后胃胀痛，曾自服铝碳酸镁片等药物治疗，症状可缓解。现患者餐后进食后胃脘胀痛，以剑突下、左上腹为主，无嗳气反酸，无恶心呕吐，纳欠佳，大便烂，每日 3～4 次，小便可，眠可，口干口苦。

体格检查：全腹软，无压痛及反跳痛。2016年6月27日电子胃镜提示慢性萎缩性胃炎伴糜烂，贲门白斑。舌质淡红，苔薄白，脉弦细。中医诊断：胃痛（脾虚肝郁）。西医诊断：慢性胃炎。治法：健脾疏肝。处方：党参15 g，柴胡6 g，白芍15 g，白术15 g，枳壳15 g，厚朴15 g，茯苓20 g，砂仁10 g（后下），稻芽30 g，麦芽30 g，广藿香10 g，甘草6 g。

2016年8月3日二诊：患者胃痛减，嗳气，无呕吐，纳呆，大便烂，每日3～4次，小便偏少。舌质淡红，苔白，脉弦细。守上方加布渣叶15 g，炙甘草6 g。

2016年8月18日三诊：患者胃脘作胀，间歇性发作，双胁部为主，口干口苦，胃纳一般，大便烂，每日3～4次。舌质淡红，苔白腻，脉弦细。守上方。

2016年8月22日四诊：患者胃胀痛明显减轻，晨起口干口苦，少许餐后双胁部胀痛，大便较前成形，每日2次，近几天咳嗽，痰多。舌质淡红，苔白，脉弦细。2016年8月18日查大便常规及潜血、大便细菌涂片阴性。电子肠镜未见异常。守上方去党参、麦芽，加黄芩10 g，浙贝母15 g，郁金10 g，桔梗15 g，茯苓加量至30 g。

按语：脾胃主运化，属土；肝胆主疏泄，属木，两者关系密切。脾胃的升降依赖肝气的畅达。临床常见肝气犯胃、肝胃郁热、肝脾不和、肝热脾寒等证。患者平素胃病，脾胃虚弱，运化失健，水湿内生，下渗于肠道发为泄泻。脾失健运，胃失和降，故纳差；又土虚木乘，致脾虚肝郁。舌淡红、苔薄白、脉细为脾虚之象，肝郁不舒，故见脉弦。治疗以健脾疏肝为法。拟方以四君子汤合四逆散加味。四君子汤益气健脾，四逆散行气疏肝。砂仁、广藿香芳香化湿和胃；厚朴苦温燥湿，行气和胃；稻芽、麦芽消食化积。二诊加用布渣叶消食、化湿。四诊有肝郁化热之象，加黄芩清肝，郁金行气止痛；茯苓加量以增强健脾化湿；浙贝母化痰，桔梗利咽。

病案三：贺某，男，31岁，患者因胃脘胀痛1年于2016年5月12日初诊。曾于2016年3月行电子胃镜提示"十二指肠球部溃疡，浅表性胃炎"，服中药后症状未缓解。现觉胃脘胀痛，无反酸，无呕吐，无嗳气，大便成形，每日1次，食纳一般，睡眠可，小便黄，口干。舌质红，中有裂纹，苔薄黄，脉细。体格检查：全腹软，无压痛及反跳痛，肝脾肋下未触及，Murphy征阴性。^{13}C呼气试验阳性，DOB 11.7。中医诊断：胃痞（脾虚热滞伤阴）。辨证分析：患者饮食不节，脾胃受损，运化失健，水湿内生，郁而化热，热久伤阴。西医诊断：慢性胃炎。治法：健脾养阴清热，拟方四君子汤加味。处方：党参15 g，白术15 g，枳壳15 g，生地15 g，白芍15 g，麦芽15 g，稻芽15 g，蒲公英15 g，甘草6 g。

2016年5月16日二诊：间有胃脘胀痛，无呕吐，二便可。舌质红、中有裂纹，苔薄黄，脉细。2016年5月16日电子胃镜提示：①慢性非萎缩性胃窦炎；②慢性十二指肠球部炎症。中药守上方。

2016年6月20日三诊：患者无胃脘不适，纳眠可，大便干，小便正常。舌质淡红，苔薄白，脉细。中药守上方。

2016年6月30日四诊：患者无胃脘痛，二便调，偶头晕，突然站立时出现头晕，纳眠可。舌淡暗、边有齿印，苔薄白，脉细。守上方加黄芪15 g，天麻10 g，砂仁6 g（后下）。

2016年7月11日五诊：患者无胃脘疼痛，纳眠可，二便调。舌淡胖、边有齿印，苔薄白，脉细。处方：党参15 g，黄芪15 g，白术15 g，砂仁10 g（后下），茯苓15 g，当归10 g，大枣10 g，鸡血藤20 g，生姜5 g，甘草6 g。

按语：慢性胃病患者多为久病，常常由实而虚，或因虚致实，多以虚为主，或兼气滞，或兼湿热。同时热邪容易耗伤阴液。舌质红、中有裂纹，脉细，为脾虚阴伤之象；苔薄黄为湿热未清之象。治疗上以扶正、健脾为主，兼以理气、清热化湿等以治标。对于既有脾虚，又有阴液不足的患者，既要健脾，又要滋阴。四诊患者出现头晕，为脾虚气血生化乏源，清窍失养而作眩晕，加用黄芪益气以生血，祛风以止眩。五诊患者症状缓解，湿热已清，治疗以补虚防复发为主，拟益气健脾养血为法，继续巩固疗效。

第四节　慢性非萎缩性胃炎的调护

对于慢性非萎缩性胃炎患者治疗固然重要，但合理正确的饮食调摄和生活方式对于巩固疗效、防止复发也可起至关重要的作用。

1.饮食　平素饮食宜淡、衡、软、温、缓、细，同时要避免吸烟、酗酒、咖啡、浓茶等不良生活方式；治疗期间患者应饮食有节，避免生冷不洁、糯米、油炸、干硬粗糙等难以消化之物以免损脾伤胃，忌食辛辣醇酒、荤腥油腻之品以防蕴湿生热，胃脘痞胀、嗳气明显者宜少食豆类和奶类制品；同时，在缓解期间也应避免服用对胃黏膜有损伤的药物如非甾体抗炎药，若因如关节炎或血栓等其他病需服用此类药物，则应同时使用胃黏膜保护剂或必要时适当使用抑酸剂以避免胃黏膜的进一步损伤。

2.心理调摄　慢性非萎缩性胃炎患者应保持心情舒畅、乐观、平和，确立健康积极的生活态度。避免不良情绪的刺激，必要时可向心理医师咨询。

3.生活调摄　慢性非萎缩性胃炎患者应适当运动，避免长期过度劳累；在冬春季节交替时尤需注意生活调摄，加强锻炼。

（康宜兵）

参考文献

[1] 中华医学会消化病学分会.中国慢性胃炎共识意见（2017年，上海）[J].胃肠病学，2017，22（11）：670-687.

[2] 中国中西医结合学会消化系统疾病专业委员会.慢性非萎缩性胃炎中西医结合诊疗共识意见（2017年）[J].中国中西医结合消化杂志，2018，1（1）：1-8.

[3] 中华中医药学会脾胃病分会.消化系统常见病慢性非萎缩性胃炎中医诊疗指南（基层医生版）[J].中华中医药杂志（原中国医药学报），2019，34（8）：3613-3618.

[4] 成金乐，邓雯，黄萍，等.党参破壁粉粒的抗溃疡作用与急性毒性实验研究[J].西北药学杂志，2011，4（26）：46-48.

[5] 程会昌，霍军，高春生.白术对鸡离体肠管运动张力的影响[J].中国农学通报，2008，24（9）：1-3.

[6] 鄢伟伦，王帅帅，任霞.白术对小鼠肠道菌群调节作用的实验研究[J].山东中医杂志，2011，30（6）：417-419.

[7] 马亚兵.枳壳的胃肠作用及炮制前后的变化[J].中药药理与临床，1996，12（6）：2-8.

[8] 官福兰，言慧洁.枳壳对兔体外小肠运动影响的研究[J].中医药学刊，2002，20（2）：181-182.

[9] 陈小夏，何冰，李显奇，等.广藿香胃肠道药理作用[J].中药材，1998，21（9）：462-466.

[10] 何冰，陈小夏，罗集鹏.广藿香去油部分的5种不同极性提取物对胃肠道的影响[J].中药材，2001，24（6）：422-424.

[11] 谢肄聪，唐方.广藿香对肢体缺血-再灌注大鼠肠上皮细胞膜流动性的保护作用[J].中国中西医结合杂志，2009，29（7）：639-641.

[12] ICHIKAWA K，KINOSHITA T，SANKAWA U. The screening of Chinese crude drugs for Ca^{2+} antagonist activity：identification of active principles from

the aerial part of Pogostemon cablin and the fruits of Prunus mume [J]. Chem Pharm Bull，1989，37（2）: 345-348.

[13] 刘瑶，邓文辉，刘伟. 广藿香挥发油对感染后肠易激综合征模型大鼠结肠黏膜上皮细胞紧密连接蛋白 ZO-1、Occludin 表达的影响 [J]. 中国药房，2016，27（16）: 2190-2193.

[14] 黄国栋，游宁，黄媛华，等. 砂仁挥发油对胃肠功能及 VIP 表达的影响 [J]. 中药材，2009，32（10）: 1587-1589.

[15] 张明发，沈雅琴. 砂仁临床药理作用的研究进展 [J]. 抗感染病学，2013，10（1）: 8-13.

[16] 黄国栋，黄媛华，黄道富，等. 砂仁挥发油抗胃溃疡的机制探讨[J]. 中成药，2009，31（10）: 1617-1618.

[17] 黄国栋，黄强，黄敏，等. 砂仁挥发油对胃溃疡黏膜 PS2 表达的影响及意义 [J]. 山东医药，2009，49（22）: 27-28.

[18] 张明发，沈雅琴，朱自平，等. 辛温（热）合归脾胃经中药药性研究（Ⅱ）抗溃疡作用 [J]. 中药药理与临床，1997，13（4）: 1-4.

[19] 金玲，居明秋，居明乔. 海螵蛸制胃酸量测定 [J]. 中成药，2000，22（6）: 454-455.

[20] 郭一峰，周文丽，张建鹏，等. 海螵蛸多糖对小鼠胃黏膜保护作用的研究 [J]. 第二军医大学学报，2008，29（11）: 1328-1332.

第三章

慢性萎缩性胃炎

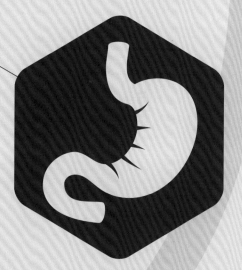

第一节　现代医学对慢性萎缩性胃炎的认识

慢性萎缩性胃炎（chronic atrophic gastritis，CAG）是慢性胃炎的一种类型，指胃黏膜上皮遭受反复损害导致固有腺体的减少，伴或不伴肠腺化生和（或）假幽门腺化生的一种慢性胃部疾病。CAG 是常见的、发病率高的消化系统疾病之一，具有无特异性症状、复发率高、不易治愈的特点。CAG 与胃癌的发生密切相关，目前国际公认肠型胃癌的发生模式为 Correa 模式，即"正常胃黏膜—慢性浅表性胃炎—慢性萎缩性胃炎—肠上皮化生—异型增生—胃癌"。早在 1978 年，世界卫生组织已经认识到 CAG 与胃癌的发生发展密切相关。因此，CAG 被定义为是胃癌的癌前疾病。

CAG 是多种致病因素共同作用的结果，幽门螺杆菌感染是 CAG 的主要发病因素。此外，CAG 发病还与环境、胆汁反流、免疫、遗传、年龄、高盐饮食、吸烟、过量饮酒等因素有密切关系。有流行病学资料显示，其患病率随年龄增长而升高，0.1% ~ 0.25% 的 CAG 可进展为胃癌。进展期胃癌的 5 年生存率不足 20%，相反，早期胃癌的 5 年生存率高达 90% ~ 95%，预后良好。因此，早期诊断与及时治疗 CAG 可明显降低胃癌的发生率和病死率。

一、临床表现

CAG 的临床表现无特异性，部分可无明显症状，有症状患者主要表现为上腹部不适、饱胀、疼痛等非特异性消化不良症状，可伴有食欲缺乏、嘈杂、嗳气、反酸、恶心、口苦等消化道症状，其病理的严重程度与临床症状之间无相关性。少数患者伴有舌炎、消瘦和贫血，部分患者可以合并有焦虑、抑郁等精神症状。多无明显体征，有时可有上腹部轻度压痛或按之不适感。

二、西医诊断

CAG 的诊断主要依靠内镜检查和胃黏膜组织学检查，以胃黏膜组织病理学检查为金标准。血清学检测对诊断有一定价值，主要包括血清胃蛋白酶原、血清胃泌素 –17、幽门螺杆菌感染、壁细胞抗体的检测等。白光内镜是判断胃黏膜萎缩的基本方法，然而它存在低灵敏度、低特异性和观察者间主观判断差异的可能性。CAG 内镜下可见黏膜白相增多，皱襞变平甚至消失，部分黏膜血管显露，可伴有黏膜颗粒或结节状等表现。根据悉尼系统要求取 5 块标本，胃窦 2 块取自距幽门 2~3 cm 的大弯和小弯，胃体 2 块取自距贲门 8 cm 的大弯和小弯（约距胃角近侧 4 cm）和胃角 1 块。病理提示固有腺体萎缩，即可诊断为 CAG。CAG 的诊断依靠电子胃镜及病理检查，而内镜下判断的萎缩与病理诊断的符合率较低，确诊应以病理诊断为依据。

三、西医治疗

CAG 的西医治疗以去除病因、对症治疗为主，目标是改善患者的临床症状，延缓或阻滞病变的进展、降低癌变风险。具体包括一般治疗、病因治疗及对症治疗。

（一）一般治疗

CAG 患者应注意调整生活方式，应规律清淡饮食，保持愉悦的心情，尽量避免服用对胃黏膜损伤的药物，多食新鲜蔬菜、水果等，优质蛋白质饮食，少食或忌食腌制、熏烤和油炸等食物。同时医患之间应建立良好的关系，对患者进行科普宣教，使患者保持乐观向上的心态，正确认识 CAG 的风险，提高监测、随访的依从性。

（二）病因治疗

根除幽门螺杆菌治疗，CAG 是幽门螺杆菌感染的结局，伴有幽门螺杆菌感染的 CAG 患者应首先接受根除治疗。长期幽门螺杆菌感染后可使胃黏膜发生萎缩和肠上皮化生，根除幽门螺杆菌可减轻慢性炎症活动性，防止胃黏膜萎缩和肠上皮化生的进一步发展，使部分患者的萎缩得到逆转。根除幽门螺杆菌的最佳时机是在胃炎发展为萎缩和肠化生之前，最优的幽门螺杆菌根除时间是在胃黏膜未发生损伤之前。按照《第五次全国幽门螺杆菌感染处理共识报告》，推荐质子泵抑制剂 + 铋剂 +2 种抗生素四联疗法 10 天或 14 天标准方案。

（三）对症治疗

目前对 CAG 的治疗主要包括抑酸、保护胃黏膜、促胃动力、助消化及抗焦虑等治疗。对于胃体萎缩的患者，不建议使用质子泵抑制剂等抗分泌药物。补充叶酸、维生素、胡萝卜素、非甾体类抗炎药物可作为 CAG 预防胃癌的方法，但仍有争议。

第二节　慢性萎缩性胃炎的中医诊治进展

CAG 临床常无特异性表现，常见症状为胃脘部胀满、疼痛、嗳气、食欲缺乏等，可归属中医"胃脘痛""痞满""嗳气""嘈杂"等范畴。胃在生理上以降为和，以通为用，喜润而恶燥，多因脾胃虚弱、肝郁气滞、脾失健运、胃气上逆，或肝郁化火，灼伤胃阴，湿浊内阻，终致郁热、虚热、湿热等证所引起。

一、病因病机

对于 CAG 病因的认识，中医认为多为外邪侵袭、饮食不节、情志不畅、禀赋不足等多种因素共同导致。《兰室秘藏》曰："腹满䐜胀，支膈胠胁，下厥上冒，过在足太阳、阳明，胃中寒湿郁遏也。"外感寒湿，内侵脾胃，久致脾胃虚弱功能失常。《素问·痹论》云："饮食自倍，脾胃乃伤。"内伤饮食，食积于胃，脾胃受损，不通则痛。《类证治裁》曰："气郁脘痛，必攻刺胀满。"情志不畅，肝气郁结或肝气横逆犯胃，肝胃不和，则脾胃升降失司。重症 CAG 患者，瘀血日久，与痰、湿、热等邪气相互搏结，毒邪内生，正气虚衰，可恶化发展为癌毒。

CAG 病机以脾虚为本，气滞、血瘀、痰浊、毒邪为标，各医家凭借多年治疗 CAG 的经验，对 CAG 病机各有见解。本病发病多由外邪犯胃、饮食不节、情志失调、劳倦过度或禀赋不足、素体脾虚等所致，脾胃虚弱，脾失运化，胃失和降，脾胃运化无力，水谷不化，气血生化不足，肝气郁结，肝失疏泄，气机不畅，升降失司，中焦枢机失利，湿热内蕴，久客于胃，浊化为毒，气滞血瘀，阻于胃络，致气机不通，不通则痛，脏腑功能失调，病久入络，肌肉筋脉失荣，胃络失养，不荣则痛，久而成萎而发于本病。脾主运化水谷之精微，胃主受纳、腐熟水谷，脾胃为后天之本，气血生化之源。脾胃居于中焦，为人体气机升降出入之中枢。本病病位在胃，与肝、脾二脏关系十分密切。由于 CAG 病程较久、反复发作、久病多虚，往往表现为本虚标实、虚实夹杂证。叶天士在《临证指南医案·胃脘痛》中所言："初病在经，久病入络，以经主气，络主血……凡气既久阻，血亦应病，循行之脉络自痹。"本病的病机特点以脾胃虚弱，肝郁气滞致病为本，贯穿本病发生发展的始终，湿、热、瘀、毒为发病之标，瘀毒是病程进展甚至恶变的重要标志，在胃黏膜萎缩发生发展乃至恶变的过程中起着重要作用。

二、中医治疗

中医药对 CAG 治疗原则为扶正祛邪，标本兼治，即健脾益气以治本，活血行气、祛湿化痰、清热解毒以治标。目前治疗虽然没有统一的规范，但基本上可总结为辨证论治、自拟验方、中成药和中医外治 4 种主要治疗方法。

（一）辨证分型论治

最新指南《慢性萎缩性胃炎中西医结合诊疗共识意见（2017 年）》将 CAG 分为肝胃气滞证、肝胃郁热证、脾胃虚弱证、脾胃湿热证、胃阴不足证、胃络瘀血证六型，分别采用柴胡疏肝散、化肝煎合左金丸、黄芪建中汤、连朴饮、一贯煎合芍药甘草汤、失笑散合丹参饮加减治疗。各中医学者对 CAG 的临床辨证分型极为重视，且各有异同。单兆伟教授擅用四法论治 CAG，气病分为脾胃气滞证和肝气犯胃证，虚病分为脾虚证和肾虚证，瘀病分为寒凝证、气虚证及胃阴虚证，毒病分为幽门螺杆菌感染和癌毒，治疗从疏调气机、健脾补虚、散寒化瘀、祛毒抗癌等角度进行治疗。唐旭东教授将 CAG 按病机分为 4 型：脾虚气滞型，治以香砂六君子汤加减；肝胃不和型，治以香苏饮加减；湿热内阻型，治以半夏泻心汤加减；胃阴亏虚型，治以麦门冬汤加减。李佃贵教授认为 CAG 中浊毒的产生与肝关系密切，证型分为肝气郁滞证、肝气犯胃证、肝脾不和证、肝郁化火证，治以化浊解毒调肝，兼以疏肝理气、柔肝和胃、抑肝扶脾、疏肝泄热。曾升海教授治疗 CAG 分五型：肝气犯胃证，治以柴胡郁金汤；气阻湿滞证，治以枳实厚朴汤；脾胃虚弱证，治以补中益气汤；胃阴不足证，治以沙参麦冬汤；湿浊中阻证，治以藿朴夏苓汤。董筠教授将 CAG 分为脾胃湿热夹瘀证和胃阴不足兼热证，前者治以平胃散加减，后者治以益胃汤合柴胡疏肝散加减。刘先勇将 CAG 辨证分为三型：脾胃气虚证，治以黄芪建中汤；阳虚重者，治以附子理中汤；肝胃气滞证，治以柴胡疏肝散；胃阴不足证，治以一贯煎合芍药甘草汤。黄穗平教授认为，CAG 临床表现错综复杂，但治疗上要注重补土扶正、调理气机、祛痰逐瘀。在补土扶正方面，多采用四君子汤、四物汤、归脾汤、益胃汤、理中汤等；在调理气机方面，多采用枳壳、厚朴、木香、陈皮、砂仁、枳实等理气行气之品，以及香附、郁金、合欢皮、紫苏叶、柴胡等疏肝解郁、调畅气机之品；在祛痰逐瘀方面，多采用砂仁、薏苡仁、半夏、陈皮、茯苓等祛湿化痰之品，以及三七、延胡索等活血化瘀之品。目前 CAG 的辨证分型尚未形成统一意见，且临床上病情常多证兼夹，故有学者认为不宜拘泥于分型。魏玉霞对 CAG 近 10

年的中医文献进行研究，共得到规范后的证候 52 种，较多的证候为脾胃虚弱、胃阴亏虚、脾胃湿热、肝胃不和、脾胃虚寒、肝郁脾虚、瘀阻胃络、气阴两虚。唐旭东教授应用"名老中医临床诊疗信息采集系统"进行分析，发现 CAG 主要证型为肝郁气滞证、脾胃湿热证、脾胃虚弱证、肝胃郁热证和胃阴不足证。

（二）自拟验方

各医家治疗 CAG 重视辨证审因、随证加减，常针对本病病因病机，结合自身积累的治疗经验，自制方药治疗 CAG。自拟方剂治疗 CAG 多从脾虚血瘀、肝胃气滞、脾胃湿热、脾胃虚弱、脾胃虚寒等方面入手，临床疗效满意。国医大师李振华提出本病脾易虚、胃易滞、肝易郁的发病特点，在治疗上认为脾宜健、胃宜和、肝宜疏，并自创"香砂温中汤"，具体药物为白术、茯苓、陈皮、半夏、枳壳、木香、砂仁、川朴、香附、桂枝、白芍、乌药、甘草，临床取得良好疗效。国医大师徐景藩根据数十年临床经验总结出"疏肝和胃汤"，基本方为：炙柴胡 6 g，紫苏梗 10 g，炒枳壳 10 g，炒白芍 15 g，制香附 10 g，佛手 10 g，橘皮络 6 g，广郁金 10 g，炙鸡内金 10 g，甘草 3 g，川芎 10 g，莪术 10 g。此方治疗肝胃不和型 CAG 患者有效率达 90.0%，显著优于对照组（胃乐宁片）的有效率 76.7%。毛玉安以"胃安散"化裁的汤剂治疗，组成：黄芪 30 g，党参 30 g，山药 20 g，枸杞子 15 g，蒲公英 30 g，制莪术 10 g，玉蝴蝶 6 g，刺猬皮 10 g，参三七末 3 g（分吞），白及 10 g，徐长卿 10 g，鸡内金 10 g，炒薏苡仁 30 g，仙鹤草 20 g，生白芍 10 g，炙甘草 6 g。共治疗 CAG 患者 42 例，总治愈率为 33.3%，总有效率为 92.8%，疗效显著。毛晓琴采用柴芍六君子汤加减治疗肝郁脾虚型 CAG，研究显示柴芍六君子汤治疗肝郁脾虚型 CAG 患者效果显著，且能降低西药的不良反应。杨元庆采用化瘀消萎汤（丹参 24 g，白花蛇舌草 20 g，五灵脂 15 g，蒲黄 15 g，当归 15 g，赤芍 12 g，鸡内金 12 g，郁金 12 g，砂仁 9 g，檀香 9 g，桃仁 9 g，白及 9 g，莪术 9 g，三七粉 3 g）治疗胃络瘀血型 CAG，结果表明，化瘀消萎汤可以明显改善患者胃脘刺痛、胃脘胀满、纳差等临床症状，并能提高患者生活质量。

（三）中成药

中成药以中药材为原料，在中医理论的指导下，结合现代制剂工艺加工而成，具有服用、携带、贮藏方便、毒副作用小等特点。中成药虽然不能如中药汤药那样方便灵活加减应用，但是其在治疗证型简单的 CAG 时，在辨证精准的情况下仍能具有一定的临床疗效，并且还拥有其他方式无法比拟的便捷性，故在临床上也得到了广泛的使用。近年大量临床研究报道，多数综合了健脾疏肝、清热解毒、化瘀散结等法则组成的固定方剂的中成药能切中CAG错综复杂的病因病机，对各种证型的CAG确有较显著疗效。《慢性萎缩性胃炎中西医结合诊疗共识意见（2017年）》推荐的中成药主要有胃复春、荆花胃康胶丸、摩罗丹、达立通颗粒、气滞胃痛颗粒、荜铃胃痛颗粒、温胃舒胶囊、小建中胶囊、养胃舒胶囊、枳术宽中胶囊、胃苏颗粒等。李可歆等纳入8篇文献，共1116例患者，进行Meta分析，结果显示：与单纯西药组相比，摩罗丹及摩罗丹联合西药治疗CAG在临床综合疗效、胃镜下疗效、胃黏膜病理改善方面均具有一定的优势，且差异具有统计学意义。何以才等运用平胃胶囊治疗130例脾胃湿热型CAG患者，通过观察患者治疗前后的胃镜检查结果、病理切片报告及临床表现变化，所得中医临床症状总有效率为88.5%，病理组织学总有效率为75.9%。

（四）中医外治

中医外治法治疗慢性萎缩性胃炎方法多样，各有其独特疗效。研究表明，针灸可以改善免疫功能，调节中枢神经通路，调节胃肠激素，增加胃血流量，调节细胞因子，增加胃动力，控制胃酸分泌，改善炎症反应，调节细胞增殖和凋亡，增强胃黏膜屏障，是临床上有效治疗CAG的方法之一。临床上运用艾灸对经络腧穴进行温热刺激，从而调节经络气血运行，促进萎缩性胃炎患者黏膜炎症恢复，对慢性萎缩性患者疗效较好，特别对脾胃虚寒型患者有满意疗效。针灸治疗常用取穴有足三里、中脘、胃俞、脾俞、内关等，肝胃不和者加肝俞、太冲、期门；伴郁热加天枢、丰隆；脾胃虚弱者加脾俞、梁丘、气海；胃阴不足者加三阴交、太溪；脾胃虚寒重者，可灸上脘、中脘、下脘、足三里；兼有恶心、呕吐、嗳气者，加上脘、内关、膈俞；痛甚者加梁门、内关、公孙；消化不良者加合谷、天枢、关元、三阴交；气滞血瘀证加太冲、血海、合谷；气虚血瘀证加血海、膈俞等；兼有实证者用针刺，虚证明显者用灸法；虚实夹杂，针灸并用。王荟清等采用脾胃老十针（选穴：双天枢、双内关、双足三里、上脘、中脘、下脘、气海）治疗CAG伴肠上皮化生患者，结果显示，脾胃老十针在改善胃黏膜腺体萎缩、肠上皮化生及相关症状方面均有明确疗效。张迪等使用艾灸疗法治疗32例脾胃虚寒型CAG患者，艾灸采用合募配穴法，艾灸患者中脘穴及双侧足三里，对照组口服胃复春，结果显示治疗组总有效率为93.8%，对照组为80.6%，两组差异有统计学意义（$P < 0.05$）。李崖雪

等使用原络通经针法（以补法针刺冲阳穴、公孙穴）脾胃虚弱型 CAG 患者 60 例，结果显示总有效率为 90.0%。张丰毅擅用穴位埋线疗法，临床选取 64 例脾胃虚弱型 CAG 患者，治疗组 32 例予以穴位埋线（上脘、中脘、下脘、足三里、气海、天枢），西药组 32 例口服叶酸，治疗组总有效率为 93.54%，西药组为 70.00%，两组差异有统计学意义（$P < 0.05$）。张丽华等通过穴位注射（足三里）合穴位按摩（内关、中脘、足三里）治疗 30 例 CAG 患者，临床总有效率为 93.3%，胃镜下黏膜疗效总有效率为 86.7%。范丽丽等使用耳穴压豆法（取耳穴：脾、胃、交感、内分泌及皮质下）联合位胃苏颗粒治疗 84 例 CAG 患者，治疗后患者胃黏膜的炎症及增生减轻，胃黏膜得到修复。

综上所述，从近年来临床研究结果来看，中医辨证论治在 CAG 的治疗上有独特优势，疗效显著，可明显缓解患者临床症状。相比西医单纯对症治疗，中医治疗的毒副作用更少、临床疗效更优、发展空间更广。但由于慢性萎缩性胃炎病因病机十分复杂，至今尚未完全阐明，我们仍需重视临床中医治疗存在的缺陷：临床辨证分型较难形成统一标准；中医药单纯治疗周期较长，且 CAG 胃黏膜逆转率较低；临床研究有局限性，多缺乏大样本；随访时间短，远期疗效无跟踪观察。今后应使用大样本的观察方法，进行中医药远期疗效的相关研究，临床上根据患者特点，四诊合参，采用个性化治疗方案，充分发挥中医药治疗 CAG 的优势。

第三节　吕永慧教授治疗慢性萎缩性胃炎的经验心得

一、临床治疗经验

（一）顾护胃气，强调升阳运脾

胃气强弱关系到疾病的预后，《温疫论·调理法》中有"凡人胃气强盛，可饥可饱，若久病之后，胃气薄弱，最难调理"，但"能食者，自然虚回，而前证自除；设不能食者，正气愈夺，虚证转加，法当峻补"。吕教授临床用药十分重视顾护胃气，在临床组方上时时不忘顾护胃气，强调要升阳运脾。脾为湿困，中气下陷，则需振兴脾气，吕教授常加入黄芪、党参升阳益气，使气机流畅，恢复转枢，脾之清阳得补而升，则脾运自健。调节脾胃气机升降也是顾护胃气的一种方法，可选用枳实、枳壳、厚朴调节胃气，炒麦芽、炒谷芽、炒山楂消食和胃，健脾益胃，胃阴虚者可加用玉竹、沙参、麦冬之品顾护胃阴，脾胃阳虚者可加用肉豆蔻、炮姜、炮附子之品养脾胃之阳。此外，饮食调理也至关重要，《黄帝内经》云："五谷为养，五果为助，五畜为益，五菜为充。"吕教授借古鉴今，主张自然养生、自然养胃的观点，凡临证患者必要求其尽量少服用药物，能食则食，一切尽从食物中获得，而且要求患者禁麻辣、油腻、生冷之品，如此则病已愈半。

（二）辛开苦降，善于寒热并用

《临证指南医案·脾胃》曰："脾宜升则健，胃宜降则和。"脾胃升降相因，为气机升降之枢纽。吕教授认为 CAG 病位在脾胃，中焦脾胃升降失职是其主病机。脾属脏，藏精气而不泻；胃属腑，传化物而不藏。脾病多虚，脾气虚衰，由气及阳，寒邪内生；脾阳不足，寒从中生，寒性趋下，则其升清障碍。胃病多实，临证常见水谷壅滞、气机滞涩、痰瘀内结等胃气壅实的病理变化，久则郁而化热，胃津不足，胃燥生热，热性炎上，则其降浊功能失常。清气不升，浊阴不降，脾胃升降失司，寒热错杂，虚实并见。吕教授善于应用泻心汤组方辛开苦降，寒热并调。泻心汤类方出于汉代张仲景的《伤寒论》。半夏泻心汤中辛温之半夏散结除痞，降逆止呕为君，干姜之辛热以温中散寒，黄芩、黄连之苦寒以泄热开痞，寒热互用以和其阴阳，苦辛并进以调其升降，补泻兼施以顾其虚实，则痞满自除，升降复常。

（三）疏肝解郁，注重肝胃同调

在 CAG 的发生、发展、迁延不愈过程中，肝郁始终贯穿在病程始末。吕教授常说"胃病多抑郁"，精神因素对慢性胃炎的产生有较大影响，其中以 CAG 最为常见。CAG 属于病程较为漫长的慢性疾病，久治不愈、症状不见好转，或因"癌前病变"环绕在患者心头等，导致情志不畅，产生郁证；而人体遇到强烈的精神刺激，超出了人体情志的控制能力时，则气机郁滞，气血逆乱，导致肝脾等脏腑功能紊乱，继而变生种种病证，引起多种消化系统心身疾病的发生，即张景岳论述的"因病致郁，因郁致病"的理论，同时，郁可凝滞气血，与上述毒邪相合，导致 CAG 的进展加重，形成病郁相生的恶性循环。因 CAG 的产生以脾胃虚损为本，郁贯始末，毒损胃络所致，吕教授治疗该病，提出以"温中通络，肝胃同调"为治则，常用当归四逆汤、黄芪建中汤等方剂加味治疗，起温中补虚通络之效，从发病根源治疗，疏通遭毒邪损伤的胃络，标本兼治；而因郁贯始末，基于叶天士"肝为起病之源，胃为传病之所""凡醒胃必先制肝"的理论，常加入四逆散、柴胡疏肝散、逍遥散等方剂以疏肝解郁，肝胃同调。

（四）胃和卧安，养心安神宁志

《素问·逆调论》曰："胃不和则卧不安。"吕教授认为"卧不安则胃亦不和。"现代人工作和生活节奏快，精神紧张、压力过重，CAG患者常有失眠多梦、心烦焦虑、健忘、易惊等表现，治疗重视宁心安神，调畅情志，常用药物有合欢花、玫瑰花、夜交藤、炒枣仁（捣）、莲子心等，使心神得养，脾胃气机得以调畅。合欢花轻清走上，入心、肝经二经，既可解郁又可安神，乃调心安神之佳品，《神农本草经》曰："主安五脏，和心志，令人欢乐无忧。"夜交藤归心、肝经，味甘能补，有滋阴养血、养心安神之效，常与合欢花相须为用，《饮片新参》云："养肝肾、止虚汗，安神催眠。"枣仁甘润而性温，能散肝、胆二经之滞，其气炒香，化为微温，借香以透心气，得温以助心神；又香温以温肝、胆，使肝、胆血足，则五脏安和，睡卧得宁；香气入脾，能醒脾阴。莲子心味苦性寒，清热泻火，交通心肾。《温病条辨》曰："莲心，由心走肾，能使心火下通于肾，又回环上升，能使肾水上潮于心。"故对临证伴见心肾不交、阴虚火旺、失眠多梦患者，用之最宜。吕教授将安神药用于CAG的治疗，在安心神的同时亦可调脾胃，正如李东垣所说"使心无凝滞……盖胃中元气得舒伸故也"。心宁神安，则胃和卧安，反之，脾胃健运，血生化充足，则心有所养，神有所归。

（五）活血化瘀，清热解毒抗癌

脾胃为多气多血之脏腑，脾胃病则气血病。脾胃病常见的病机为脾胃气机升降失常，"气为血之帅，血为气之母"，气病则血病，血病又致气病更甚，久则气结血瘀。如病情迁延不愈，病久致瘀致虚、气虚血瘀，瘀毒互结，容易变生他病，胃黏膜出现肠化生或异型增生。临床上诸多老年患者患胃病几十年，病程长，吕教授认为此种情况多兼有气滞、气虚、血瘀，脉象多弦，舌质多紫暗，甚者有瘀点、瘀斑等，故治疗上予以活血行气，气行则血行。多用枳实、枳壳与厚朴组成药对调节脾胃气机之升降，丹参、桃仁、丹皮等活血，气血和则脾胃和。吕教授常根据患者体质及疾病状况选择用药，如破气轻者择枳壳，破气重者择枳实。活血行气、散结化瘀在治疗脾胃病中应用广泛，吕教授将枳壳、枳实与厚朴共配伍，同调脾胃气机升降，脾升胃降则病除；丹参、桃仁、丹皮共用以活血化瘀，瘀化血行，气血调和，气血和则脾胃和。另外，临床上CAG病理多有异型增生或肠化，为癌前状态，且有一定的癌变可能，患者精神压力较大。吕教授常用白花蛇舌草与半枝莲组成药对逆转肠化或异型增生，预防及降低癌变的发生率。

白花蛇舌草性寒，味苦、甘，归心、肝、脾经，具有清热解毒、利尿消肿之功效，现代药理研究证明其具有良好的抗肿瘤、抗菌消炎、免疫调节、抗化学诱变、保肝利胆等作用。半枝莲能清热、解毒、祛风、散血、行气、利水、通络、破瘀、止痛，现代药理实验证明半枝莲有抗肿瘤的疗效。

综上所述，慢性萎缩性胃炎的病位在胃，涉及病变脏腑为肝、脾。脾胃亏虚、肝失疏泄是慢性萎缩性胃炎病变基础，其中脾胃亏虚是基础，脾胃气虚为首要，气虚脾胃健运无力，气血生化无源，胃腑失养，日久气虚及阴血、阳气亏虚，可形成气血、气阴、阳气亏虚的病理状态。肝失疏泄是关键，肝郁气滞，脾胃升降失职，健运失调，久之气滞津停生痰，气滞血停成瘀血，气郁化火成郁热，形成"湿""热""瘀""毒"的病理产物，使得本病出现本虚标实的病理变化。湿、热、瘀、毒是慢性萎缩性胃炎的病理因素。运脾疏肝和胃法是治疗慢性萎缩性胃炎的基本方法，化痰、祛瘀、清热为其协治之法。吕教授认为任何疾病的治疗，明确诊断是第一位的。《伤寒论》云："观其脉证，知犯何逆，随证治之。"审证求因，确定治法及主方固然关键，随证加减亦十分重要。本病发病为多种因素综合作用，同时由于个体差异不同，其病证的寒、热、虚、实亦必定又存在着差异，因此，在确定证型及主方的基础上，进一步分析症状、细化病机，进行有针对性的治疗用药，可以使疗效更加显著。

二、病案举例

病案一：赖某，女，65岁，2018年7月22日于我院脾胃科门诊就诊。主诉：反复上腹痛1年余。刻诊：上腹痛，以隐痛为主，神疲乏力，嗳气反酸，口干，口苦口臭，食少纳呆，大便稀烂，日行1次，间有恶心感，无呕吐，苔薄黄略腻，舌淡红，脉弦滑。2018年7月16日胃镜提示慢性萎缩性胃炎。病理：肠化性萎缩（萎缩1分，肠化2分）。幽门螺杆菌（+）。曾行标准胃四联清除幽门螺杆菌治疗（雷贝拉唑20 mg，每日2次＋胶体果胶酸铋胶囊0.22 g，每日2次＋阿莫西林胶囊1 g，每日2次＋克拉霉素0.5 g，每日2次）。西医诊断：慢性萎缩性胃炎伴肠化。中医诊断：痞满（脾虚湿蕴，中焦湿热）。治法：健脾益气，清热化湿解毒。处方：党参15 g，白术15 g，茯苓20 g，炙甘草6 g，陈皮6 g，枳实10 g，柴胡6 g，法半夏12 g，蒲公英15 g，佩兰15 g，薏苡仁15 g，白花蛇舌草15 g，麦冬15 g，连翘15 g，稻芽15 g，枸杞子15 g。1剂水煎2次，各取汁150 mL，早晚分服。共7剂。

2018年7月29日二诊：患者上腹痛、乏力较前明显减轻，口臭较前缓解，大便较前成形，日行1次，无恶心呕吐、嗳气反酸等，苔薄，舌淡红，脉细缓。较前方去除白花蛇舌草、佩兰、枸杞子，加用山药、丹参。服法同前。7剂。

2018年8月5日三诊：口臭较前缓解，大便较前成形，日行2次，无恶心呕吐，纳呆稍有缓解，苔薄黄，舌淡红，脉细缓。诸症较前好转，减蒲公英、连翘、丹参，加高良姜、黄芩。服法同前。7剂。

2018年8月12日四诊：胃脘无明显不适，口干不思饮，苔薄黄，舌淡红，脉细缓。较前方减薏苡仁、麦冬、高良姜，加用竹茹、丹参、紫苏梗。服法同前。7剂。2020年7月24日复查胃镜提示：慢性萎缩性胃炎（胃窦为主）。病理：（胃窦后壁充血处）黏膜慢性炎，伴肠化（肠化1分）；（胃体大弯侧）黏膜慢性炎。

按语：此医案中首诊患者上腹疼痛，神疲乏力，大便溏烂，此为脾气虚弱的表现，同时患者口臭，伴苔薄黄略腻，此乃中焦湿热、熏蒸于口的表现，而内镜活检病理结果中度肠化，故当健脾益气解毒，清化湿热。此方予党参、白术、茯苓、薏苡仁健脾化湿，佩兰增强化湿之功，法半夏、陈皮既有燥湿功效，亦可调畅中焦气机，蒲公英、白花蛇舌草、连翘均用于清化中焦湿热，兼能解毒，稻芽消食化积，枳实理气宽中和胃，柴胡疏肝解郁，麦冬、枸杞子顾护胃阴，炙甘草甘缓和中，调和诸药。此方扶正去邪并用，加以解毒，另佐以和胃之品。二诊患者诸症已明显好转，加用山药滋阴，丹参活血化瘀。三诊主症较前继续好转，减蒲公英、连翘，改用黄芩清热解毒，加高良姜温中和胃。四诊患者诸症基本已消，出现口干，故减高良姜加用竹茹生津，紫苏梗行气宽中。四次就诊后，症状基本消除。后期坚持治疗后复查胃镜示病理结果由萎缩1分，肠化2分，转变为萎缩0分，肠化1分，镜下观及病理结果均有明显改善。

病案二：龙某，女，57岁，2019年8月4日于我院脾胃科门诊就诊，既往慢性非萎缩性胃炎病史，因"间断性上腹部疼痛1月余，加重1周"就诊。患者自述1个月前无明显诱因出现上腹部疼痛，未引起重视，1个月内反复发作多次，期间自服雷贝拉唑胶囊（具体用量不详）可缓解。1周前无明显诱因上诉症状加重来就诊。刻下症：上腹部疼痛，以呈阵发性隐痛为主，胃脘灼热伴嗳气反酸，恶心欲呕，口干口苦，身重乏力，纳呆，眠可，小便略黄，大便不成形，日行2~3次，质黏，肛门瘙痒灼热，偶有肛门下坠胀满感。舌淡苔黄，脉滑数。2019年07月29日查胃镜提示慢性萎缩性胃炎伴糜烂。病理提示：（胃角糜烂）黏膜慢性活动性炎，伴淋巴滤泡形成，肠化（1分）；（胃窦糜烂）黏膜慢性活动性炎，伴肠化（1分）；（胃窦充血处）黏膜慢性活动性炎，^{13}C呼气试验阴性。中医诊断：胃脘痛（脾胃湿热证）。西医诊断：慢性萎缩性胃炎。治法：清热化湿，健脾和胃醒脾。处方：党参15 g，白术15 g，茯苓20 g，炙甘草6 g，陈皮10 g，法半夏10 g，柴胡10 g，鸡骨草15 g，鸡内金15 g，莱菔子15 g，蒲公英15 g，麦芽15 g，薏苡仁15 g。1剂水煎2次取汁各150 mL，早晚分服。共7剂。

2019年8月15日二诊：患者上腹痛、乏力较前明显减轻，嗳气较前缓解，大便较前成形，日行1次，苔薄黄舌淡红脉滑。守前方。服法同前。7剂。

2019年8月29日三诊：上腹痛较前缓解，恶心呕吐、嗳气反酸减轻，大便仍偏烂，日行2次，苔薄黄，舌淡红，脉滑数。主症较前好转，热象较前减轻，减蒲公英，加藿香、泽泻。服法同前。7剂。

2019年9月12日四诊：胃脘无明显不适，口干，无明显嗳气反酸、恶心呕吐等不适，苔薄黄，舌淡红，脉滑。较前方加用知母。服法同前。7剂。

按语：患者为中老年女性，平时嗜食肥甘厚腻的食物，损伤脾胃，运化失司，食滞内停，痰湿内生，蕴久化热，湿热蕴结，胃气痞阻导致了胃脘部的疼痛，痛势急迫，脘闷灼热，口干口苦，口渴但是不欲饮，纳呆恶心，小便颜色较深黄，大便烂，在治疗上应清化湿热，理气和胃止痛。方中党参、白术、茯苓、薏苡仁健脾化湿，法半夏、陈皮既有燥湿功效，亦可调畅中焦气机，柴胡疏肝理气，鸡骨草、蒲公英清热化湿，鸡内金、麦芽消食和胃，行气导滞，莱菔子降气和胃，炙甘草甘缓和中，调和诸药。此方亦为扶正去邪并用，时时不忘顾护脾胃，加以消积滞导滞、解毒之品。二诊患者诸症已明显好转，效不更方。三诊主症较前好转，热象较前减轻，减蒲公英，大便仍偏烂，加藿香、泽泻加强利湿。四诊患者症状基本消失，间有口干，加用知母养阴清热生津。四次就诊后，患者症状基本消除，疗效非常明显。

第四节 慢性萎缩性胃炎的调护

吕教授认为有效的调摄方法是提高患者生活质量的重要环节。饮食不节和情志失和也是本病重要的病因，饮食和情志调节是中医治疗中需要高度重视的。临床应用药物治疗的同时嘱患者戒烟忌酒、避免浓茶、咖啡、辣椒等刺激性饮料及食物；饮食宜清淡，禁食油腻、生冷、过甜、过咸、过浓、过热、过酸的汤类及菜肴；一日三餐宜按时定量，不宜过饱，饮食时要细嚼慢咽，不可暴饮暴食；有效的调摄方法往往事半功倍。其中饮食及情志对此病的影响最为密切。

一、饮食控制

饮食因素是 CAG 的主要致病因素之一。饮食宜规律，进食速度宜缓，饮食以清淡为主，尽量减少食用滋腻食品、腌制食品、辛辣刺激食品，戒烟戒酒。所谓辛辣食物主要包括刺激性较强的辣椒、胡椒、芥末面、生姜、咖喱粉和刺激性稍弱的大蒜、花椒等。研究表明，CAG 患者胃黏膜上皮遭到损害，黏膜固有腺体发生萎缩，有的甚至消失，胃酸分泌明显缺乏，消化能力随之下降。因此要保证患者，一是进食要适量，不可过饱。在临床上有很多疾病都因暴饮暴食导致病情加重。二是要做到一日三餐，尽量避免加餐。CAG 患者应给予一日三餐为好，避免食用零食，让胃有充足的休息时间，有利于胃黏膜损伤的修复。

冰镇碳酸饮料深受人们的青睐，因为冰镇碳酸饮料溶有二氧化碳温度较低，让人感觉清凉爽；但一次不能喝得过多，否则就会使胃液 pH 升高，降低胃液的消化及杀菌功能，而且还可以影响食欲。大量饮用冰镇碳酸饮料，可以对胃黏膜产生强烈的冷刺激，从而引发胃脘痛，并可使萎缩性胃炎加重。有些食物容易产气，如红薯、黄豆、白薯、萝卜及南瓜等，都是极易在消化道内产气的食物，从而使患者产生饱胀感，应避免或尽量减少摄入，这些食物被摄入胃肠后，在体内多种酶的作用下，经过消化发酵后，便会产生大量的硫化氧、氨气等气体蓄积在消化道中，引起胃肠不适反应如出现胀气、嗳气、烧心、恶心、呕吐、反酸、胁痛等症状。茶中含有咖啡因、茶碱、可可碱可提高人体中枢神经的兴奋性，茶叶泡得太浓，大量引用，则会刺激胃泌酸增加，引起胃肠功能不适失调。因此要避免饮用浓茶。

二、心理调摄

因 CAG 属癌前疾病，病程时间长，且容易复发，患者应保持心情舒畅，避免不良情绪的刺激，必要时可向心理医师咨询。同时还需调畅情志，远烦息怒，如《医宗金鉴》曰："胃病治法……澄心息虑，从容以待真气之复常也。"情志因素与疾病的发生关系密切，情志活动属心理活动，是生命活动过程中重要的组成部分，是五脏对外界事物的一种能动反映。失去平衡的情志活动可对人体健康造成极大的危害甚至引发身心疾病，情志失和可使肝气逆乱，脾胃运化功能因此受累，从而出现胃痛、食欲减退等症状。

《黄帝内经》中也指出"七情致病"的概念，所谓七情即指喜、怒、忧、思、悲、恐、惊。《医学正传》中指出"喜怒忧思悲恐惊……通于五脏，喜通心，怒伤肝，悲通肺，忧思通脾，恐通肾，惊通心肝，故七情太过则伤五脏……"，可见人体的脏腑血气的变化受心理情志的影响，情志不遂则肝郁气滞，肝气横逆犯胃，则胃脘部不适。平时保持精神愉快，缓解精神紧张对脾胃病调养很重要。CAG 与焦虑、抑郁关系密切，根据患者情绪、心理状态，采用早期心理干预或加用抗抑郁、抗焦虑药物辅助治疗，既可有效缓解患者的情绪，阻止病情发展恶化，更可改善临床症状，提高患者生活质量。

三、生活调摄

有规律的生活对于 CAG 病患的调养非常重要，要养成良好的生活和饮食习惯。经常锻炼身体，能够增强体质，提高抗病能力，通过运动可以促进胃肠道的蠕动和分泌，促进食物的消化和营养成分的吸收，并能改善胃肠道本身的血液循环，促进新陈代谢，推迟消化系统的老化。得了胃病除要按时用药外，还要保证充足的休息和睡眠，患者应当避免长期过度劳累，以促进疾病的康复。同时应注意饮食规律，三餐要定时、定量，过节喝酒要有节制。吃饭时要细嚼慢咽，不要狼吞虎咽。因为在充分咀嚼食物的过程中，会大量分泌唾液，唾液中所含的多种酶类可以帮助消化食物中的各种营养成分，唾液入胃后，给胃壁形成了一层十分理想的保护层，大大减少了对胃壁的破坏。

四、随访监测

CAG 伴有上皮内瘤变和肠上皮化生者有一定的癌变概率，定期随访监测可以明显提高早期胃癌的检出率，改善胃癌患者生存率，在随访中，应充分考虑成本和效益，随访的主要监测手段是胃镜和病理。《慢性萎缩性胃炎中西医结合诊疗共识意见（2017 年）》建议：活检有中 – 重度萎缩并伴有肠化生的慢性萎缩性胃炎 1 年左右随访 1 次，不伴有肠化生或上皮内瘤变的慢性萎缩性胃炎可酌情行内镜和病理随访，伴有低级别上皮内瘤变并证明此标本并非来于癌旁者，根据内镜和临床情况缩短至每 3 个月左右随访 1 次；而高级别上皮内瘤变需立即确认，证实后行内镜下切除，必要时可行手术治疗。

（樊春华）

参考文献

[1] 于思妙，李志婷. 慢性萎缩性胃炎危险因素分析 [J]. 中国现代医学杂志，2020，30（2）：39-43.

[2] 中国中西医结合学会消化系统疾病专业委员会. 慢性萎缩性胃炎中西医结合诊疗共识意见（2017 年）[J]. 中国中西医结合消化杂志，2018，26（2）：121-131.

[3] 马佳乐，李慧臻. 中医治疗慢性萎缩性胃炎研究进展 [J]. 陕西中医，2019，40（11）：1646-1648.

[4] 宋青，刘震，黄达. 中医药治疗慢性萎缩性胃炎的研究进展 [J]. 首都医科大学学报，2019，40（3）：479-482.

[5] 董凡，邓银香，商竞宇，等. 中医治疗慢性萎缩性胃炎研究近况 [J]. 江苏中医药，2020，52（7）：88-90.

[6] 苏晓兰，于冰娥，杨晨，等. 魏玮论治慢性萎缩性胃炎用药经验 [J]. 辽宁中医杂志，2017，44（1）：41-43.

[7] 沈东，邓厚波，刘铁军. 刘铁军辨治慢性萎缩性胃炎 [J]. 长春中医药大学学报，2019，35（1）：33-35.

[8] 杨雪芹. 慢性萎缩性胃炎与饮食习惯的关联性分析 [D]. 长春：吉林大学，2011.

[9] 王晓楠，张亚峰，许翠萍. 慢性萎缩性胃炎的诊治进展 [J]. 中南医学科学杂志，2020，48（3）：323-326.

[10] 魏玉霞. 慢性萎缩性胃炎近 10 年中医文献研究 [D]. 北京：北京中医药大学，2012.

[11] 中华中医药学会脾胃病分会. 慢性萎缩性胃炎中医诊疗共识意见 [J]. 中医杂志，2010，51（8）：749-753.

[12] 刘赓，唐旭东. 唐旭东辨证治疗慢性萎缩性胃炎经验体会 [J]. 辽宁中医杂志，2009，36（5）：734-736.

[13] 才艳茹，张娜，李鹏，等. 李佃贵教授运用解郁化浊解毒法治疗慢性萎缩性胃炎经验 [J]. 四川中医，2016，34（2）：7-9.

[14] 郭淑云. 李振华诊治慢性萎缩性胃炎的思路与方药 [J]. 辽宁中医杂志，2010，37（10）：1883-1884.

[15] 王露，陆为民. 徐氏疏肝和胃汤治疗肝胃不和型慢性萎缩性胃炎 60 例疗效观察 [J]. 吉林中医药，2013，33（6）：590-591.

[16] 毛玉安. 朱良春经验方胃安散化裁治疗慢性萎缩性胃炎 42 例 [J]. 江西中医药，2016，47（7）：44-46.

[17] 陈贵银，郭喜军，安福丽，等.慢性萎缩性胃炎的中医病机和治疗 [J]. 现代中西医结合杂志，2008，17（25）：3913.

[18] 张迪，袁星星，王炳予，等.合募配穴灸法治疗慢性萎缩性胃炎临床观察 [J]. 上海针灸杂志，2017，36（12）：1401–1405.

[19] 李崖雪，李晓陵，张帆，等.原络通经针法配合药物治疗慢性萎缩性胃炎（脾胃亏虚型）的疗效 [J]. 中国老年学杂志，2016，36（15）：3751–3752.

[20] 范丽丽，谢伟昌，谢苑芳，等.萎胃颗粒配合耳穴压豆对慢性萎缩性胃炎患者胃黏膜 NF-κB 通路的影响 [J]. 中医学报，2018，33（2）：329–332.

[21] 毛阿芳，叶振昊，黄俊敏，等.黄穗平教授补土论治慢性萎缩性胃炎经验 [J]. 中国中西医结合消化杂志，2019，27（2）：150–152.

[22] 毛晓琴.柴芍六君子汤加减治疗慢性萎缩性胃炎肝郁脾虚型疗效观察 [J]. 实用中医药杂志，2019，35（2）：157–158.

[23] 杨元庆.化瘀消萎汤治疗慢性萎缩性胃炎 76 例 [J]. 光明中医，2019，34（2）：245–247.

[24] 李可歆，肖琨珉，李园，等.摩罗丹治疗慢性萎缩性胃炎的 Meta 分析 [J]. 世界中西医结合杂志，2019，14（5）：602–605，609.

[25] 何子才，汪龙德.平胃胶囊治疗慢性萎缩性胃炎脾胃湿热证 130 例疗效观察 [J]. 甘肃中医学院学报，2015，32（1）：34–35.

[26] 王荟清，许可可，戴明.脾胃老十针治疗慢性萎缩性胃炎伴肠上皮化生的临床效果 [J]. 中国医药导报，2018，15（33）：106–109.

[27] 张丰毅.穴位埋线治疗脾胃虚弱型慢性萎缩性胃炎的临床疗效观察 [D]. 福州：福建中医药大学，2018.

[28] 刘先勇.三型辨证结合胃镜下辨证论治慢性萎缩性胃炎 [J]. 中华中医药杂志，2017，32（7）：3039–3042.

[29] 徐文江，李彦生.曾升海治疗慢性萎缩性胃炎经验 [J]. 河南中医，2017，37（7）：1182–1184.

[30] 张丽华，陈秀荣，苏春芝.穴位注射配合穴位按摩治疗慢性萎缩性胃炎 30 例临床观察 [J]. 湖南中医杂志，2016，32（9）：90–92.

第四章

消化性溃疡

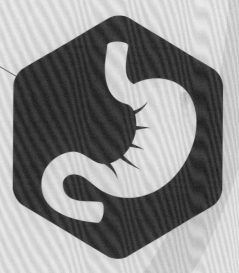

第一节 现代医学对消化性溃疡的认识

一、定义

消化性溃疡是指在各种致病因子的作用下，黏膜发生炎性反应与坏死、脱落，形成溃疡，溃疡的黏膜坏死缺损穿透黏膜肌层，严重者可达固有肌层或更深。病变可发生于食管、胃或十二指肠，也可发生于胃—空肠吻合口附近或含有胃黏膜的麦克尔憩室内，其中以胃、十二指肠最常见。

近年来消化性溃疡的发病率虽有下降趋势，但目前仍是常见的消化系统疾病之一。

二、流行病学研究

本病在全世界均常见，一般认为约有 10% 的人在其一生中患过消化性溃疡。但在不同国家和地区，其发病率有较大差异。消化性溃疡在我国人群中的发病率尚无确切的流行病学调查资料。本病可见于任何年龄，以 20～50 岁居多，男性多于女性（2～5）：11，临床上十二指肠溃疡多于胃溃疡，两者之比约为 3：1。

消化性溃疡及其并发症易于在秋冬季节发生或者复发，而较少见于夏季。在不同的国家与地区，消化性溃疡的患病率及复发率也存在差异。在我国，消化性溃疡的地理分布呈现由南向北发病率逐渐降低的特点。其中，银川地区 18.12%，北京地区 16.04%，天津地区 17.03%。

消化性溃疡最常见的并发症是出血，患病率为 48～160/100 000，而消化性溃疡穿孔则相对少，其发病率为 4～14/100 000。近年来消化性溃疡的发病率有所下降。

三、病因与发病机制

消化性溃疡的发生源自胃黏膜攻击因子与防御因子的失衡。正常的胃产生酸和胃蛋白酶以促进消化，同时胃和十二指肠也有多层的黏膜防御系统以保护自身。黏膜防御的损伤使酸进入已经受损的黏膜，从而导致溃疡的发生。破坏这些防御系统最主要的两种因素即 HP 感染和 NSAIDs。此外，消化性溃疡患者也可能没有这些危险因素，即非 HP 非 NSAIDs 溃疡，这些患者中部分人会有其他导致溃疡的原因，如胃泌素瘤等，而另一部分人的溃疡则为特发性。

（一）HP 感染

HP 感染为消化性溃疡重要的发病原因和复发因素之一。大量临床研究已证实，消化性溃疡患者的 HP 检出率显著高于普通人群，而根除 HP 后溃疡复发率明显下降，由此认为 HP 感染是导致消化性溃疡的主要病因之一。

不同部位的 HP 感染引起溃疡的机制有所不同。在以胃窦部感染为主的患者中，HP 通过抑制 D 细胞活性，导致高促胃液素血症，引起胃酸分泌增加。同时，HP 也可直接作用于肠嗜铬样细胞，后者释放组胺引起壁细胞泌酸增加。这种胃窦部的高酸分泌状态易诱发十二指肠溃疡。在以胃体部感染为主的患者中，HP 直接作用于壁细胞并引起炎性反应、萎缩，导致胃酸分泌减少，以及胃黏膜防御能力下降，从而造成溃疡。HP 感染者中仅 15% 发生消化性溃疡，说明除了细菌毒力，遗传易感性也有一定作用。研究发现，一些细胞因子的遗传多态性与 HP 感染引发的消化性溃疡密切相关。

（二）NSAIDs 和阿司匹林

NSAIDs 和阿司匹林是消化性溃疡的主要病因之一，而且在上消化道出血中起重要作用。NSAIDs 和阿司匹林等药物的应用日趋广泛，常被用于抗炎镇痛、风湿性疾病、骨关节炎、心脑血管疾病等，然而其具有多种不良反应。流行病学调查显示，在服用 NSAIDs 和阿司匹林的人群中，15%～30% 会患消化性溃疡。NSAIDs 和阿司匹林使溃疡出血、穿孔等并发症发生的危险性增加 4～6 倍，而老年人中消化性溃疡及其并发症发生率和病死率约 25% 与 NSAIDs 和阿司匹林有关。NSAIDs 和阿司匹林对胃肠道黏膜损伤的机制包括局部和系统两方面作用。局部作用为 NSAIDs 和阿司匹林透过胃肠道黏膜上皮细胞膜进入胞体，电离出大量氢离子，从而造成线粒体损伤，对胃肠道黏膜产生毒性，使黏膜细胞间连接的完整性被破坏，上皮细胞膜通透性增加，从而激活中性粒细胞介导的炎性反应，促使上皮糜烂、溃疡形成；系统作用主要是 NSAIDs 和阿司匹林抑制环氧合酶 1，减少对胃黏膜具有保护作用的前列腺素的合成，进而引起胃黏膜血供减少，上皮细胞屏障功能减弱，氢离子反向弥散增多，进一步损伤黏膜上皮，导致糜烂、溃疡形成。

（三）胃酸

胃酸在消化性溃疡的发病中起重要作用。"无酸，无溃疡"的观点得到普遍认同。胃酸对消化道黏膜的损伤作用一般只有在正常黏膜防御和修复功能遭受破坏时才发生。许多十二指肠溃疡患者都存在基础酸排量（basal acid output，BAO）、夜间酸分泌、最大酸排量（maximal acid output，MAO）、十二指肠酸负荷等增高的情况。胃溃疡患者除了幽门前区溃疡外，其胃酸分泌量大多正常甚至低于正常。一些神经内分泌肿瘤，如胃泌素瘤大量分泌促胃液素，导致高胃酸分泌状态，过多的胃酸成为溃疡形成的起始因素。

（四）特发性溃疡和其他引起溃疡的原因

随着发达国家 HP 感染率的下降，非 HP 非 NSAIDs 的特发性溃疡患者比例正在上升。

可卡因和甲基苯丙胺可能引起黏膜缺血，而双膦酸盐的使用也与胃十二指肠溃疡有关。服用糖皮质激素的患者发生消化性溃疡的风险很小，然而，当与 NSAIDs 联合使用时，糖皮质激素会增加消化性溃疡的风险。选择性 5-羟色胺再摄取抑制剂的使用与消化性溃疡之间也可能有轻度的相关性。

四、消化性溃疡的诊断

（一）中上腹痛、反酸是消化性溃疡的典型症状

腹痛发生与进餐时间的关系是鉴别胃与十二指肠溃疡的重要临床依据。

（二）消化性溃疡的中上腹痛呈周期性、节律性发作

胃溃疡的腹痛多发生于餐后 0.5 ~ 1.0 小时，而十二指肠溃疡的腹痛则常发生于空腹时。近年来由于抗酸剂和抑酸剂等的广泛使用，症状不典型的患者日益增多。由于 NSAIDs 和阿司匹林有较强的镇痛作用，临床上 NSAIDs 溃疡以无症状者居多，部分以上消化道出血为首发症状，或表现为恶心、厌食、纳差、腹胀等消化道非特异性症状。

（三）胃镜检查是诊断消化性溃疡最主要的方法

胃镜检查过程中应注意溃疡的部位、形态、大小、深度、病期，以及溃疡周围黏膜的情况。胃镜检查对鉴别良恶性溃疡具有重要价值。必须指出，胃镜下溃疡的各种形态改变对病变的良恶性鉴别仅有参考价值。因此，对胃溃疡应常规做活组织检查，治疗后应复查胃镜直至溃疡愈合。对不典型或难以愈合的溃疡，必要时应做进一步相关检查如胃肠 X 线钡餐、超声内镜、共聚焦内镜等明确诊断。

（四）常规检查是否存在 HP

尿素酶试验、组织学检测，或核素标记 ^{13}C 或 ^{14}C 呼气试验等作为常规检查手段以明确是否存在 HP 感染。细菌培养可用于药物敏感试验和细菌

学研究。血清抗体检测只适用于人群普查，因其不能分辨是否为现症感染，故亦不能用于判断 HP 根除治疗是否有效。国际共识认为，粪便抗原检测方法的准确性与呼气试验相似。

（五）鉴别

消化性溃疡还需与胃癌、淋巴瘤、克罗恩病、结核病、巨细胞病毒感染等继发的上消化道溃疡相鉴别。

五、消化性溃疡的治疗

（一）一般治疗

在针对消化性溃疡可能的病因治疗的同时，还要注意戒烟、戒酒，注意饮食、休息等一般治疗。

（二）抑酸治疗

抑酸治疗是缓解消化性溃疡症状、愈合溃疡的最主要措施。PPI 是首选药物。消化性溃疡治疗通常采用标准剂量 PPI，每日 1 次，早餐前半小时服药。治疗十二指肠溃疡的疗程为 4~6 周，胃溃疡为 6~8 周，通常胃镜下溃疡愈合率均 > 90%。对于存在高危因素和巨大溃疡患者，建议适当延长疗程。

推荐 PPI 用于治疗胃泌素瘤或 G 细胞增生等致促胃液素分泌增多而引起的消化性溃疡。对于胃泌素瘤的治疗，通常应用双倍标准剂量的 PPI，分为每日 2 次用药。若 BAO > 10 mmol/h，则还需增加剂量，以达到理想的抑酸效果。

H_2 受体拮抗剂的抑酸效果逊于 PPI，常规采用标准剂量，每日 2 次，对十二指肠溃疡的疗程需要 8 周，用于治疗胃溃疡时疗程应更长。

（三）抗 HP 治疗

《第五次全国幽门螺杆菌感染处理共识报告》指出：推荐铋剂 +PPI+2 种抗菌药物组成的四联疗法（具体方案见共识）。另外，抑酸剂在根除方案中起重要作用，选择作用稳定、疗效高、受 CYP2C19 基因多态性影响较小的 PPI，可提高 HP 根除率。

推荐所有患者均应在根除治疗后进行复查，HP 感染根除治疗后的判断应在根除治疗结束至少 4 周后进行。复查最好采用非侵入方法，包括尿素呼气试验和粪便 HP 抗原试验。

（四）消化性溃疡的其他药物治疗

联合应用胃黏膜保护剂可提高消化性溃疡的愈合质量，有助于减少溃疡的复发。对于老年人消化性溃疡、难治性溃疡、巨大溃疡和复发性溃疡，建议在抑酸、抗 HP 治疗的同时，联合应用胃黏膜保护剂。

中医药治疗消化性溃疡也是一种有效的方法。

六、消化性溃疡的复发及预防

HP 感染、长期服用 NSAIDs 和阿司匹林是导致消化性溃疡复发的主要原因，其他原因有吸烟、饮酒、不良生活习惯等。

对于复发性溃疡的治疗，应首先分析其原因，做出相应的处理。对非 HP 感染、HP 根除失败，以及其他不明原因的复发性消化性溃疡的预防，建议应用 PPI 或 H_2 受体拮抗剂维持治疗。

长期服用 NSAIDs 和阿司匹林是导致消化性溃疡复发的另一重要因素，如因原发病需要不能停药者可更换为选择性环氧合酶 2 抑制剂，并同时服用 PPI。

关于氯吡格雷是否可与 PPI 联用仍是目前争议的热点，建议临床医师根据患者情况，适当使用 PPI 以降低消化道溃疡的发生风险，而无须过分担心心血管不良反应和缺血事件的发生。

第二节 消化性溃疡的中医诊治进展

一、病因病机

中医学中无"消化性溃疡"之名，消化性溃疡属于中医"胃脘痛""胃痛""吞酸""嘈杂""痞证"等范畴，"胃脘痛"的病名最早见于《黄帝内经》。胃脘痛的病因一般分为外感和内伤，使得脾胃润燥相济、升降相因、纳运相得的和谐关系失调，胃气壅滞，失于和降，不通则痛，病位在胃，与肝、脾密切相关。

二、辨证分型

证候分型参照《消化性溃疡中西医结合诊疗共识意见（2011 年天津）》。

（一）肝气犯胃证

主症：①胃脘胀痛，窜及两胁；②胸闷喜叹息，遇情志不遂胃痛加重；③嗳气频繁；④脉弦。

次症：①烦躁易怒；②嘈杂反酸；③口苦纳差；④舌质淡红，苔薄白或薄黄。

胃镜：①蠕动活跃或亢进；②溃疡呈圆形或椭圆形，中心覆盖黄苔或白苔较薄，周围黏膜轻度充血水肿；③或白苔消失呈现红色新生黏膜者。

证型确定：具备主症 2 项加次症 1 项，或主症第 1 项加次症 2 项，并结合胃镜。

（二）寒热错杂证

主症：①胃脘灼痛，喜温喜按；②口干苦或时有酸水；③舌淡或淡红，体胖有齿痕，苔黄白相间或苔黄腻。

次症：①嗳气时作；②嘈杂反酸；③四肢不温；④大便时干时稀。⑤脉弦细。

胃镜：溃疡覆盖黄色或白色厚苔，可溢出溃疡边缘，周围黏膜充血水肿明显。

证型确定：具备主症 2 项加次症 1 项，或主症第 1 项加次症 2 项，并结合胃镜。

（三）瘀血阻络证

主症：①胃脘疼痛如针刺或如刀割，痛处不移；②胃痛拒按，食后胃痛加重；③舌质紫暗或见瘀斑。

次症：①疼痛晚间发作，或夜间痛甚；②呕血或黑便；③脉涩或沉弦。

胃镜：溃疡呈圆形或椭圆形，中心覆盖黄苔或白苔，可伴有渗血或出血或血痂，周围黏膜充血水肿明显。

证型确定：具备主症 2 项加次症 1 项，或主症第 1 项加次症 2 项，并结合胃镜。

（四）胃阴不足证

主症：①胃脘隐痛或灼痛；②嘈杂似饥，饥不欲食；③舌红少津裂纹、少苔、无苔或剥苔。

次症：①口干不欲饮；②纳呆食少；③干呕；④大便干结；⑤脉细数。

胃镜：①黏液量少黏稠；②溃疡黄苔或白苔变薄，周围充血水肿减轻，或出现红色新生黏膜。

证型确定：具备主症 2 项加次症 1 项，或主症第 1 项加次症 2 项，并结合胃镜。

（五）脾胃虚寒证

主症：①胃脘隐痛，喜温喜按；②空腹痛重，得食痛减；③舌体胖，边有齿痕，苔薄白。

次症：①面色无华；②神疲肢怠；③纳呆食少；④泛吐清水；⑤四肢不温；⑥大便稀溏；⑦脉沉细或迟。

胃镜：①黏液稀薄而多；②溃疡继续变浅、变小，中心覆盖白苔，周围黏膜皱襞向溃疡集中；③胃蠕动缓慢。

证型确定：具备主症 2 项加次症 1 项，或主症第 1 项加次症 2 项，并结合胃镜。

三、中医治疗

（一）辨证论治

1. 肝气犯胃证

治则：疏肝理气，和胃止痛。

方药：柴胡疏肝散加减（柴胡、白芍、炙甘草、枳壳、川芎、香附、沉香、郁金、青皮、川楝子）。

加减：疼痛明显者，加元胡、三七粉（冲服）；嗳气明显者，加柿蒂、旋覆花、广郁金；烦躁易怒者，加丹皮、栀子；伴反酸者，加海螵蛸、浙贝母；苔厚腻者，加厚朴、薏苡仁。胃蠕动活跃或亢进者，加芍药、甘草；溃疡呈圆形或椭圆形，中心覆盖黄苔或白苔，周围黏膜充血水肿者，加蒲公英、银花、紫花地丁。

2. 寒热错杂证

治则：寒温并用，和胃止痛。

方药：半夏泻心汤加减（黄连、黄芩、干姜、桂枝、白芍、半夏、炙甘草、陈皮、茯苓、枳壳）。

加减：畏寒明显者，加高良姜、香附；胃脘痞满者，加檀香、大腹皮；胃脘烧心者，加左金丸；嗳气者，加代赭石；嘈杂反酸明显者，加煅瓦楞子、乌贼骨、浙贝母。

3. 瘀血阻络证

治则：活血化瘀，通络止痛。

方药：失笑散合丹参饮加减蒲黄、五灵脂、丹参、檀香、砂仁、延胡索、三七粉（冲服）、郁金、枳壳、川楝子。

加减：兼气虚者，加黄芪、党参；反酸者加海螵蛸、浙贝母；胃镜下见溃疡合并有出血或患者呕血或黑便者，加大黄粉、白及粉。

4. 胃阴不足证

治则：健脾养阴，益胃止痛。

方药：一贯煎合芍药甘草汤加减（沙参、麦冬、炒白芍、甘草、当归、枸杞子、生地、玉竹、石斛、香橼）。

加减：干呕者，加姜半夏、竹茹；反酸嘈杂似饥者，加煅瓦楞子、浙贝母；神疲乏力者加黄芪、太子参；大便干燥者，加火麻仁、郁李仁；舌红光剥者，加玄参、天花粉；失眠者，加酸枣仁、合欢皮；胃黏液量少黏稠者，加浙贝母、瓜蒌；溃疡呈现红色瘢痕或白色瘢痕者，用香砂六君子汤善其后。

5.脾胃虚寒证

治则：温中散寒，健脾和胃。

方药：黄芪健中汤加味（黄芪、桂枝、白芍、高良姜、香附、广木香、炙甘草、大枣）。

加减：泛吐清水明显者，加姜半夏、陈皮、干姜；反酸明显者，加黄连、吴茱萸、乌贼骨、瓦楞子；大便潜血阳性者，加炮姜炭、白及、仙鹤草；胃黏液稀薄而多者，用胃苓汤；溃疡继续变浅、变小，中心覆盖白苔，周围黏膜皱襞向溃疡集中者，加黄芪、当归、白芍；胃蠕动缓慢者，加枳实、白术。

（二）中成药治疗

（1）荆花胃康胶丸：2粒/次，3次/日，适用于肝气犯胃、寒热错杂与胃络瘀阻证。

（2）气滞胃痛颗粒：5 g/次，3次/日，适用于肝气犯胃证。

（3）三九胃泰颗粒：2.5 g/次，2次/日，适用于气滞夹湿热证。

（4）小建中颗粒：15 g/次，3次/日，适用于脾胃虚寒证。

（5）康复新液：10 mL/次，3次/日，适用于气阴两虚兼瘀血证。

（6）温胃舒胶囊：3个/次，3次/日，适用于脾胃虚寒证。

（7）养胃舒胶囊：3个/次，3次/日，适用于胃阴不足证。

（8）健胃愈疡片：4~6片/次，3次/日，适用于寒热错杂证。

（9）胃复春：4片/次，3次/日，适用于脾虚气滞或胃络瘀阻证。

（10）阴虚胃痛片：6片/次，3次/日，适用于胃阴不足证。

（11）复方三七胃痛胶囊：3~4粒/次，3次/日，适用于胃络瘀阻证。

（三）针灸治疗

主穴：中脘、足三里、内关、胃俞、脾俞、肾俞。

配穴：肝胃不和，加肝俞、期门、膈俞、梁门、梁丘、阳陵泉，用泻法。饮食积滞者，加梁门、下脘、天枢、脾俞、支沟，用泻法、强刺激。脾胃虚弱者，加章门，用补法，另外加灸脾俞、胃俞、下脘、气海、关元、天枢。胃阴不足者，加三阴交、太溪，用补法。胃热者，刺金津、玉液出血。胃寒者，主穴加灸。瘀血阻络者加肝俞、期门、三阴交。每日1次，10日为1个疗程。

（四）心理治疗

神经精神心理因素与消化性溃疡的关系十分密切，调节神经功能，避免精神刺激，调整心态十分重要。应保持心情舒畅、乐观、平和，树立战胜疾病的信心，针对患者实际情况，进行心理疏导。

（五）饮食治疗

消化性溃疡的进食原则是易消化、富营养、少刺激，应避免刺激性食物、烟酒、咖啡、浓茶和非甾体抗炎药。

第三节 吕永慧教授治疗消化性溃疡的经验心得

一、注重顾护脾胃的学术思想

吕教授在治疗消化性溃疡过程中处处注意脾胃功能的特点，从"脾胃为后天之本，气血生化之源""四季脾旺不受邪""脾以升为健，胃以降为和"理论中受到启发，治疗中处处注重顾护脾胃。

（一）脾胃为后天之本，气血生化之源

脾的主要生理功能是运化和统血以及主肌肉四肢，开窍于口，其华在唇。脾的运化作用包括运化水谷之精微和运化水湿两个方面。运化水谷精微是指脾对饮食物的消化、吸收和运输功能。饮食入胃，经过胃的受纳腐熟、消磨，其精微物质（营养物质）靠脾的吸收和转输功能，送到全身各部位，五脏六腑筋骨皮肉得以营养，以维持正常生理功能，则心有所主，肾能密藏，肝之清阳能升发，肺行治节之能。人的四肢同样需要脾气输送营养，才能维持正常的功能活动。脾能健运，输送营养充足，则四肢肌肉丰满，活动轻劲有力。若脾不健运，清阳不布，营养不足，则致肌肉萎缩，四肢倦怠无力。"脾气通于口，脾和则口能知五谷矣"（《灵枢·脉度篇》）。脾与口的功能是统一协调的，脾和则气通于口，口味才能正常，食欲旺盛。脾不和则食欲口味皆不正常。脾虚则食而无味或不欲饮食；脾有温热则常觉口甜。脾能运化水谷，化生营血，为气血生化之源，且有统摄血液的功能。脾在运化水谷精微的同时还将水湿上输于肺，由肺散布到全身各脏腑组织中，使之能得到水液的濡养。若脾运化水湿功能失调，就可导致水湿停留诸病变。

（二）四季脾旺不受邪

金元时期，由于李东垣对脾胃生理病理等深邃的理解与独到的认识，而成脾胃学说创始人。他进一步引申其义，"欲人知百病皆由脾胃衰而生也，毫厘之失则灾害立生"（《脾胃论·脾胃胜衰论》），"元气之充足，皆由脾胃之气无所伤，而后能滋养元气。若胃气之本弱，饮食自倍，则脾胃之气既伤，而元气亦不能充，而诸病之所由生也"（《脾胃论·脾胃虚实传变论》），重视脾胃在人体健康和疾病发生过程中的作用。脾气健运，化源充足，气血旺盛，脏腑形体四肢百骸得养，正气充盛，抗病力强，腠理固密，则生机勃勃；反之，脾虚失运，化源匮乏，气血无以生，脏腑形体四肢百骸失养，正气亏衰，抗病力弱，腠理疏松，不耐邪侵而患诸疾。

（三）脾以升为健，胃以降为和

在气机升降中，脾主升而胃主降。《临证指南医案》针对脾胃的生理特点提出："纳食主胃，运化主脾。脾宜升则健，胃宜降则和。"脾胃升降的矛盾运动一旦遭到破坏，人体正常的生理活动则会受到影响，如脾气不升，则不能运化水谷精微，从而发生胀闷腹胀、四肢无力、肌肉瘦削、大便溏泄等，故有"清气在下，则生飧泄"之说，胃气不降，糟粕不能向下传递，在上则发生噫嗝饱胀，在中则发生胀痛嘈杂，在下则发生便秘、下痢等，即"浊气在上，则生䐜胀"。只有脾胃升降功能正常，气机才能通利自如，一旦脾胃升降功能被破坏，内环境紊乱，则百病由生。

二、寒热并用的临床治验

寒热并用法是针对某些病因造成的阴阳不调、升降失常、寒热错杂证候，以寒凉药物与温热药物相互配伍运用，使其既相反又相成，又发挥治疗作用的疗法。因脾胃病易虚易实、易寒易热的生理特性，易产生寒热互结、虚实错杂之证候，单一的清热法或祛寒法难以以一概全。而寒热并用法的用药特点恰能适应脾胃病的病机特性，既可平衡阴阳，又可斡旋气机，使脾胃气机升降调顺，阴阳平衡，从而达到调治脾胃病的目的。

消化性溃疡属中医学胃脘痛范畴。中医学认为，寒邪是胃脘痛的最主要病因，《素问·举痛论》指出："寒邪客于肠胃，厥逆上出，故痛而呕。"李东垣认为，胃病与人体阳气不足有关，"脾胃不足治源，乃阳气不足，阴气有余。"明代张景岳进一步概括为"三焦痛证因寒者十居八九"。后代医家多宗此说，认为胃脘痛多为虚寒证。吕教授在临床中发现消化性溃疡、糜烂性胃炎既有病程缠绵反复、遇寒而发或加重、虚寒的一面，又有胃脘灼热、反酸、舌苔黄腻、胃热的一面，胃镜更有胃黏膜充血水肿的表现，临床呈现寒热错杂病证，考究其因，寒久热化之故也。对此，叶天士有精辟论述，"考内经诸痛，皆主寒客，但经年累月久痛，寒必化热"，说明消化性溃疡、糜烂性胃炎存在寒热错杂病机。因此，吕教授清温并用，以竹茹、蒲公英、黄芩清热解毒，佐以黄芪健脾温中，再配合左金丸，寒热并用治疗此类疾病，疗效确实比单用苦寒清热或香砂六君子汤快速和确切。

吕教授结合自身多年的临证经验，认为只有通过深入研究中医药治疗脾胃病的精髓，研究寒热并用之原理，探讨其用药特点、治疗机制及运用，恰当调理脾胃的升降气机和阴阳平衡，才能用于治疗脾胃病中的各种慢性病和疑难病，在中医脾胃病治疗中独树一帜。

三、辨证论治幽门螺杆菌相关性消化性溃疡

中医学虽无幽门螺杆菌相关性消化性溃疡病名，但根据其临床表现及病理变化，可归属于中医"胃脘痛""胃痞""嘈杂"等范畴。

吕教授根据幽门螺杆菌感染人体后引起的全身症状，将病因归为中医六感邪气之"湿热"邪气范畴。幽门螺杆菌相关性消化性溃疡以幽门螺杆菌感染（湿热外邪内侵）为开端，湿邪阻滞中焦，困阻中阳，可致脾胃气机升降失司，受纳腐熟功能减退，脾阳失运，寒湿内生。热邪内侵，耗伤胃内阴津，进而导致胃失濡养，胃腑受损。"久病必虚，久病必瘀"，本病后期可有脾胃虚弱，寒湿内生，胃络瘀血。此外，情志失调、饮食失宜、劳倦过度等可加速疾病发展。本病病位在脾胃，与肝、胆关系密切。吕教授认为对于反复感染幽门螺杆菌及多次幽门螺杆菌根除失败者辨证多属脾虚湿盛型，此外，脾胃虚弱贯穿疾病始终。

吕教授根据临床常见证候将幽门螺杆菌相关性消化性溃疡分为肝胃郁热、脾胃湿热、肝胃不和、胆热脾寒、脾虚湿热、脾虚气滞六种证型。①肝胃郁热型主要表现：胃脘灼痛，反酸、嗳气，口干口苦，烦躁易怒，大便偏干，舌红苔薄黄，脉弦或弦数。治法：舒肝和胃，清解郁热。方选：左金丸合金铃子散加减。②脾胃湿热型主要表现：胃脘胀满，恶心欲吐，食纳减退，口中黏腻，大便黏滞，舌红，苔黄腻，脉细滑。治法：清热祛湿，理气和胃。方选：黄连温胆汤加减。③肝胃不和型主要表现：胃脘疼痛或痛窜两胁，每于情志不舒时发作，嗳气，胸闷，喜叹息，大便不畅，舌淡红，苔薄白，脉弦。治法：疏肝理气，和胃降逆。方选：柴胡疏肝散加减。

④胆热脾寒型主要表现：胃脘胀满或胸胁苦满、疼痛，口苦咽干，心烦，不欲饮食，食后胀满，大便溏薄，舌边尖红，苔白，脉弦。治法：清解胆热，温运脾阳。方选：柴胡桂枝干姜汤加减。⑤脾虚湿热型主要表现：胃脘痞满，恶心欲吐，口干不欲饮，肠鸣辘辘，大便次数增多，质地溏薄。舌淡红，苔黄腻，脉濡缓。治法：平调寒热，消痞散结。方选：半夏泻心汤加减。⑥脾虚气滞证主要表现：脘腹满闷或疼痛，痛无定处，食后腹胀更甚，嗳气，纳呆食少，四肢乏力，舌淡暗，苔白，脉弦细。治法：健脾理气，消积除胀。方选：香砂六君子汤合保和丸加减。

处方精简、灵活运用经方是吕教授遣方用药的一大特色，吕教授认为感染幽门螺杆菌之人脾胃功能减退，对外邪抵御能力下降，在疾病初期应攻邪扶正兼施，"邪去则正安"；后期以扶助正气为重，"正气存内，邪不可干"；故其处方用药始终以顾护脾胃为重。

顾护脾胃：常用黄芪、党参、红参、太子参、白术、茯苓、山药、五爪龙健脾益气，石斛、沙参、麦冬、玉竹滋养胃阴，桂枝、干姜、熟附子、肉桂温补脾阳。

祛除邪气：气滞证常用枳壳、苏梗、陈皮、木香、砂仁、香附、郁金、橘核行气消滞，吕教授认为理气药大多辛温香燥，用量不宜过多，用药时间不宜过长以免耗伤胃阴。气郁证：肝主疏泄，忧思愤郁易致肝气郁结，横逆犯胃，进而影响脾胃升降功能，常用素馨花、茉莉花、合欢皮、佛手等质轻之品疏肝理气。气逆证：胃为六腑之一，以降为顺，以通为用，浊气得降，清阳乃升。轻者用丁香、柿蒂、降香、竹茹、生姜降气止呃，重者用代赭石配合旋覆花重镇降逆，同时辅以少量柴胡、升麻升举下陷之脾阳。寒凝证：常用小茴香、吴茱萸、桂枝、干姜、草果温化寒湿，辅以乌药、延胡索、姜黄行气止痛。热郁证：吕教授认为脾胃之热多由于外邪侵袭及体内气机阻滞、久郁化热所致，常用黄芩、黄连清利中焦湿热，石菖蒲、郁金、山栀子、淡豆豉透解郁热。湿阻证：吕教授认为湿性重浊，易阻滞气机，易困脾土，脾为太阴湿土，喜燥恶湿，祛除湿邪不能单苦温燥湿，更应注重健运脾气，脾气得健，运化水湿，湿邪自除。常用藿香、佩兰、砂仁、豆蔻、苍术芳香化湿，茯苓、薏苡仁、白扁豆、白术健脾化湿，黄芩、黄连清热燥湿。血瘀证："久病必虚，久病必瘀"，吕教授根据长期临床观察，发现脾胃疾病长年不愈或者反复发作者多伴有胃络瘀阻的临床表现，多选用莪术、樟木子、苏木、姜黄、丹参、山楂活血通络。食积证：选用六神曲、麦芽、稻芽、鸡内金、山楂消食化积。

四、饮食调护

（一）养成良好的饮食习惯

三餐要定时，每餐不可过饱，少吃零食，以免加重胃的负担。饮食要选择容易消化的食物，避免吃坚硬、生冷、粗糙含纤维过多的食物，如韭菜、芹菜等。

（二）减少对胃黏膜的损伤

吃饭时应细嚼慢咽，使食物磨碎并与唾液充分混合，既有助消化，又能减轻胃的负担，保护受损的胃黏膜。

（三）减少食物对胃的不良刺激

忌烟酒，不吃辛辣刺激性强的食物，避免长期进食过热、过酸及熏烤的食物，避免长期服用对胃黏膜有刺激的药物，如解热镇痛类感冒药、阿司匹林、止痛药及泼尼松等激素类药物。

（四）容易反酸烧心的患者应注意食物禁忌

忌食容易产酸的食物，如蔗糖、甜品、红薯，以及容易刺激胃酸分泌的浓茶、咖啡、酒类、浓肉汤等，可适当服用苏打饼干以中和胃酸；容易腹胀的患者，应尽量少吃或者不吃容易胀气的食物，如土豆、番薯、洋葱及黄豆、豆腐等豆制品。

（五）应适当补充营养促进溃疡愈合

可补充富含蛋白质、维生素的食物，如鸡蛋、牛奶、肉类、鱼虾及新鲜蔬菜，有利于胃黏膜的修复。伴有贫血的患者，应多吃含铁丰富的动物肝脏、肾脏、黑木耳及绿色蔬菜。

五、病案举例

病案一：杨某，男，29岁，2017年12月16日因"反复右上腹痛多年"就诊。患者诉右上腹时有隐痛，弯腰时明显，发作时偶伴后背痛，晨起偶有反酸，口干口苦，无恶心呕吐，大便烂，眠差，舌暗红，苔黄腻，脉弦滑。2017年1月查胃镜示：十二指肠球部多发溃疡（A2期），慢性浅表性胃炎伴糜烂。肠镜示：结肠未见异常。2017年12月16日胸片未见异常。

中医诊断：胃脘痛（肝胃郁热证）。西医诊断：十二指肠球部多发溃疡（A2期）。治法：疏肝和胃止痛。方以丹栀逍遥散加减。处方：柴胡15 g，黄芩15 g，蒲公英20 g，牡丹皮10 g，茯苓40 g，郁金15 g，川楝子10 g，三桠苦15 g，赤芍30 g，龙骨30 g（先煎），牡蛎30 g（先煎），绵茵陈 20 g，苍术 10 g，泽泻 10 g，首乌藤 30 g，远志 15 g。7 剂，每日 1 剂，水煎服，餐后温服。

2017 年 12 月 23 日二诊：患者上腹痛较前减轻，稍有胃胀，已无口干口苦，大便烂较前好转，仍不成形，睡眠较前好转，舌暗，苔薄黄，脉细弦。处方：太子参 20 g，党参 20 g，茯苓 30 g，紫苏梗 15 g，防风 10 g，郁金 15 g，延胡索 20 g，木香 15 g（后下），五灵脂 10 g，川楝子 10 g。7 剂，水煎服，餐后温服。

2017 年 12 月 30 日三诊：患者上腹痛基本消失，大便成形，舌淡暗，苔薄黄，脉细弦，按原方继服 14 剂，症状痊愈。

按语：本案患者初诊肝胃郁热明显，故用方以疏肝清热和胃为主，如柴胡、黄芩、蒲公英、三桠苦等常用药物。患者舌苔黄腻，故用绵茵陈、苍术、泽泻及重用茯苓以清利湿热。三剂过后湿热已清，故以四君子汤顾护脾胃。本案胃痛日久，多为瘀血阻络，故选用延胡索、五灵脂、川楝子等行气活血止痛。

病案二：张某，女，35 岁，2017 年 9 月 26 日因"胃脘隐痛数月"就诊。患者诉胃脘隐痛，阵发性，发作不规律，稍有胃胀，口干，口苦，纳食一般，眠可，大便稍烂。舌暗红，苔薄黄，脉细滑。2017 年 9 月 25 日胃镜：胃溃疡（H1 期）。中医诊断：胃脘痛（中焦湿热证）。西医诊断：胃溃疡。治法：健脾行气，清热化湿。方以半夏泻心汤合四君子汤加减。处方：党参 15 g，白术 15 g，茯苓 15 g，甘草 5 g，黄连 5 g，黄芩 10 g，法半夏 10 g，浙贝母 15 g。7 剂，每日 1 剂，水煎服，餐后温服。

2017 年 10 月 3 日二诊：患者胃脘隐痛较前减轻，胃纳好转，但大便较烂，少许胃胀，仍有口干口苦。处方：黄连 10 g，木香 10 g，救必应 15 g，布渣叶 15 g，火炭母 30 g，焦山楂 10 g，赤芍 20 g，滑石 30 g，茯苓 40 g，甘草 10 g。7 剂，水煎服，餐后温服。

2017 年 10 月 10 日三诊：患者胃脘部疼痛及基本消失，大便成形，胃胀减轻，仍有口干口苦。处方：黄连 10 g，木香 10 g，救必应 15 g，赤芍 20 g，柴胡 10 g，黄芩 10 g，党参 10 g，茯苓 20 g，甘草 10 g，枳壳 10 g。7 剂，水煎服，餐后温服。

四诊：患者症状基本消失，继服 7 剂，随访无再复发。

按语：本案属胃脘痛（中焦湿热证），四诊合参，本病主要病机是湿热中阻，主要治法为健脾行气，清热化湿。初诊以寒热错杂，故治疗以辛开苦降，方用半夏泻心汤为主方，并加用浙贝母清热化湿。复诊患者大便较烂，以湿热为主，故吕教授组方以清热化湿、行气止痛为主，本方特色在于使用了岭南特色中药救必应、布渣叶、火炭母清热化湿，重用滑石以利小便实大便，加用山楂醒脾开胃。总之，在治疗中焦湿热证胃炎的过程中，时刻以湿热为其基本病机，更能灵活遣方用药。

（王学川）

参考文献

[1] 陈旻湖，杨云生，唐承薇. 消化病学 [M]. 北京：人民卫生出版社，2019.

[2] 中华消化杂志编委会. 消化性溃疡诊断与治疗规范（2016 年，西安）[J]. 中华消化杂志，2016，36（8）：508-513.

[3] 中国中西医结合学会消化系统疾病专业委员会. 消化性溃疡中西医结合诊疗共识意见（2011 年天津）[J]. 中国中西医结合杂志，2012，32（6）：733-737.

第五章

胆石症

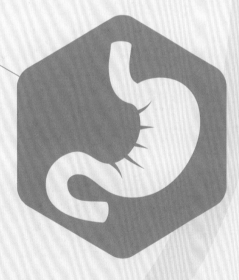

第一节 现代医学对胆石症的认识

一、定义

胆石症是指胆道系统，包括胆囊或胆管内发生结石的疾病。其临床表现取决于胆结石的部位、是否造成胆道梗阻和感染等因素。胆结石的成因非常复杂，目前尚未有明确的结论。一般认为胆汁的物理化学因素改变、淤积，以及胆道系统的感染是发病的主要因素。

二、流行病学

流行病学调查显示，胆石症在我国的发病率为 0.9% ~ 10.1%，平均为 5.6%，女性明显多于男性。随着人口的老龄化、饮食结构的改变，其发病率还在逐年上升。个别文献报道，我国慢性胆囊炎、胆囊结石患病率为 16.09%，占所有良性胆囊疾病的 74.68%。根据国外资料，在接受胆囊切除术的患者中，慢性胆囊炎占 92.8%，女性多于男性（79.4% ： 20.6%），发病高峰在 50 岁左右，各年龄段所占比例分别为 20 ~ 30 岁占 12.1%，30 ~ 40 岁占 18.0%，40 ~ 50 岁占 30.7%，50 ~ 60 岁占 20.4%，60 ~ 70 岁占 12.2%。胆囊结石是慢性胆囊炎最常见的危险因素，慢性结石性胆囊炎占所有慢性胆囊炎的 90% ~ 95%；慢性非结石性胆囊炎则不常见，占所有慢性胆囊炎的 4.5% ~ 13.0%。

三、病因与发病机制

（一）胆石症的分类

胆汁主要是由胆红素、胆固醇、胆汁酸、卵磷脂，以及其他无机化合物等组成的胶体状溶液，其中，胆红素、胆固醇、胆汁酸和钙等无机元素结合形成了胆结石的主要成分。根据胆结石所含成分的差异，可将胆结石分为胆固醇系胆结石、胆红素系胆结石以及两者共同形成的混合型胆结石。

胆固醇系胆结石，近几年的发病率呈现逐渐上升的趋势，在发达国家更为显著。通常情况下，胆汁中的胆固醇、胆汁酸盐和卵磷脂的含量保持在正常的比例范围之内，如果胆固醇含量增多，胆盐和卵磷脂的含量就会相对减少，从而影响三者之间的平衡关系，使胆固醇在胆汁中呈现一种饱和或者是过饱和的状态，导致胆固醇相互聚集而沉淀析出，这是胆固醇系胆结石形成的一个主要原因。在正常情况下，人体所含胆汁酸的总量相对稳定，将其称为胆汁酸池。在代谢过程中，由于胆汁酸的减少，也会导致胆固醇过饱和而析出，这是胆固醇系胆结石形成的另一方面原因。

胆红素系胆结石，这一类结石主要发生在胆管部位，其形成的原因主要包括内因和外因。蛔虫残体、蛔虫卵和细菌等是胆石形成的外因，胆汁淤积、胆汁的理化性质变化是胆石形成的内因，外因联合内因导致这类结石的形成。蛔虫残体或者蛔虫卵首先形成结石核心，被大肠杆菌感染以后，β-葡萄糖醛酸酶的活性增强，加速了胆汁中所含胆红素二葡萄糖醛酸苷的水解，导致更多的胆红素游离出来，与钙元素结合从而形成胆红素钙聚集在上述核心周围，经过长时间的积累形成了胆红素系胆结石。

（二）影响胆结石形成的因素

1. 胆盐　胆盐是胆汁中胆汁酸与钠或者钾等阳离子结合而形成盐类的总称，其含量为人体胆汁中固体总量的 50% ~ 80%。胆固醇在人体胆汁中所占比例大约为 0.05%，常以游离的状态存在人体胆汁中。由于其脂溶性较好，所以在水溶性的胆汁盐溶液中，溶解度很差，但是，如果溶液里面含有胆盐或者磷脂分子，胆固醇与胆盐或者磷脂分子就形成胆盐微粒，从而使胆固醇的溶解度增加。但是，这并不能使胆固醇的溶解度无限制地增加，因为还依赖于胆汁中所含胆固醇和胆盐的比例。正常状态下，人体内胆固醇的浓度和胆盐的比例为 1 :（30 ~ 20），胆囊中的胆固醇会暂时储存其中，或者经过胆道转运系统，转运至肠管，这两种形式皆不会对人机体造成不良的影响。若胆固醇和胆盐的比例升高到 1 : 13 时，由于胆汁中胆固醇含量过多，导致其容易以结晶的形式沉淀析出，从而促进了胆结石病的形成。正是由于胆盐的生理作用，胆盐才会对胆结石的预防有着非常重要的意义。

2. 胆红素　血红素是胆色素的一种，是人体内胆汁的主要色素部分。血红素除去铁元素之后，其结构发生了变化：血红素结构中卟啉部分发生了降解，生成人体内的游离胆红素（unconjugated bilirubin，UCB）。游离胆红素的浓度在胆汁中升高，易与胆汁中的无机钙结合，生成溶解度较小的胆红素钙而析出。正常情况下，人体胆汁中胆红素大多与葡萄糖醛酸结合，形成酯类而使胆红素处于非游离状态。但是人体内的肠道细菌，尤其是大肠埃希菌容易使该酯分解，从而使胆红素游离出来，形成游离状态的胆红素。由于胆汁中胆固醇系胆结石的形成，会导致胆固醇的饱和指数降低，从而降低了游离胆红素的溶解度。当胆汁中游离胆红素的浓度较小，即浓度 ≤ 20 μmol/L 时，游离胆红素的作用主要是促进胆固醇形成结晶，即促进胆固醇系胆结石的形成。若游离胆红素的浓度较高，即浓度 ≥ 40 μmol/L 时，则会由于胆红素的自身聚合而形成胆红素系胆结石。

3. 其他因素　研究表明，家族病史、饮食结构和血脂增高是诱发胆结石的重要因素。此外，年龄、运动量、体重、细菌感染、长期服用药物等，均能够诱发胆结石。

四、胆石症的临床表现及诊断

（一）临床表现及类型

临床表现取决于结石的部位与大小，如位于肝内胆管及无嵌顿之胆囊结石仅有上腹不适、隐痛、嗳气、腹胀或类似消化不良与慢性胃炎症状；胆总管、总肝管及胆囊颈部之结石，一旦发生梗阻可出现黄疸，有上腹绞痛。胆石阻塞胆道最易诱发感染，胆囊结石阻塞胆囊管可引起急性胆囊炎；胆总管结石嵌顿可引起急性化脓性胆管炎或胆源性胰腺炎，临床表现为胆绞痛、黄疸、发热、寒战、脉速、白细胞计数增高等感染全身症状，并可迅速出现休克。胆石在胆道内移动阻塞胆道而无感染时，表现为单纯的胆绞痛，呈持续性疼痛，阵发性加重，剧烈时辗转不安，大汗淋漓，可伴恶心呕吐。疼痛多由饱餐或油腻食物引起。

（二）诊断

1. 分期诊断

（1）发作期：右上腹或剑突下持续性隐痛、胀痛或阵发性痉挛性剧痛，向右肩背放射，伴有恶心、呕吐、嗳气、反酸、腹胀、食欲缺乏等消化不良症状，进食油腻食物后加重，严重时可见寒战、高热、黄疸。血常规：合并感染时白细胞计数增高，中性粒细胞升高，缓解期可正常。血生化：血清碱性磷酸酶或 1- 谷氨酰转肽酶可升高，丙氨酸氨基转氨酶升高，梗阻明显时血清胆红素亦较高，以直接胆红素为主，尿胆红素阳性。

（2）缓解期：疼痛不明显，或时发时止，可伴有嗳气、反酸、腹胀、食欲缺乏等消化不良症状。

2. 影像诊断　腹部平片价值不大，阳性检出率不足 20%；彩色超声检查诊断胆石的特异性和敏感性均很高，应作为首选常规检查；超声内镜（endoscopic ultrasonography，EUS）对胆总管结石的敏感性和特异性更高，B 超阴性的胆总管末端结石可以选用；胆道放射核素显像对证实或排除急性胆囊炎有较大价值；CT 可显示胆囊、胆管的结石、胆管有无扩张及肿块，有助于鉴别诊断；内镜下逆行胰胆管造影（endoscopic retrograde

cholangiopancreatography，ERCP）是诊断胆管结石的"金标准"，有资料显示其对于胆总管结石诊断的敏感性和特异性分别为 92% 和 97%；磁共振胰胆管成像（magnetic resonance cholangiopancreatography，MRCP）是近年来用于诊断胆道疾病的新技术，为非侵入性检查，在显示胆道系统的方法中较有前景。ERCP 和 EUS、MRCP 相比，其优点在于同时可以提供治疗的选择。

五、胆石症的治疗

（一）胆囊结石

急性发作期：主要由胆石嵌顿于胆囊颈所致，胆囊急性炎症时，应选用抗生素治疗，常用的药物有阿莫西林、左氧氟沙星、头孢哌酮、替硝唑等。

缓解期：限制脂肪、胆固醇过多之食物。溶解胆固醇结石的药物：鹅去氧胆酸，剂量为每日 12 ~ 15 mg/kg，每日分 2 ~ 3 次口服，不良反应有腹泻与短期可逆的 ALT 升高；熊去氧胆酸，剂量为每日 8 ~ 10 mg/kg，每日分 3 次口服，不良反应较少；对腹痛患者可用解痉剂。

手术治疗：对于症状反复发作或 B 超显示胆囊壁显著增厚者，应手术切除胆囊以根治。近年来也有腹腔镜胆囊取石而保留胆囊者。对于无症状性胆囊结石者，是否手术应以结石大小为判断标准，结石直径 > 1.5 cm 者，应当手术以防癌变。手术方式可根据病情选择开腹或腹腔镜下胆囊切除术。

（二）胆总管结石

有腹痛、黄疸或肝内外胆管扩张者，宜早治疗，方法有切开胆总管取石或行内镜乳头切开术取石。ERCP 括约肌切开取石已普遍采用，特别对已做胆囊切除，或有胆囊而手术有危险性，或发生严重急性胆管炎，或某些急性胆源性胰腺炎患者的胆总管结石，以通过括约肌切开取石为好。腹腔镜胆总管探查联合胆道镜也是常采用的方法。开腹胆总管探查取石术虽然是一种安全的方法，但常常作为在开腹手术中或其他治疗方法失败后的一种最后选择。

（三）肝内胆管结石

治疗应当遵循"去除病灶，取净结石，矫正狭窄，通畅引流和防止复发"的原则。肝内胆管结石引起的急性梗阻化脓性胆管炎的病例，应首选急诊经皮肝穿胆汁引流，而不是急诊腹腔镜探查或 ERCP，可以通过激光和液电震波碎石使结石变小取出。当肝内胆管结石伴发下列情况时，应采取肝部分切除的方法进行治疗：①结石伴发肝段或肝叶萎缩；②结石伴胆管癌；

③结石伴外周肝内胆管多发性狭窄或囊性扩张，不能采取内镜或放射介入方法处理时。

（四）体外震波碎石治疗

碎石治疗包括体外振动碎石、体内激光碎石和体内机械碎石。一般体内激光碎石用于结石较大而硬、体内机械碎石不成功者。体外振动碎石适用于肝内胆管结石，对内镜下取石失败者，仍可用体外振动碎石。胆石击碎后可在内镜下通过取石网篮或球囊取出，或自行排出，但有的碎片通过时仍会有困难，常需要先行内镜乳头切开术后再碎石。碎石后同时服用利胆药，以免碎石阻塞胆总管。

第二节　胆石症的中医诊治进展

一、病因病机

中医并没有"胆石症"这一病名。然而根据其临床表现，"胆石症"在中医学里可归属为"胆胀""胁痛""黄疸"等范畴。《灵枢·胀论》首先提出"胆胀者，胁下痛胀，口中苦，善太息"，后来《伤寒论》提出"太阳病不解，转入少阳者，胁下硬满，干呕不能食……与小柴胡汤""呕不止，心下急，郁郁微烦者……与大柴胡汤""身黄如橘子色，小便不利……茵陈蒿汤主之"等；《景岳全书·杂证谟·胁痛》曰："胁痛之病，本属肝胆二经，以二经之脉皆循胁肋故也。"《诸病源候论》对胁痛有如下描述："胸胁痛者，由胆与肝及肾之支脉虚，为寒气所乘故也。"后世医家在此基础上认为嗜食肥甘厚腻、七情内郁等导致肝胆气机不畅，湿热、痰湿、瘀血等病理产物蓄积于胆，使胆汁排泄不畅，久熬成石是胆石症发病的主要机制。由此可知，胆石症病位在胆腑，与肝胆、脾胃关系密切。

二、胆石症的中医治疗

一般认为胆囊功能好、胆总管下端无狭窄的肝外和肝内胆管结石及胆道术后残留结石均可用中药排石或溶石，胆石以直径不超过 10 mm 为宜，结合内镜乳头切开术排石效果更佳。

（一）辨证论治

1.肝郁气滞证

治则：疏肝理气，利胆排石。

方药：柴胡疏肝散加减（柴胡、白芍、枳壳、香附、川芎、陈皮、金钱草、炙甘草）。

加减：兼脾虚者，加四君子汤；伴有口干苦、苔黄、脉弦数、气郁化火者加丹皮、栀子；伴有头晕、失眠、气郁化火伤阴者，加制首乌、枸杞子、白芍；胁下刺痛固定不移、面青、舌紫有血瘀者，加元胡、丹参、莪术；精神困倦、大便溏、舌苔白腻、质淡体胖、脉缓、寒湿偏重者，加干姜、砂仁。

2.肝胆湿热证

治则：清热祛湿，利胆排石。

方药：大柴胡汤加减（柴胡、黄芩、厚朴、枳实、金钱草、茯苓、茵陈、郁金、大黄、甘草）。

加减：热毒炽盛、黄疸鲜明者，加龙胆草、栀子；腹胀甚、大便秘结者，大黄用至 20~30 g，并加芒硝、莱菔子；小便赤涩不利者，加淡竹叶；热迫血溢、吐血、便血者，去厚朴，加水牛角、生地、丹皮、地榆。

3.肝阴不足证

治则：滋阴清热，利胆排石。

方药：一贯煎加减（生地黄、沙参、麦冬、阿胶、赤芍、白芍、枸杞子、川楝子、鸡内金、丹参、枳壳）。

加减：内热口干、舌红少津者，加天花粉、玄参；腹胀明显者，加莱菔子、大腹皮；阴虚火旺者，加知母、黄柏；低热明显者，加青蒿、地骨皮。

4.瘀血阻滞证

治则：疏肝利胆，活血化瘀。

方药：旋覆花汤加减（旋覆花、茜草、郁金、桃仁、延胡索、当归）。

加减：瘀血较重者，可用复元活血汤加减；胁肋刺痛甚而正气未衰者，加三棱、莪术、䗪虫。

5.热毒内蕴证

治则：清热解毒，泻火通腑。

方药：大承气汤合茵陈蒿汤加减（大黄、芒硝、厚朴、枳实、茵陈蒿、栀子、蒲公英、金钱草、虎杖、郁金、青皮、陈皮）。

加减：神昏谵语者，倍用大黄；高热不退者，配合安宫牛黄丸；黄疸明显者，加茵陈蒿，金钱草用至 30~60 g。

（二）溶石疗法

溶石疗法分口服溶石和灌注溶石。口服溶石中药有辨证溶石和专方溶石，常用药物有柴胡、金钱草、大黄、郁金、鸡内金、青皮、枳壳、川楝子、威灵仙、茵陈等。灌注溶石是将溶石中药通过 T 型管，经皮肝导管、鼻胆管等将药液灌入胆道而溶石，可使结石变小、变软，利于结石排出或取出。溶石随胆汁自行排出的前提条件为胆囊功能良好，结石直径为 5 ~ 10 mm，结石充盈不到胆囊的一半，胆管通畅。

（三）中成药治疗

（1）曲匹布通片：每次 1 粒，每日 3 次，适于各型胆石症。

（2）胆宁片：每次 2 ~ 3 粒，每日 3 ~ 4 次，适于肝胆湿热证。

（3）胆石利通片：每次 6 片，每日 3 次，适于肝郁气滞或瘀血阻滞证。

（4）利胆排石片：每次 6 ~ 10 片，每日 2 次，适于肝胆湿热证。

（5）利胆石颗粒：每次 1 袋，每日 2 次，适于肝郁气滞证。

（6）胆舒胶囊：每次 4 粒，每日 3 次，适于各型胆石症。

（四）针灸疗法

针灸取穴常选阳陵泉、丘墟、太冲、胆囊穴、日月、期门、胆俞、足三里等。耳针常取胆（胰）、肝、三焦、脾、十二指肠、胃、肾、交感、神门、小肠、耳迷根等。也有以王不留行籽贴压耳穴。

（五）总攻疗法

总攻疗法是在短期内并用中药、针刺、口服硫酸镁、注射阿托品等，以期提高胆汁冲击性排泄，增加排石机会。总攻中药常选金钱草、茵陈、郁金、木香、枳壳、黄芩、黄连、川楝子、鸡内金、大黄等。

三、预防与调护

少进高脂肪、高胆固醇食物，如动物内脏、蛋黄等，以糖类（碳水化合物）、低脂肪、高维生素的清淡易消化饮食为佳，并重视早餐。

第三节　吕永慧教授治疗胆石症的经验心得

胆石症，是因饮食不节、外感邪气、虫积、饮食等因素引起肝胆疏泄、胆汁淤积，浊汁内聚胆囊或肝内外胆管，聚而成砂成石，并引发恶寒发热、黄疸、纳差及腹痛等相关症状的病证。胆石症的主要治疗手段最初行开腹手术，现在腹腔镜与内镜逆行胰胆管造影取石普遍开展，但术后恢复情况却并不令人满意，并发症的普遍发生使患者经受难言之苦。而中医药对胆石症延缓病程、促进结石排出，以及减少胆石症术后复发及并发症发生、改善患者生活质量均有较好疗效。吕教授为广东省名中医，长期致力于中医药治疗脾胃肝胆疾病，在治疗胆石症方面取得良效，现将其治疗经验心得总结如下。

一、辨治举要

（一）肝胆疏泄失调为病机之关键

胆石症病位在胆，与肝脏关系密切，肝和胆之间通过经脉相络属，互为表里。明代医家张景岳云："胆附于肝，相为表里，肝气虽强，非胆不断，肝胆相济，勇敢乃成。"《东医宝鉴》说："肝之余气，溢入于胆，聚而成精。"胆汁是由肝之精气所化生，汇聚于胆，然后排泄于小肠，参与人体水谷消化，是脾胃运化功能得以正常进行的重要环节。肝主疏泄，调畅全身气机，促进脾胃运化功能；胆的主要生理功能是贮存和排泄胆汁，胆汁的化生和排泄，有赖于肝之疏泄功能的控制和调节，由此可见，肝胆的生理联系以肝脏为主导，肝与胆生理功能相辅相成。肝之疏泄功能失常，会影响胆汁的分泌改变和排泄不畅而致胆汁凝结为石，故肝胆疏泄失调是胆石症的病机关键所在。

（二）顾护脾胃为防治之要

胆石症的病因病机较多，但多以内因为主，饮食、起居失调日久，而致脾气亏虚、脾阳不足、湿困脾胃，进而肝胆疏泄失常，胆汁失于疏泄，日久胆石内生而致病。脾胃本为后天之本，"百病皆由脾胃衰而生也"，脾胃若固，百病无从可生，胆石症亦是如此。且脾胃为全身气机升降之枢纽，脾升胃降总领气机的正常运行，临床上顾护脾胃的功能使脾胃升降、运化、布津等功能运转如常，则肝胆自然疏泄，胆汁排泄正常，胆石无由可生。因此，顾护脾胃是减轻胆石症患者症状及预防复发的不可或缺的治疗要素。

（三）辨别湿热轻重为治疗的关键

基于肝失疏泄、脾失健运的病机原理，必定导致肝胆湿热蕴结，胆汁淤积而成结石，故清利肝胆湿热则是其主要治法，而辨别湿热孰轻孰重则是治疗的关键。

1.湿热并重　胆石症病位在肝、胆，然以肝气疏泄失利为要，肝气郁结，疏泄失职，气郁不疏而致湿热内蕴。《金匮要略》曰："见肝之病，知肝传脾……中工不晓其传，见肝之病，不解实脾，惟治肝也。"故肝病及脾，脾失运化，湿热困脾，进而加重病情，此病常见：口苦心烦，胁满或痛，饮食不振，恶闻荤腥，体疲无力，小便黄赤而短，舌苔白腻，脉弦细。调治之法应疏肝与清利湿热相结合，兼以运脾。

2.热重于湿　胆石症患者素体阳热偏盛，又因湿邪蕴结肝胆，湿热郁蒸而见热重于湿之候。治宜清热利湿、疏利肝胆。

3.湿重于热　胆石症患者素体见头重如裹、身重等湿气偏重之症，内外相引，湿热交蒸，蕴于肝胆，而见舌苔黄白相兼而腻，脉濡中带数等湿重于热之象。治宜疏肝利胆、化湿清热，使湿从小便而去。

（四）滋阴化瘀，另辟蹊径

临床所见大部分胆石症多以肝胆湿热、肝气郁结、脾虚湿盛为主，但不乏经清利湿热及健脾化湿之后显效不佳者，其中多为肝阴亏虚，或者因日久见血瘀者。胆石症在间歇期，日久邪浊留恋，易暗耗阴血，此所谓"久病必虚"。肝阴虚不能疏泄下行，胆汁匮乏，胆道涩滞，结石凝聚而成。胆石症在急性发作期，邪从燥化，燥热伤阴，而医者更多施以大量疏肝理气、清热燥湿、凉血解毒之品，更易伤津耗血，劫伤肝阴致肝阴不足。可见肝阴不足是胆石症之重要发病病机之一，阴津亏虚，正气衰损，抗邪无力，结石不能排出，阴津虚弱又使邪热不易清除，故当宜"补其不足"，采用滋阴养肝之法，对缩短病程，提高疗效极为有利。若胆石症日久迁延不愈，见瘀血阻滞，证见两胁刺痛、拒按为主、痛有定处、常以夜间痛为主，或可有肿块扪及、面色晦暗、舌质瘀暗、脉象弦涩，皆属瘀血阻络，则应在疏肝利胆、清利湿热的同时加用活血化瘀之药。

二、遣方用药

根据胆石症肝胆疏泄失调、脾失健运、湿热瘀血蕴结的特点，吕教授提出疏肝利胆、清利湿热、健脾化瘀的治疗原则，自拟经验方柴胡四金化石汤随证加减。该方以柴胡、法半夏、党参、木香、枳壳、白芍、金钱草、海金沙、郁金、鸡内金、茯苓、茵陈、延胡索、甘草等为主，方中柴胡疏肝理气；枳壳、木香疏肝理气，消滞止痛；金钱草、海金沙、郁金、鸡内金为四金汤组方，意在清利湿热、利胆排石；法半夏、茯苓配合党参在于健脾化湿；茵陈配合四金汤加强清利湿热之功效；白芍、延胡索缓急止痛，白芍更是防止理气过于伤阴。

对于肝气郁滞明显、胸胁部胀痛，或可牵引至肩背部者，则可加用香附、青皮、苏梗、徐长卿、鸡矢藤行气止痛；如见脾虚明显，伴有神疲乏力、纳少便溏，舌淡胖，苔白腻或薄白，则加用白术、陈皮，重用茯苓以健脾化湿；若湿重于热，则加用藿香、薏苡仁、滑石、白蔻仁、泽泻等加强化湿；若热重于湿，则可加用大黄、栀子、青蒿、黄芩、竹茹以清肝胆湿热；若见瘀滞明显，证见胸胁刺痛、舌质瘀暗，则可用丹参、五灵脂、红花、三棱、莪术等，瘀血甚者则用穿山甲、土鳖虫等药；若见肝阴不足、五心烦热、双目干涩、口干、大便干结、舌红少苔、脉细数或弦数无力，则首选制首乌、枸杞子等滋补肝肾，并可在滋阴养肝剂中加入黄芪、太子参以补气益阳、健运脾胃，更可配以鳖甲则滋阴软坚、赤芍凉血活血；腹胀者，加枳实、厚朴、大腹皮等行气消胀；便秘者，加火麻仁、桃仁、大黄等泻下润肠通腑。

三、饮食调护

（1）低脂肪饮食，减少高脂肪食物的摄入，如肥肉、油炸食物、动物内脏、蛋黄等。

（2）饮食规律，重视早餐。早餐可刺激胆汁的排泄，有利于预防胆结石的发生。

（3）多摄入利胆及预防胆结石形成的食物，如黑木耳、核桃、南瓜等。黑木耳对胆结石有显著的化解功能；核桃富含亚油酸，可降低胆汁中胆固醇浓度，阻止胆石形成。

（4）减少矿物质水及生水的摄入，尽量饮用纯净水；可每日煮鸡内金水代茶饮以利胆排石。

四、病案举例

病案：李某，男，31岁，2019年6月17日因"右上腹胀痛2周，加重1天"就诊，患者自诉平素嗜食肥甘厚腻，2周前饮酒及过食烧烤等油腻煎炸食物后出现右上腹部胀痛，时有放射至右肩部，无发热恶寒，无恶心呕吐，无腹泻，无身黄尿黄，当时未就医，自服奥美拉唑、气滞胃痛颗粒等未见明显缓解，昨日腹痛加重，于社区医院行肝胆脾胰彩超提示：胆囊结石伴胆囊炎，结石大小为6 mm×7 mm，刻下见患者右上腹疼痛，口干口苦，小便黄赤，无发热恶寒，无呕吐腹泻，纳差无味，大便秘结，睡眠一般，舌红，苔黄腻，脉弦滑。中医诊断：胆胀病（肝胆湿热证）。西医诊断：胆囊结石并胆囊炎。治法：疏肝利胆，健脾化湿。方用柴胡四金汤加减。处方：柴胡15 g，黄芩15 g，白芍20 g，法半夏15 g，大黄5 g，黄芩10 g，茯苓30 g，郁金15 g，鸡内金15 g，海金沙30 g（先煎），金钱草30 g，徐长卿15 g，延胡索15 g，木香10 g（后下），绵茵陈20 g，厚朴15 g，枳实15 g，甘草6 g。7剂，每日1剂，水煎服，餐后温服。

2019年6月23日二诊：患者上腹胀痛较前明显减轻，已无口干口苦，大便偏烂，纳稍差，舌红，苔薄黄，脉细弦。处方：柴胡15g，党参15g，白芍20g，法半夏15g，大黄5g，黄芩10g，茯苓30g，郁金15g，鸡内金20g，海金沙15g（先煎），金钱草15g，延胡索15g，白术30g，木香10g（后下），绵茵陈15g，厚朴15g，枳壳10g，甘草6g。7剂，水煎服，餐后温服。

2019年6月30日三诊：患者上腹胀痛基本消失，大便成形，舌淡红，苔黄腻减轻，脉细弦，按原方继服14剂，复查肝胆脾胰彩超提示胆囊结石（4mm×5mm），无胆囊炎表现。复查肝胆脾胰彩超提示胆囊结石（2mm×2.3mm），后随诊一年未复发。

按语：本案患者平素嗜食油腻，湿热内生，发为结石，加之饮酒过度及过食煎炸之品湿热壅盛，阻滞气机，胆腑气机不利，不通则痛，故右上腹胀满疼痛；木气郁则土气郁，脾胃失于合降，则腹胀、纳差，气机不畅则见大便干结，口干口苦、舌红、苔黄腻均为肝胆湿热之征象，故治以疏肝利胆，健脾化湿，方用柴胡四金汤加减。柴胡疏肝理气；白芍柔肝泻胆，与黄芩同用，更能疏肝利胆，清利湿热；枳实行气散结，大黄、厚朴泻下通便，共奏大柴胡汤之义；茯苓、法半夏为健脾和胃的常用药对组合；四金汤疏肝利胆化石效果显著。患者纳差，可见脾虚之本，故二诊清利之后无腹痛则予大黄、黄芩等苦寒之药，予加用党参、白术行健脾之功，但仍以柴胡四金为主方行利胆排石之功效，并加大鸡内金用量以加强化积消石之力，效果显著。

（王学川）

参考文献

[1] 李军祥，陈誩，梁健.胆石症中西医结合诊疗共识意见（2017年）[J].中国中西医结合消化杂志，2018，26（2）：132-138.

[2] 何相宜，施健.中国慢性胆囊炎、胆囊结石内科诊疗共识意见（2018年）[J].临床肝胆病杂志，2019，35（6）：1231-1236.

[3] 张金旺.胆石症的研究进展与认识[J].继续医学教育，2019，33（10）：47-50.

第六章

功能性消化不良

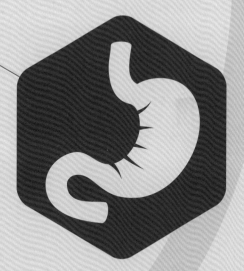

第一节 现代医学对功能性消化不良的认识

功能性消化不良是指具有慢性消化不良的相关症状，但其临床表现不能用器质性、系统性或代谢性疾病等来解释的消化道综合征。功能性消化不良主要症状为餐后饱胀不适、早饱感、上腹痛、上腹烧灼感、嗳气反酸、恶心呕吐等，多起病缓慢，病程较长，病情反复，是消化系统的常见病、多发病。本病虽然不会危及生命，但由于病情反复，迁延难愈，甚至可以诱发代谢性或器质性疾病，严重地影响着患者的身心健康。

随着现代生活条件不断变好，功能性消化不良全球的发病率在逐年上升，有研究表明，功能性消化不良在我国的发病率高达30%，其发病人群男女老少皆有。现代研究发现，多种因素共同参与功能性消化不良的发病过程，包括胃肠运动功能障碍、幽门螺杆菌感染、内脏高敏感、胃酸、精神心理因素、脑肠肽、不良生活或饮食方式、遗传等。其中，幽门螺杆菌感染是很重要的原因之一，幽门螺杆菌感染可使胃泌素释放增多，从而引起胃酸分泌过多，导致反酸、烧心、上腹痛等；同时幽门螺杆菌感染可抑制胃饥饿素分泌，导致胃排空能力减弱和食欲减退。研究表明，有精神心理问题的患者，其胃容受性舒张功能受损，严重应激生活事件会使其产生异常胃电活动。总之，功能性消化不良病因多样，而每个人发病的病因不尽相同，治疗尚难以统一规范，应积极明确患者发病因素，积极对因治疗，以更好地改善患者生活质量。

一、临床表现

功能性消化不良是一种常见的功能性胃肠道疾病，其表现无特异性，病程持续或反复。功能性消化不良的临床表现分为餐后不适综合征和上腹痛综合征两个亚型，二者可重叠出现。主要表现：①餐后饱胀不适。上腹部饱胀感，餐后明显；胃肠动力差，食物在胃中存留时间长而产生饱胀感。②早饱感：进食较平素量少的食物后即感觉胃饱胀不适而不欲再进食。③上腹痛。上腹部疼痛不适，隐痛或胀痛，部位多位于剑突下或左中上腹。④上腹部烧灼感。胃酸分泌过多而产生上腹部烧灼感。⑤其他表现，如伴有反酸、嗳气、嘈杂、食欲缺乏、恶心欲吐、腹泻、便秘、肠鸣、口干、口苦等消化系统表现；也可伴有焦虑、抑郁等精神症状。一般功能性消化不良患者无明显的体征及理化检查异常，部分患者可出现上腹部轻微的压痛。

二、西医诊断

功能性消化不良的诊断采用罗马IV诊断标准，符合以下标准中的一项或多项：①餐后饱胀不适。②早饱感。③上腹痛。④上腹部烧灼感，且无可以解释上述症状的结构性疾病的证据（包括胃镜检查、血生化等）；诊断前症状出现至少6个月，近3个月符合以上诊断标准。其中，功能性消化不良可分为餐后不适综合征和上腹痛综合征。

上腹痛综合征的诊断必须满足以下至少一项：①上腹痛（严重到足以影响日常活动）；②上腹部烧灼感（严重到足以影响日常活动），症状发作至少每周1次。

餐后不适综合征的诊断必须满足以下至少一项：①餐后饱胀不适（严重到足以影响日常活动）；②早饱感（严重到足以影响日常活动），症状发作至少每周3次。

三、西医治疗

功能性消化不良的病程较长，症状反复发作，严重影响患者的生活质量。功能性消化不良治疗的主要目的是减轻或缓解症状，改善患者生活质量，而调整饮食结构和调节情志是常用的基础治疗。如果功能性消化不良治疗不当或不及时，有可能进展为器质性病变。根据功能性消化不良致病因素不同，治疗亦有所不同，治疗药物大致分为促胃肠动力、抗幽门螺杆菌感染、抑制胃酸、保护胃黏膜、抗焦虑抑郁等。

（一）一般治疗

功能性消化不良患者需注意调整生活方式，顺应四时起居；合理饮食，进食富有营养、易消化、新鲜的食品；三餐需要定时定量，每日必须吃早餐，每餐宜七分饱；忌暴饮暴食，忌食酸辣、生冷、煎炸、油腻食品，避免吸烟、饮酒、饮浓茶和咖啡；保持愉悦的心情，保持乐观向上的心态；注意劳逸结合，适当体育锻炼增强体质；尽量避免服用胃肠刺激大的食物及药物。充分与患者沟通病情，使患者能正确认识功能性消化不良的治疗及预后，建立良好的医患关系，提高患者治疗的依从性及治愈的信心。

（二）对症治疗

目前对功能性消化不良的药物治疗主要包括抑酸护胃、保护胃黏膜、胃肠动力、助消化、抗焦虑等。对胃肠动力减弱的功能性消化不良患者常用促胃肠动力药物如多潘立酮、莫沙必利等治疗，且促动力药为治疗功能性消化不良经验性首选药物。有研究表明，多潘立酮片在治疗功能性消化不良 1 个月有效率达 76.92%，多潘立酮片联合莫沙必利片治疗功能性消化不良 1 个月有效率更是高达 94.87%。对上腹部疼痛、反酸、灼热感明显的胃酸过多患者，常予质子泵抑制剂如雷贝拉唑肠溶片、艾普拉唑肠溶片、兰索拉唑肠溶片或 H_2 受体阻滞剂如雷尼替丁、法莫替丁等抑酸护胃；予铝碳酸镁片、碳酸氢钠片中和胃酸。保护胃黏膜药物有硫糖铝混悬液、聚普瑞锌颗粒等药物。随着社会、生活及工作压力的增大，抗焦虑抑郁药物如氟哌噻吨美利曲辛片（黛力新）使用率也在上升。王新亭等研究发现，功能性消化不良患者较多合并精神心理因素，常规药物联合黛力新可以明显改善功能性消化不良症状。此外，复方消化酶制剂可作为功能性消化不良的辅助治疗，促进食物吸收消化。

（三）病因治疗

幽门螺杆菌感染是功能性消化不良患者致病的常见病因之一，幽门螺杆菌感染后引起胃酸分泌过多，导致反酸、烧心、上腹痛等症状；同时抑制胃饥饿素分泌，导致胃排空能力减弱和食欲减退。门诊接诊的功能性消化不良患者中幽门螺杆菌阳性者多见，按照我国《第五次全国幽门螺杆菌感染处理共识报告》，推荐采用质子泵抑制剂＋铋剂＋2 种抗生素四联疗法 10 天或 14 天治疗，临床常用雷贝拉唑钠肠溶片 10 mg 饭前口服，每日 2 次；枸橼酸铋钾 0.22 g 饭前口服，每日 2 次；阿莫西林胶囊 1.0 g 饭后口服，每日 2 次；克拉霉素分散片 0.5 g 饭后口服，每日 2 次，于停药后 1 个月复查呼气试验检查是否清除幽门螺杆菌成功。对于服用治疗其他疾病的药物刺激引起的功能性消化不良，予停药或替换成对胃肠道刺激小的治疗药物。因精神心理因素而发病者，心理科随诊并且调整好心态。

第二节　功能性消化不良的中医诊治进展

中医没有"功能性消化不良"的病名，功能性消化不良分属中医学的"痞满""胃脘痛""嘈杂""积滞"等范畴，早在《黄帝内经》即有涉及。中医学以症状命名，其中，以上腹痛、上腹烧灼感为主症者，归属于中医"胃脘痛""嘈杂"范畴；以餐后饱胀不适、早饱为主症者，归属于中医"痞满""积滞"的范畴。胃脘痛最早记载于《黄帝内经》，《灵枢·邪气脏腑病形》有"胃病者，腹䐜胀，胃脘当心而痛"的记载，指出胃痛者常靠近心腹部胀满不适，并最早提出了胃痛与肝、脾两脏密切相关。《兰室秘藏》首立"胃脘痛"一门，将胃脘痛的证候、病因病机和治法明确区分于心痛，使胃痛成为独立的病证。痞满首见于《伤寒论》，张仲景明确指出，"满而不痛者，此为痞"。功能性消化不良的病位在胃，和脾肝密切相关。虽然功能性消化不良中医命名多样，但其病因病机、辨证分型、理法方药等在《功能性消化不良中医诊疗专家共识意见（2017）》中达成了共识。

一、病因病机

早在《黄帝内经》即有涉及并逐步发现，痞满及胃脘痛的发生由多种病因共同影响，发病病机多样不一。清代医家沈金鳌亦在《杂病源流犀烛》中指出"痞满，脾病也，本由脾气虚，及气郁不能运行，心下痞塞满"，说明脾虚气滞是痞满的主要病因。《景岳全书·心腹痛》中有"胃脘痛证，多有因食、因寒、因气不顺者，然因食因寒，亦无不皆关于气，盖食停则气滞，寒留则气凝，所以治痛之要，但察其果属实邪，皆当以理气为主"，指出胃脘痛的病因病机多与饮食、寒气、气机不畅相关，而气机不畅、气滞贯穿胃脘痛发病的始终。《素问·异法方异论》中"脏寒生满病"，指出脏寒是痞满发生的直接原因。《素问·六元正纪大论》中"木郁之发，民病胃脘当心而痛"，强调了肝气郁滞可导致胃痛的发生，强调疏肝行滞在治疗胃脘痛的重要性。而《兰室秘藏·中满腹胀论》"风寒有余之邪，由表传里，而作胃实腹满"，指出外邪也是引发本病的重要因素，提醒我们审证求因时不可忽视外邪因素。

《功能性消化不良中医诊疗专家共识意见（2017）》指出，功能性消化不良多由感受外邪、饮食不节、劳倦过度、情志失调、先天禀赋不足等因素引起。①感受外邪：外感六淫，由表入里，邪气内陷于胃脘，阻塞中焦气机，气机郁滞，升降失司，则发本病。②饮食不节：饮食饥饱不当，五味过极，嗜食生冷、辛辣、肥甘厚腻，或饮酒无度，损伤脾胃，脾失健运，胃气壅滞，致痰湿中阻，食滞内停，则发为本病。③劳倦过度：劳倦太过，耗气伤津，损伤脾气，脾失健运，胃失和降，气机壅滞，不通则痛；脾胃虚弱，不荣则痛。④情志失调：抑郁恼怒，情志不遂，气失条达，则肝失疏泄，横逆乘脾犯胃，脾胃气机升降失司，或忧思伤脾，脾失健运，胃腑失和，气机不畅，则发为本病。⑤先天禀赋不足：肾为先天之本，脾为后天之本，若先天禀赋不足，肾气虚少，不能滋养后天，致脾胃虚弱，运化失职，气机不畅，则发为本病。本病病位在胃，与肝、脾关系密切。

现代医家熟读中医经典并结合自身临床应用，对功能性消化不良的病因病机各有深刻的见解。刘铁军教授认为功能性消化不良的病因有外邪侵袭、饮食所伤、痰湿中阻、情志失调、脾胃素虚；发病病机在于脾胃功能失调，气机升降失司，胃气壅塞；临床常分湿热滞胃证、肝气犯胃证、脾胃气虚证、脾胃虚寒证、寒热错杂证等证型，治疗注重健脾和胃消痞及调畅气机，临床疗效满意。李霞等将功能性消化不良的病因归于饮食不节和情志失调，认为功能性消化不良为临床常见慢性疾病，病程在 4 周以上，病久致脾胃虚弱、气机升降失司而产生胃脘疼痛。张声生教授则认为功能性消化不良发病之本在于中焦虚弱；外感诸邪、饮食不节、情志不畅是致病之因；食滞、痰湿、血瘀等为致病之标；发病病机为中焦气机升降失常，本虚标实，治疗重视醒脾健脾，调畅气机。

总之，本病的发生与多种因素有关，多种因素合而为病。功能性消化不良发病病位在胃，与肝、脾密切相关，久则可涉及肾。其发病的基本病机是脾虚气滞、胃失和降，贯穿疾病的始终。功能性消化不良病程往往比较长，不予重视及治疗，容易反复发作，久病致虚，久病致瘀，到疾病中后期，往往致脾胃虚弱兼夹湿热瘀毒，本虚标实或虚实夹杂。

二、中医治疗

中医治疗首当调理气机、顾护脾胃，以健脾理气为基本大法。初期病变以邪实为主，当以祛邪为法，辨证施以理气消胀、消积导滞、化痰祛湿、活血化瘀等法；后期病变以虚实夹杂或正虚为主，治予健脾兼以理气、消食、化湿、祛瘀等治疗。对于寒热错杂者，当施以辛开苦降之法，辨清寒热之轻重，确定相应治法。对功能性消化不良的中医药治疗目前虽然没有统一的规范，但基本上可总结为辨证分型论治、自拟验方治疗、中成药治疗和中医外治法治疗 4 种主要治疗手段。

（一）辨证分型论治

中医博大精深，各大医家对功能性消化不良的辨证治疗各有见解、各有侧重。其中，苟小岩等医家将功能性消化不良分为肝胃不和证、脾胃虚弱证、痰湿内阻证、湿热内阻证、寒热错综证。仲羽等运用结构方程模型对 507 例功能性消化不良临床病例进行中医病机演化，辨证涵盖 7 个证型，即脾胃气虚证、脾胃湿热证、肝胃不和证、肝郁脾虚证、肝郁气滞证、寒热错杂证、胃阴不足证。其中，前 4 个证型最为常见。喻斌教授结合病因病机将功能性消化不良分为肝郁脾虚证、脾胃气虚证、脾胃湿热证、胃气郁滞证、肝胃郁热证、脾胃虚寒证、寒热错杂证。中华中医药学会脾胃病分会拟定的《功能性消化不良中医诊疗专家共识意见（2017）》则指出，功能性消化不良的中医辨证分型可分为脾虚气滞证、肝胃不和证、脾胃湿热证、脾胃虚寒（弱）证、寒热错杂证，意见指出的这五种分型也是临床最常见的。

1. 脾虚气滞证

症见：胃脘痞闷或胀痛，食少纳呆，嗳气，面色萎黄，疲倦乏力，便稀溏，舌淡，苔薄白，脉细弦。

治法：健脾和胃，理气消胀。

主方：香砂六君子汤加减（《古今名医方论》）。

药用：人参、白术、茯苓、炙甘草、陈皮、半夏、木香、砂仁。若饱胀不适明显，可加枳壳、厚朴、大腹皮等药行气、导滞、消胀。

2. 肝胃不和证

症见：胃脘胀满或胀痛，胸胁胀满，情志不遂诱发或加重，心烦，嗳气频作，口干口苦，急躁易怒，善太息，舌淡红，苔薄白，脉弦。

治法：理气解郁，和胃降逆。

主方：柴胡疏肝散加减（《医学统旨》）。

药用：柴胡、芍药、川芎、枳壳、陈皮、香附、甘草。若嗳气频繁发作，可加半夏、旋覆花、柿蒂等。

3. 脾胃湿热证

症见：脘腹痞满或疼痛，口苦口黏，纳差，头身困重，恶心欲呕，大便不爽，小便黄，舌红，苔黄厚腻，脉滑。

治法：清热化湿，理气和中。

主方：连朴饮（《霍乱论》）。

药用：厚朴、川连、石菖蒲、制半夏、香豉、焦栀、芦根。若烧心感强烈可加煅瓦楞子、乌贼骨等制酸护胃。

4. 脾胃虚寒（弱）证

症见：胃脘隐痛或痞满，食少或纳呆，精神倦怠，泛吐清水，疲乏，喜温喜按，手足不温，大便溏，舌淡，苔白，脉细弱。

治法：健脾和胃，温中散寒。

主方：理中丸（《伤寒论》）。

药用：人参、干姜、白术、甘草。若纳差明显可加焦山楂、麦芽、神曲等消食健胃。

5.寒热错杂证

症见：胃脘痞满或疼痛，胃脘嘈杂不适，喜温怕冷，纳呆，恶心或呕吐，口干口苦，肠鸣，大便稀溏，舌淡，苔黄，脉弦细滑。

治法：辛开苦降，和胃开痞。

主方：半夏泻心汤（《伤寒论》）。

药用：半夏、黄连、黄芩、干姜、人参、甘草、大枣。若口舌生疮，加连翘、栀子。若腹泻便溏，加附子、肉桂。

中医疗效一直以来都深入人心，效果是有目共睹的。但是由于对数据欠缺整理与研究分析，效果应用缺乏直观数据体现。为了证实中医治疗有效可行，目前在此方面的研究越来越多，多数研究将中医中药与西医西药的疗效进行对比参照。脾胃虚弱是功能性消化不良的常见辨证分型，张玉勇教授等把 74 例脾胃虚弱型功能性消化不良患者作为研究对象，并随机分成两组。一组予多潘立酮治疗（对照组），另一组予四君子汤加减治疗（观察组）。两个疗程治疗后评估发现，观察组症状改善较对照组更明显，效果更显著。陶学山教授等把功能性消化不良患者作为研究对象，随机分为中医组和对照组，每组 63 例，中医组按照中医辨证分型治疗，对照组予埃索美拉唑、多潘立酮治疗。中医分型用药：脾胃虚弱型予六君子汤加减、肝胃不和型予柴胡疏肝散加减、肝郁脾虚型予四逆散加减；西医方面：症状以上腹痛为主的患者予埃索美拉唑、症状以餐后不适为主的患者予多潘立酮。研究数据表明中医组总有效率为 84.13%，显著高于对照组的 68.25%，中医辨证治疗功能性消化不良能显著提高临床疗效，改善患者生活质量。各种研究都表明，中医辨证论治在治疗功能性消化不良有着良好的效果。张乃霖等应用拟疏肝解郁和胃汤（柴胡 10 g，黄芩 10 g，枳实 10 g，木香 10 g，姜半夏 10 g，六神曲 10 g，厚朴 10 g，甘草 10 g，蒲公英、白芍、陈皮各 20 g）随证加减治疗，结果显示，对肝胃不和型功能性消化不良患者的临床症状的总有效率达到 91.7%，明显高于对照组，差异有统计学意义（$P < 0.05$）。

（二）自拟验方

各大中医家对治疗功能性消化不良重视辨证论治，结合天地人及多方面因素，总结出各自的用药经验方及临床加减经验，临床效果非凡。陈苏宁教授总结其多年临床经验，认为本病或因肝气郁滞，横逆乘脾犯胃，致脾胃升降失常；或因脾土本虚，运化无力，肝旺木乘；两者都离不开"肝郁脾虚"，在治疗上宜疏肝行气、健脾消食，自创胃痛消痞方：由柴胡、白芍、枳实、党参、白术、甘草、延胡索、砂仁、焦山楂、鸡内金、炒麦芽组成。胃痛消痞方在临床800多例患者中获得满意效果，其弟子范梦男等亦对此方的作用机制做了相关研究。研究发现，胃痛消痞方可提高大鼠的胃窦及下丘脑组织中5-羟色胺蛋白表达增加。5-羟色胺与抑郁焦虑状态密切相关，因5-羟色胺蛋白表达增加，焦虑、抑郁等情绪障碍得以改善而起到治疗作用。

马文辉教授认为情志因素及饮食是功能性消化不良发病的主要原因，治疗上注重协调疗法和纠偏疗法，临床多使用调胃舒郁汤和调胃消食汤，获满意临床疗效。其中调胃舒郁汤由三部六病创始人刘绍武老先生创立，方由柴胡、黄芩、炒紫苏子、党参、陈皮、白芍、大黄、花椒、大枣、甘草组成。而调胃消食汤则由马文辉教授提出，方由柴胡、黄芩、炒紫苏子、党参、陈皮、白芍、炒鸡内金、茵陈、焦山楂、焦神曲、焦麦芽、焦槟榔、花椒组成。调胃消食汤由调胃疏肝汤化裁而来，马文辉教授根据脾主升清、喜燥恶湿，胃主通降、喜润恶燥的生理特点，给予去滋腻的甘草、大枣，去泻下的大黄，加茵陈、炒鸡内金、焦四仙等加强健脾和胃消食作用。张声生教授则认为脾胃升降、纳运失常是脾胃病发病的基本病理变化，治疗宜健脾益气、降气和胃，在治疗脾胃病方面巧用自拟脾虚气滞方，方用党参15～25 g，炒白术10～15 g，茯苓10～15 g，三七粉3～6 g，枳壳10 g，木香10 g，莱菔子15～25 g。张声生教授认为"气虚则气必滞，气滞则血必瘀"，故方中运用四君子汤健脾益气，加入枳壳、木香、莱菔子以降气和胃、助纳消食，加入三七粉活血化瘀。胡学军教授认为脾胃虚弱是本，气滞为标，脾虚气滞贯穿于疾病始终，故喜用健脾理气方治疗脾虚气滞型功能性消化不良患者。健脾理气方由党参15 g，白术15 g，茯苓15 g，炙甘草5 g，木香10 g（后下），砂仁10 g（后下），法半夏15 g，陈皮10 g，郁金15 g，延胡索15 g，海螵蛸15 g，合欢皮15 g组成，具有健脾益气、理气消胀、和胃止痛的功效。临证加减方面，食滞者加炒麦芽、炒谷芽、枳实；湿困者加苍术、厚朴；化热者加柴胡、黄芩；偏寒者加干姜；夹瘀者加丹参、三七。胡学军教授等研究发现，和对照组使用西医药治疗（枸橼酸莫沙必利胶囊，有酸反流者加用艾司奥美拉唑镁肠溶片）相比，使用健脾理气方治疗脾虚气滞型功能性消化不良餐后不适综合征疗效更优、症状改善更明显，特别是在治疗餐后脘腹胀满、嗳气呃逆、疲倦乏力等方面，其组间差距有统计学差异，体现了中医治疗具有独特优势。各大医家在治疗功能性消化不良上各有心得，根据自己多年经验，创建的自拟验方在临床应用颇多，收效满意。

（三）中成药

中成药是我国历代医药学家经过千百年医疗实践创造、总结的有效方剂的精华，中成药以中药材为原料，在中医理论的指导下，结合现代制剂工艺加工而成，具有现成可用、适应急需、存贮方便、能随身携带、省去煎剂煎煮过程、消除中药煎剂服用时特有的异味和不良刺激等优点。虽然中成药的成分组成、药量配比不能灵活多变、随证加减，但由于中成药的多种优点，在临床上依然被广泛使用，针对引起功能性消化不良的病因病机不同，选择对证的中成药治疗能收获良效。

《功能性消化不良中医诊疗专家共识意见（2017）》推荐的中成药有胃苏颗粒、荜铃胃痛颗粒、气滞胃痛颗粒、枳术宽中颗粒、达立通颗粒、香砂六君丸、参苓白术颗粒、健胃消食口服液、温胃舒胶囊、越鞠丸、三九胃泰颗粒、虚寒胃痛颗粒及荆花胃康胶丸。张清华等对 260 例功能性消化不良患者进行研究分析，发现胃苏颗粒联合莫沙比利对功能性消化不良的治疗效果优于单纯使用莫沙比利，可以使患者的症状得到尽快缓解，效果良好，还可以减少不良反应，其差异具有统计学意义。荜铃胃痛颗粒是临床常用中成药之一，由荜澄茄、川楝子、延胡索、酒大黄、吴茱萸、香附、佛手、海螵蛸、煅瓦楞子等药物组成，具有行气活血、和胃止痛的作用，其核心作用在于抑酸和止痛。曾小燕将 92 例功能性消化不良患者随机分为观察组 46 例和对照组 46 例，观察组采用四磨汤口服液治疗，对照组采用多潘立酮治疗，结果观察组治疗有效率为 95.7%，高于对照组的82.6%，治疗组疗效优于对照组，差异具有统计学意义（$P < 0.05$），证实四磨汤口服液治疗功能性消化不良具有较好的疗效。金雷等研究对老年功能性消化不良餐后不适综合征患者在莫沙必利治疗基础上加用荜铃胃痛颗粒治疗后发现，患者的餐后饱胀不适、早饱感、嗳气、胃纳差等相关症状评分明显降低，证实荜铃胃痛颗粒能有效改善老年功能性消化不良餐后不适综合征患者的症状和胃排空功能，提高临床疗效，且安全性较好。刘劲松等采用随机、双盲、安慰剂对照方法研究，得出气滞胃痛颗粒治疗功能性消化不良餐后不适综合征有效并且安全的结论。气滞胃痛颗粒是一种传统中成药制剂，为著名方剂四逆散加延胡索、香附组成，适用于治疗肝郁气滞、胸痞胀满、胃脘疼痛等脾胃病证。因临床功能性消化不良患者发病多离不开情志，多有肝气不疏，情志不畅，服用此中成药可疏肝理气，调畅人体气机，恢复脾胃功能。因中成药方便服用，疗效好，常常被用于临床。

（四）中医外治法

功能性消化不良中医治疗方面除了内服中药，还有许多中医特色治疗，如针灸、艾灸、耳穴、贴敷疗法、腹部推拿等，在功能性消化不良的治疗中起着重要作用。针刺疗法是通过刺激穴位来改善患者的神经生物功能，是目前公认的行之有效的方法。例如，在胃脘痛中医治疗中，常选用足阳明经、手厥阴经穴位及相应募穴，主穴选用中脘、内关、足三里、梁丘，寒邪犯胃者加胃俞；饮食停滞者加下脘、梁门；肝气犯胃者加太冲；气滞血瘀者加膈俞；脾胃虚寒者加气海、关元；胃阴不足者加三阴交、内庭等。胡雄丽等对针灸疗法治疗功能性消化不良的疗效进行汇总分析后发现，针灸疗法能明显改善患者临床症状（纳差、早饱、痞满、胃脘痛、嗳气等），加速胃排空，增高胃电主功率，调节胃动素、生长抑素、胃泌素等胃肠激素水平，其疗效优于促胃肠动力药，总有效率可高达95%。针灸刺激足三里对胃肠运动及消化液分泌具有良性双向调整作用，可使紊乱的胃肠道功能恢复正常。

王国强采用针灸疗法治疗124例功能性消化不良患者，主穴选取中脘、足三里、内关，再根据辨证分型配穴，如有肝胃不和则加太冲、期门等，采用泻法；如有脾胃虚寒则加三阴交、章门、脾俞、胃俞，采用补法。治疗同时还采用经皮穴电刺激足三里、太冲、脾俞等，结果总有效率为93.55%，而莫沙必利联合氟哌噻吨美利曲辛片对照组的总有效率则为80.65%。陈爱萍等选取"老十针"即"上脘、中脘、下脘、气海、天枢（双）、足三里（双）、内关（双）"针灸治疗肝郁脾虚型功能性消化不良患者，与对照组针刺无关穴位对比，得出"老十针"穴位处方可以提高肝郁脾虚型功能性消化不良患者的症状评分，改善餐后饱胀不适、早饱感等方面，效果显著，并发现针刺具有加速排空，调节胃动素、胃泌素等胃肠激素水平的作用，促进胃肠动力。原宁等研究发现，温和灸治疗功能性消化不良肝郁脾虚证有着良好的效果，研究选取80名符合功能性消化不良罗马Ⅲ诊断患者，随机分成实验组和对照组，对照组患者采用西沙必利进行治疗，5 mg饭前温水服，每日3次，连续治疗4周。实验组患者采用温和灸灸中脘和足三里穴方法，灸至穴位皮肤有温热感而无灼痛感，每日1次，每次30分钟，连续治疗4周。结果显示：实验组患者的治疗总有效率为95.0%，对照组为77.5%，实验组症状改善明显优于对照组。谷悦等研究发现，腹部推拿（顺时针推拿，重点点按章门、天枢等穴位）治疗功能性消化不良比西药（多潘立酮、雷尼替丁）治疗功能性消化不良获效更明显，临床总有效率高达 96.00%，而西药治疗有效率仅有 60.00%。腹部推拿治疗能够促进功能性消化不良患者胃肠动力，有效调节内部的气机升降，从而治愈功能性消化不良。刘兰花等通过研究发现，中医五音疗法联合穴位贴敷能够改善功能性消化不良患者症状，缓解其焦虑、抑郁情绪，提高生活质量。除此之外，穴位注射、穴位埋线、耳穴压豆等中医外治法治疗功能性消化不良都可收获良效。

综上，从临床效果记录及临床研究记录可见，中医药在治疗功能性消化不良上有着独特的优势，相比于单纯西医治疗，疗效更显著，副作用更少，治疗方法多样，更为患者所接受。因临床辨证分型多样，且中医治疗方法多样，对功能性消化不良患者的中医治疗尚不能统一，临床应以治愈为目标，择其效优者而取之。

第三节　吕永慧教授治疗功能性消化不良的经验心得

一、临床治疗经验

吕教授对治疗功能性消化不良有着深刻的体会及用药经验。吕教授经过多年的临床临证，发现功能性消化不良患者脾胃虚弱证型居多，而兼夹有气滞、食滞、湿、热、毒、瘀。单纯的脾胃虚弱不少见，但多数是虚实夹杂，临床多见脾胃虚弱、脾虚气滞、脾虚食滞、脾虚湿困、脾虚湿热、脾虚瘀阻、脾虚毒蕴等证型。治疗上亦固本扶正，祛邪利气。

（一）脾胃虚弱为发病之源

中医有："正气存内，邪不可干；邪之所凑，其气必虚""四季脾旺而不受邪"。疾病的发生在于正邪的交争，正邪盛衰决定了疾病发生与否。而人体正气不足，是疾病发生的内部因素，引起功能性消化不良的病因根本是脾胃虚弱，正所谓"物必先腐，而后虫生"。脾胃虚弱贯穿了功能性消化不良的整个疾病过程。因脾胃为后天之本，为中焦气机升降枢纽，只有当脾升胃降功能正常，升降出入有序，人体之气、血、精、津才能正常输布，脏腑功能得以正常发挥，气血调和则百病不生。

著名医家李东垣也指出，"内伤脾胃，百病由生"，强调"脾胃为元气之本"，脾胃是人的生、长、寿、养之本，若脾胃受伤，人体所需的阳气、阴气、阴精、营血，也必受累，正常活动不能维系，疾病自然就发生了。吕教授认为当我们的脾胃受损时，脾不能运化水谷水液，胃不能正常腐熟水谷，脾胃功能紊乱，脾胃生理功能下降，而致痞满、胃脘痛、嗳气、反酸等不适。致脾胃虚弱原因很多，多种因素共同影响着其发病。肾为先天之本，脾胃为后天之本，先天生后天，后天养先天。有的人，先天生下来就不足，先天无以生后天，而致后天脾胃虚弱，这种人一般生长发育都较同龄人慢，而且容易生病，稍微不慎饮食、起居即引发脾胃病甚至其他大病。在岭南地区，大部分人都是脾胃虚弱的，这边的人都习惯喝"凉茶"，而中医认为，凉茶多是苦寒、清热、降火的，苦寒能降火也能败胃，多喝易损伤脾胃，这是导致脾胃虚弱的原因之一。药物也是很重要的致虚原因，特别是抗生素类、非甾体抗炎镇痛药等。长期服药，会增加脾胃负担，影响脾胃正常的运转，当脾胃虚弱不能正常运转时，胃脘痛、腹胀、嗳气、纳差等疾病就发生了。还有很多不知节制的人，经常暴饮暴食，肆食肥甘厚腻，或饥饱不定，或三餐不定，饮酒、抽烟、撸串无所不为，以此为乐，长此以往，脾胃最终扛不住了而"生病"。这种发病病程可长可短，病情急者往往实多虚少，而病程缓者往往虚多实少，临证之时需辨清虚实各占几分。中医有云："思伤脾，怒伤肝。"

中医认为情志不畅、思虑过度都会损伤脾胃，影响脾胃功能；也有现代研究证实，当我们情绪低落、思虑过度或者情绪激动、恼怒不休时，脾胃功能是低下的，分泌也是低下的，久而久之，脾胃自然虚弱。脾胃功能损伤后，首先表现为功能性病变，即我们所说的功能性消化不良；而后逐渐发生脾胃的器质性病变。所以在功能性消化不良的发病过程当中，脾胃虚弱是起病之源、致病之本。中医强调治病求本、治未病、既病防变，我们要在疾病的早期抓住病因病机尽早治疗，防止疾病的进一步进展。

（二）邪气为发病重要病因

虽然脾胃虚弱在功能性消化不良发病过程中起主导作用，但邪气也很大的影响着功能性消化不良的发病及预后。脾胃虚弱易致内生邪气，脾胃虚弱易感受外邪，内外邪气均易直接或间接损伤脾胃，所以，两者在功能性消化不良的发病互为因果，相互影响。所以在治疗功能性消化不良时，除了重视"正气"的不足，同样不可忽视"邪气"的存在。

吕教授认为这个"邪气"指的是病因，包括直接病因（饮食、情志、外邪、劳倦）、内生病因（痰、食、湿、热、瘀、毒）。在临证之时，需重视病因的问诊，以便针对性地遣方用药。脾胃虚弱贯穿功能性消化不良发病的始终，而多兼夹食滞、气滞、痰湿、湿热、瘀血、邪毒等，病理性质属本虚标实或虚实夹杂。根据其病因及病理产物，功能性消化不良分为三个常见证型：脾胃虚弱、脾虚湿困、脾胃湿热。治疗上，"补虚行滞"为治疗功能性消化不良的指导思想，"补虚"包括健脾益气、滋养胃阴、温阳开胃等补益方法；"行滞"包括疏肝理气、消食导滞、清热利湿、解毒散瘀等祛邪方法。

（三）气机升降失职为基本病机

脾与胃者，同居中焦，以膜相连，连通上下也。脾主运化，胃主受纳，共司饮食水谷的消化、吸收与输布。脾主升，以升为健，胃主降，以降为和，脾胃之间，纳运相济，升降相因。《灵枢·营卫生会》曰："中焦者，脾胃也，脾胃是后天之本，生化之源，升降之枢。"

吕教授认为，若脾失健运、胃不受纳、升降失调、清浊不分、食滞湿停、不通则痛，则出现胃脘部胀闷或疼痛、食少纳呆或腹胀，若胃不降浊反而上逆则出现恶心呕吐、嗳气反酸，如《素问·阴阳应象大论》所述："浊气在上则生䐜胀，清气在下则生飧泄。"另外，肝主疏泄，性喜条达而恶抑郁，其生理特性是升、动、散，体阴用阳，具有保持全身气机疏通畅达、通而不滞、散而不郁的作用。若忧思郁怒、肝气郁结、肝气犯胃、肝胃不和，则出现胃脘满闷不舒或疼痛，或暴怒以致肝气升发太过，则出现呃逆、呕吐、嗳气。如《景岳全书》中言："怒气暴伤，肝气未平而痞"。由此可见，中焦气机不利，脾胃、肝气机升降失职均可致功能性消化不良。

（四）治疗重视健脾调肝

古语云：做人以和为贵。其实治病用药也是如此，特别是在功能性消化不良这个疾病上。因为脾虚肝郁是发病关键所在，健脾益气贯穿治疗的始终，所以对功能性消化不良患者，常以四君子汤进行加减化裁，临床疗效甚佳。君子坦荡荡，古代能称为君子的人都是心胸开阔，性格平和，具有崇高品德的。吕教授认为四君子汤正是因为药性平和，正气凛然而著称。四君子汤由人参、白术、茯苓、甘草四味药物组成，药味简单但功效却非同一般。四君子汤出自《太平惠民和剂局方》，具有益气健脾之功效；以人参为君药，甘温益气，健脾养胃；白术为臣药，苦温燥湿，健脾助运；佐以茯苓甘淡，健脾渗湿；甘草益气和中。组方温而不燥，补而不峻；主治脾胃气虚证，面色萎黄，语声低微，气短乏力，食少便溏，舌淡苔白，脉虚数。

吕教授认为"补虚行滞"为治疗功能性消化不良的指导思想，临床上运用四君子汤益气健脾时，需注意兼顾"外邪"，注重疏导，补而不滞，扶正祛邪，灵活加减辨证论治。脾胃虚弱夹有痰湿者，使用六君子汤效果佳，取陈皮、法半夏健脾理气、燥湿化痰，加用苍术燥湿、薏苡仁渗湿、藿香佩兰化湿；而脾虚湿困者，使用参苓、白术加减；脾胃虚弱间有痰阻气滞者，用香砂六君子汤疗效好；脾胃虚寒者，予黄芪建中汤加减，常加入豆蔻、炮姜等温阳行气；胃气郁滞者，加紫苏梗、佛手、旋覆花和胃降气；肝气郁滞者，加柴胡、香附、郁金、合欢皮疏肝理气；食滞者，加鸡内金、麦芽、稻芽、莱菔子、枳壳健胃消食导滞；兼有湿热者，加黄芩、蒲公英、连翘、鸡骨草、白花蛇草等；胃阴不足者，加太子参、沙参、麦冬等益胃养阴；久病致瘀、兼有瘀血者，加丹参、三七、桃仁、郁金等；睡眠差者，辨证加合欢皮、百合疏肝理气安神，或加酸枣仁、首乌藤养血安神，或加龙骨、牡蛎重镇安神；便秘者，加火麻仁、柏子仁润肠通便，或加玄参、生地黄、麦冬增水行舟并加强通腑行滞之力；疼痛明显者，加延胡索、佛手行气止痛，或加煅瓦楞子、海螵蛸、煅牡蛎制酸止痛；幽门螺杆菌感染者，加用连翘、蒲公英、白花蛇舌草、半枝莲等辅助杀菌。另外常应用香砂六君子汤、柴芍六君汤、补中益气汤、参苓白术散、四逆散、柴胡疏肝散等，以健脾益气、调畅气机，临床运用需灵活，谨握病机，随证加减。

按语：功能性消化不良是临床常见病，其病位在胃，涉及肝脾。脾胃虚弱为功能性消化不良的发病之源，而邪气是功能性消化不良发生的重要条件，气机升降失职为基本病机。对于功能性消化不良治疗，应注重健脾调肝，妙用四君，巧予行滞，目标治愈。临床治疗上需仔细辨证，审证求因，分析患者发病病因病机，采用针对性的用药治疗，才能使疗效最大化。

二、病案举例

病案一：杨某，女，49岁，2019年11月21日初诊。主诉：反复嗳气、反酸3年余，加重3个月。患者于3年前无明显诱因出现嗳气，时有反酸，偶有腹胀、腹痛不适，饮食不慎时出现，晨起恶心，无呕吐，无消瘦，无腹泻，无黑便等症状，二便调，胃纳尚可，睡眠可。当时未予重视，症状时好时坏，未系统诊疗。近3个月上述症状加重，遂至我科就诊。现症见：嗳气、反酸、恶心、餐后腹胀、偶有上腹部疼痛、纳差，平素易疲倦，怕冷，无口干口苦，无呕吐腹泻，无胸闷心悸，无头晕头痛，睡眠可一般，大便1日行1~2次，质稀烂，小便正常。查体：腹软，无压痛及反跳痛，未触及包块，肝脾未及，舌质淡，苔薄白，脉细。无药物食物过敏史，既往无特殊。初诊建议患者行胃镜及 ^{13}C 呼气试验检查。胃镜提示慢性非萎缩性胃炎， ^{13}C 呼气试验阳性。西医诊断：功能性消化不良；幽门螺杆菌感染。中医诊断：痞满（脾胃虚弱）。治法：健脾益气，和胃消痞。方用香砂六君子汤加减。处方：党参15 g，白术15 g，茯苓15 g，甘草6 g，陈皮6 g，木香6 g，砂仁6 g，法半夏12 g，厚朴15 g，枳壳15 g，稻芽15 g，紫苏梗6 g，山药20 g，鸡内金15 g。7剂，每日1剂，早晚温服。患者脾胃虚弱、幽门螺杆菌感染，待调理好脾胃，再行杀菌治疗。

2019年11月28日二诊：服用中药1周后复诊，患者诉嗳气、反酸减少，胃纳较前增多，精神较前好转，无腹胀、腹痛，无恶心呕吐，大便1日1次，小便正常，眠可。舌淡红，苔薄白，脉细。中医治疗效不更方，上方去木香、砂仁，加用黄芩、连翘、蒲公英、白花蛇舌草。西医予一线四联疗法（PPI+ 铋剂 +2 种抗生素）杀幽门螺杆菌治疗14天。

2019年12月12日三诊：患者诉反酸嗳气完全消失，无腹痛腹胀，无恶心呕吐，无口干口苦，无疲倦乏力等不适，胃纳可，食欲增加，进食较前明显增多，大便1日1次，成型软便，小便正常，眠可。三诊诸症缓解，守上方继服7剂巩固疗效。1个月后随访，患者未再发作。

按语：该患者病程较长，病情反复发作，胃镜未见明显异常，^{13}C 呼气试验阳性，结合临床症状及体征，西医诊断为功能性消化不良、幽门螺杆菌感染。患者以反复嗳气反酸为主诉，属中医"痞满"范畴。患者平素脾胃虚弱，反复嗳气反酸不适，近3个月症状加重，初诊时予香砂六君子汤加减以健脾益气，和胃消痞；纳差，加鸡内金、稻芽消食导滞，加山药补益肺脾肾；嗳气频作，加枳壳、厚朴、紫苏梗行气导滞。二诊时，开路方7剂后，患者嗳气反酸不适较前减少，脾胃功能较前改善，因幽门螺杆菌感染，中药去木香、砂仁加黄芩、连翘、蒲公英、白花蛇舌草清热解毒以辅助杀菌治疗，西药予胃四联杀菌，14天为1个疗程。三诊时，患者诸症缓解，无诉不适，因其病程较长，故继续服上方以巩固疗效。

病案二：张某，女，57岁，2020年8月6日初诊。主诉：反复上腹胀痛半年，加重1周。患者于半年前不慎饮食后出现上腹胀痛，当时疼痛可忍受，未予重视及治疗，后逐渐出现恶心欲吐，口干口苦，胃纳差，大便不爽。未及时就诊，自行服用雷贝拉唑钠肠溶片，效果不佳。1周前上述症状加重，遂至我科就诊。现症见：上腹胀痛，饱食后明显，恶心欲吐，口干口苦，纳差，进食少，无嗳气反酸，无咽喉异物感，大便不爽，1~2日1次，小便调，眠差。查体：腹软，左上腹轻压痛，余腹无压痛，全腹无反跳痛，未触及包块，肝脾未及。舌暗红，苔黄腻，脉弦滑。既往无特殊。^{13}C 呼气试验阴性。胃镜提示慢性非萎缩性胃炎。西医诊断：功能性消化不良。中医诊断：胃脘痛（脾胃湿热）。治法：以清热祛湿，行气止痛为法。处方：杏仁 10 g，白术 10 g，茯苓 10 g，炙甘草 5 g，陈皮 5 g，法半夏 6 g，柴胡 6 g，黄芩 10 g，枳实 10 g，厚朴 10 g，麦芽 10 g，延胡索 10 g，蒲公英 10 g，薏苡仁 10 g。上方颗粒剂共 7 剂，冲服，每日 2 次。

2020 年 8 月 13 日二诊：患者诉上腹痛频率减少和程度减轻，不慎饮食时仍有上腹胀痛，仍有口干口苦，舌暗红，黄腻苔舌尖舌边退去，脉滑，再次叮嘱患者饮食清淡，忌肥甘厚味，效不更方，原方加丹参 10 g。

2020 年 8 月 20 日三诊：患者诉上腹胀痛基本缓解，少许口干口苦，大便硬，舌红，苔薄，脉滑，上方加桃仁、柏子仁、大腹皮各 10 g 润肠、行气、通腑。

按语：该患者平素饮食不节，伤及脾胃，运化失职，湿热内蕴，气机不畅，不通则痛，治疗宜清热祛湿，行气止痛。方用杏仁宣畅上焦，白术健运中焦，茯苓、薏苡仁渗利下焦，陈皮、法半夏理气、健脾、燥湿、化痰，柴胡、枳实、厚朴、延胡索疏肝行气止痛，蒲公英、黄芩清热、燥湿、解毒，麦芽健胃、消食。二诊时患者湿热减退少许，患者舌暗红，考虑久病致瘀，加用丹参活血化瘀。三诊时症状基本缓解，大便硬，加用桃仁、柏子仁润肠通便。辨证方向确定后，用药亦需临证加减，不可照搬某个方，需因人而异辨证用药。

第四节　功能性消化不良的调护

功能性消化不良是脾胃科门诊最常见的疾病之一，吕教授认为功能性消化不良除中医药及西医治疗外，日常调护尤为重要。俗话说"胃病三分治，七分养"，可知日常调护在脾胃病方面很重要。针对功能性消化不良的发病病因病机，恰当的日常调护是促进功能性消化不良痊愈的加速剂。

一、饮食调护

中医"治未病"理念是中医理论一大特色，针对功能性消化不良患者已发病，我们需要做到既病防变，通过饮食调护，防止病情进展，并促进疾病康复。多数功能性消化不良患者在不慎饮食后，症状加重，这与《黄帝内经》"饮食自倍，脾胃乃伤"相契合。

在功能性消化不良患者日常饮食调护中，饮食需规律，每日三餐定时定量，每餐宜七分饱，荤素搭配，营养均衡。要求患者进食清淡、易消化、富含营养食物；少吃零食、煎炸、油腻、难消化食品；忌食肥甘、厚味、辛辣、刺激、生冷、腌制食物；戒烟、酒、浓茶、浓咖啡。食疗对功能性消化不良患者起着很大的作用，广东人喜爱煲汤，我们可以根据体质指导功能性消化不良患者食疗，促进疾病痊愈。脾胃虚弱者，宜多食山药、黄芪、党参、白术等；用山药、大枣、粳米煮粥，可补脾益气；平素可用瘦肉、山药、黄芪、大枣煲汤，可健脾胃、补虚损。脾胃湿热者，宜多食白扁豆、薏苡仁、赤小豆、土茯苓等；可用赤小豆、炒薏苡仁煮水代茶饮，可清热祛湿；猪骨、土茯苓、赤小豆煮汤，可清热解毒祛湿。肝胃不和者，宜多食陈皮、佛手、玫瑰花、合欢花等；用陈皮、玫瑰花、合欢花泡水代茶饮，可疏肝理气；用猪骨、鸡骨草煲汤，可疏肝清热解毒。脾胃虚寒兼食欲缺乏者食用胡椒猪肚鸡，喝汤食肉可补虚养胃。适当的食疗是促进脾胃功能恢复的好方法。

二、情志调护

在功能性消化不良患者身上，情志调护尤为重要。《黄帝内经》云："怒伤肝、思伤脾、喜伤心、忧伤肺、恐伤肾，百病生于气也。""气生百病"，有研究表明，当我们情绪激动时，胃黏膜会苍白；紧张时，胃分泌会下降，这和中医说的"忧思伤脾""脾失健运""肝主疏泄""肝旺乘脾"等是一致的，都说明情志气机对我们的影响之大。情志为五脏所主，情志过激伤肝脾，七情六欲均可影响功能性消化不良的发生与转归，其中以忧、思、郁、怒四者最为常见。

情志调护，首先，功能性消化不良患者需要有一个良好的心态面对这个疾病，功能性消化不良病程往往比较长，容易反复，需要耐心服药与调护，保持积极乐观的心态。其次，功能性消化不良患者需调控好自己的情绪，避免不良情绪的刺激，对于肝火旺、肝气郁滞的患者，尽量少发脾气，可找聊心的朋友诉说自己的情绪及存在的不适，以舒畅自己的心情。最后，可以使用移情易性法获得愉悦。将自己投身于爱好中，如欣赏音乐、戏剧、歌舞、或读书吟诗、种花垂钓、琴棋书画、陶冶情操、怡养心神。也可以适当地结合瑜伽、五禽戏、太极拳、八段锦等运动导引来陶冶情操，缓解压力，增强机体免疫力，促进功能性消化不良康复。《黄帝内经》云："法于阴阳，和于术数，食饮有节，起居有常，不妄作劳，故能形与神俱，而尽终其天年，度百岁乃去。"未病防病，既病防变，饮食有节，调摄情志，阴阳协调，形神相聚，使得病愈而寿长。学会自我调节方法，加强放松训练，通过谅解、转移注意力等方法保持身心最佳状态，善于从患病困境中摆脱自我。

三、起居调护

有规律的生活起居对功能性消化不良患者的调养非常重要，要养成良好的生活习惯，劳逸结合，按时作息，早睡早起。经常熬夜会扰乱生理规律，削弱胃的屏障修复功能。功能性消化不良患者除要按时用药外，还要保证充足的休息和睡眠，保持精神愉快，以促进疾病的康复。

（樊春华）

参考文献

[1] 罗欣，王玉珍. 功能性消化不良发病机制研究进展 [J]. 世界最新医学信息文摘，2019，18（76）：91-92，107.

[2] 张声生，赵鲁卿. 功能性消化不良中医诊疗专家共识意见（2017）[J]. 中华中医药杂志，2017，32（6）：2595-2598.

[3] 李军祥，陈誩，李岩. 功能性消化不良中西医结合诊疗共识意见（2017年）[J]. 中国中西医结合消化杂志，2017，25（12）：889-894.

[4] 刘佳楠. 莫沙必利与多潘立酮对功能性消化不良的效果及不良反应分析 [J]. 黑龙江医药，2019，32（6）：1338-1340.

[5] 王新亭，李明明，陈欣菊. 氟哌噻吨美利曲辛片对伴有精神心理因素功能性消化不良的重要治疗作用 [J]. 中国实用医药，2015，（5）：173-175.

[6] 杨新月，宫嘉莲，刘铁军. 刘铁军教授论治功能性消化不良经验浅析 [J]. 世界最新医学信息文摘，2019，19（36）：206-207.

[7] 张旭. 张声生从升清降浊论治功能性消化不良 [J]. 辽宁中医杂志，2017，44（3）：476-479.

[8] 范梦男，张博，陈苏宁. 胃痛消痞方对肝郁脾虚型功能性消化不良大鼠5-HT及其受体表达影响的实验研究 [J]. 中华中医药学刊，2020，38（11）：229-232，307.

[9] 杨坤燕，马文辉. 马文辉教授治疗功能性消化不良经验 [J]. 中医研究，2020，33（10）：41-43.

[10] 詹先峰，张声生. 浅谈张声生教授的脾胃观 [J]. 天津中医药，2018，35（12）：881-884.

[11] 胡学军，何桂花，吴子安，等. 健脾理气方治疗脾虚气滞型功能性消化不良餐后不适综合征45例及对胃肠激素的影响 [J]. 中国药业，2018，27（5）：

29-32.

[12] 张清华 . 胃苏颗粒联合莫沙比利治疗功能性消化不良的效果探析 [J]. 世界最新医学信息文摘，2018，18（92）：167-168.

[13] 金雷，鲁大胜，古骏，等 . 荜铃胃痛颗粒联合莫沙必利治疗老年功能性消化不良餐后不适综合征的临床研究 [J]. 药物评价研究，2020，43（4）：706-710.

[14] 苏青，涂蕾，贾小红，等 . 气滞胃痛颗粒治疗功能性消化不良患者随机、双盲、安慰剂对照临床研究 [J]. 临床消化病杂志，2016，28（4）：216-219.

[15] 胡雄丽，罗诗雨 . 针灸治疗功能性消化不良的临床研究进展 [J]. 湖南中医杂志，2020，36（6）：156-158.

[16] 陈鹏，陈爱萍 . "老十针" 治疗肝郁脾虚型功能性消化不良疗效观察 [J]. 中国针灸，2020，40（11）：1169-1171.

[17] 原宁，徐长辉，董晗硕 . 温和灸治疗功能性消化不良肝郁脾虚证疗效评价 [J]. 医学食疗与健康，2020，18（17）：16-17.

[18] 谷悦 . 腹部推拿治疗功能性消化不良的临床有效性分析 [J]. 中国医药指南，2019，17（30）：220.

[19] 刘兰花，李巧林，熊引 . 中医五音疗法联合穴位贴敷对功能性消化不良患者症状改善及心理状态的影响 [J]. 中国医学创新，2020，17（33）：85-88.

[20] 张玉勇 . 四君子汤加减治疗脾胃虚弱型功能性消化不良的效果分析 [J]. 中西医结合心血管病电子杂志，2016，4（33）：145.

[21] 陶学山 . 功能性消化不良中医辨证论治的临床疗效观察 [J]. 中国处方药，2017，15（1）：102-103.

[22] 张乃霖，贾民 . 疏肝解郁和胃汤治疗功能性消化不良 36 例 [J]. 云南中医中药杂志，2018，39（1）：52-53.

[23] 李霞 . 功能性消化不良中医病因病机研究 [J]. 内蒙古中医药，2012，31（2）：119-120.

[24] 王国强 . 针灸治疗功能性消化不良 62 例疗效观察 [J]. 现代诊断与治疗，2017，28（20）：3771-3773.

[25] 唐燕，唐梅文，楼茜欣，等 . 功能性消化不良的中医治疗进展 [J]. 中医学报，2020，35（2）：299-303.

[26] 于蕊，姜巍，王垂杰 . 肝郁与功能性消化不良的相关性 [J]. 中医药临床杂志，2018，30（8）：1394-1396.

[27] 黄仲羽，刘凤斌，曹月红 . 基于结构方程模型的功能性消化不良中医病机演化模型研究 [J]. 中国中西医结合杂志，2018，38（7）：786-789.

[28] 曾小燕 . 四磨汤口服液治疗肝胃不和型功能性消化不良 46 例 [J]. 广西中医药，2018，41（1）：31-32.

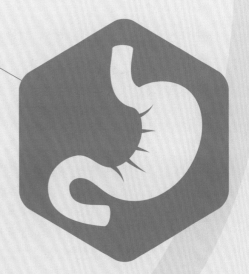

第七章

肠易激综合征

第一节　现代医学对肠易激综合征的认识

（一）定义与流行病学

肠易激综合征（irritable bowel syndrome，IBS）是一种功能性肠病，以腹痛、腹胀或腹部不适为主要症状，排便后症状多改善，常伴有排便习惯 [频率和（或）性状] 的改变，缺乏临床常规检查可发现的能解释这些症状的器质性病变。

我国普通人群 IBS 总体患病率为 6.5%，患病率因地域、调查方法、调查对象和诊断标准不同有较大差异，大学生和中、小学生患病率较高。女性 IBS 患病率略高于男性；各个年龄段均有发病，但中青年更为常见，老年人 IBS 患病率有所下降。饮食因素可诱发或加重 IBS 症状；肠道感染是国人 IBS 的危险因素。

（二）病因与发病机制

IBS 的病因和发病机制尚未完全阐明，目前认为是多种因素共同作用的结果。欧美国家、日本和中国等对 IBS 发病机制研究后发现，遗传因素、精神心理异常、肠道感染、黏膜免疫和炎性反应、脑 – 肠轴功能紊乱、胃肠道动力异常、内脏高敏感、食物不耐受和肠道菌群紊乱等多种因素参与 IBS 发病。

肠道动力异常是 IBS 的重要发病机制，不同 IBS 亚型肠道动力改变有所不同。内脏高敏感是 IBS 的核心发病机制，在 IBS 症状发生和疾病发展中有重要作用。中枢神经系统对肠道刺激的感知异常和脑 – 肠轴调节异常可能参与 IBS 的发生。肠道微生态失衡可能与 IBS 有关。肠道感染和免疫因素可能参与部分 IBS 的发病。精神心理因素与部分 IBS 密切相关。

（三）诊断

罗马Ⅲ标准对 IBS 的诊断主要基于患者的症状，该标准适合中国人群 IBS 的诊断和分型。应用罗马Ⅲ标准时，要充分考虑我国 IBS 患者临床表现的特殊性，如与排便相关的上腹胀。在依据 Bristol 粪便性状量表诊断便秘型 IBS 时，应包括 1 型至 3 型粪便。

对有警报征象的患者,要有针对性地选择进一步检查排除器质性疾病。警报征象包括：年龄 > 40 岁、便血、粪便隐血试验阳性、贫血、腹部包块、腹水、发热、体质量减轻、结直肠癌家族史。对有警报征象的患者要有针对性地选择进一步检查排除器质性疾病。

便秘型 IBS 与功能性便秘有所不同，前者腹痛、腹部不适表现突出，且排便后腹痛症状改善。IBS 常与功能性消化不良、胃食管反流病等重叠。IBS 严重程度和肠道症状、肠道外症状、精神心理状态和生命质量有关，应从多方面评估 IBS 的严重程度。

（四）治疗

IBS 的治疗目标是改善症状，提高患者的生命质量。这需要制定个体化治疗策略。IBS 的病因和发病机制复杂，极具个体化特征，故处置策略亦应遵从个体化原则。即针对每例 IBS 患者，均需要个体化细致分析病因、病理生理改变、分型、心理因素、诱发因素等。需考虑到所有的症状及其背后的病理生理学环节。分析病因时，要特别重视精神心理和社会生活因素，尽管患者所合并的精神心理障碍的程度可能尚未达到精神疾病的专业诊断标准，但仍应该引起足够的重视。IBS 处置过程中应建立良好的医患沟通和信任关系。

解痉剂可以改善腹泻型 IBS 患者总体症状，对腹痛疗效较明显。多项随机双盲安慰剂对照研究和 Meta 分析证实解痉剂可以有效缓解 IBS 患者腹痛症状，对腹泻型 IBS 患者的腹痛和（或）腹部不适疗效优于安慰剂，并改善 IBS 总体症状，我国近期的多中心随机双盲对照研究也证实匹维溴铵可显著改善腹泻型 IBS 患者腹痛和总体症状。IBS 患者肠道平滑肌痉挛与患者疼痛等症状有关，选择性肠道平滑肌钙离子拮抗剂（匹维溴铵、奥替溴铵、西托溴铵、美贝维林、阿尔维林）或离子通道调节剂（曲美布汀）可以直接作用于平滑肌相应离子通道，缓解平滑肌痉挛。国际多个指南和共识意见将其列为一线药物。

止泻药物可以有效缓解 IBS 腹泻症状。洛哌丁胺通过作用于肠道平滑肌阿片受体，延缓肠道传输，从而增加肠道水分吸收，还可降低肛门直肠敏感性。国际指南和共识意见推荐适用于有进餐后腹泻和（或）排便失禁症状患者，或在腹泻症状发作前 1~2 小时预防性短期服用，但洛哌丁胺对腹痛和腹部不适症状的疗效与安慰剂无差异，对腹泻型 IBS 总体症状疗效不优于安慰剂。

渗透性泻剂可用于缓解便秘型 IBS 的便秘症状。用于改善 IBS 患者便秘症状的泻剂品种较多，有回顾性分析表明，容积性泻剂可能加重腹胀和腹痛症状，刺激性泻剂可导致腹部绞痛。在渗透性泻剂中，乳果糖可增加腹胀症状。利那洛肽是鸟苷酸环化酶 -C 激动剂，可增加肠液分泌，加快胃肠道移行，降低痛觉神经的敏感度，多项随机双盲安慰剂对照研究证实，其可显著增加便秘型 IBS 患者自主排便频率，缓解腹痛症状。

益生菌对改善 IBS 症状有一定疗效。多项随机双盲安慰剂对照研究和 Meta 分析表明，益生菌可以改善 IBS 患者腹胀、腹痛、腹泻、便秘和总体症状，且安全性与安慰剂相似。国外指南和共识意见推荐用于治疗 IBS，但目前益生菌的治疗机制尚不明确，具体起效的细菌种属和菌株也不清楚，导致研究方法、结果偏差较大，有关益生菌的最佳种属、剂量、组合和治疗疗程等均难以得出结论性意见。

抗抑郁焦虑药可试用于 IBS 的治疗。抗抑郁药物治疗的适应证：①合并明显精神心理障碍。针对这部分患者，抗抑郁药物治疗比单纯针对 IBS 症状治疗更有效，对改善患者生命质量的效果明显优于常规药物。②常规药物治疗效果不好。对于没有精神心理障碍的患者，如果常规药物治疗 4~8 周不理想时推荐采用抗抑郁药物治疗。小剂量三环类抗抑郁药物（tricyclic antidepressants，TCA）和 5- 羟色胺再摄取抑制剂（selective serotonin reuptake inhibitors，SSRI）可以缓解 IBS 总体症状和腹痛症状，即使对于没有明显伴随精神和心理障碍表现的患者也有效。然而，也有研究显示，TCA 和 SSRI 对 IBS 排便相关症状的改善并不优于容积性泻剂和解痉药物。抗焦虑药物或镇静剂亦能够有效改善 IBS 症状，但只推荐短期应用于有显著焦虑情绪或行为的患者。心理治疗主要用于对常规药物没有反应的患者，包括分组集体疗法、认知疗法、人际关系疗法、催眠疗法、应激管控和放松治疗等。IBS 患者伴有的精神和心理障碍达到显性专业诊断程度时，应由具备精神专科资质的医师诊断和处置。符合以下条件是尽早转诊精神专科的红色警报信号：①严重抑郁，可能伴有自杀倾向；②慢性顽固性疼痛；③严重的社会功能丧失；④不良的疾病适应行为；⑤医患沟通困难；⑥偏执的健康理念；⑦其他可识别的精神问题（躯体化障碍、创伤后应激障碍、重度焦虑）；⑧导致持续痛苦和（或）明显的痛苦受虐史。

第二节　肠易激综合征的中医诊治进展

IBS 的中医病名根据当前主要症状的不同，诊断为"泄泻""便秘""腹痛"等。目前 IBS 的现代中医药诊疗方式主要采取将现代医学的诊断、分型与中医辨证论治的特点相结合的方式，采用病—证—症结合模式开展肠易激综合征临床及科研工作。临床上在疾病诊断明确的情况下，辨病与辨证相结合，以辨证论治为主，配合针灸、饮食调节等方法，对改善症状、提高患者的生活质量有一定的帮助。

（一）中医辨证施治

IBS临床上应先区分临床亚型，在临床亚型中进一步进行辨证论治。临床辨证应当"审证求因"，对于混合型IBS或不定型IBS尤需以见症为凭。本共识列出各亚型常见证型，为临床提供参考，需要说明的是，这些常见证型并不是临床的全部，共识并不排斥其他证型。

1.腹泻型IBS　根据《肠易激综合征中西医结合诊疗共识意见（2017）》和《肠易激综合征中医诊疗专家共识意见（2017）》，可将腹泻型IBS分为4型。

（1）脾虚湿盛证：治法为健脾益气、化湿止泻，主方为参苓白术散（《太平惠民和剂局方》）加减。药物：党参、白术、茯苓、桔梗、山药、砂仁、薏苡仁、莲肉。泻势严重者，加赤石脂、诃子、陈皮炭、石榴皮炭；肛门下坠者，加黄芪、党参；畏寒重者，加炮姜。

（2）肝郁脾虚证：治法为抑肝扶脾，主方为痛泻要方（《丹溪心法》）。药物：党参、白术、炒白芍、防风、陈皮、郁金、佛手、茯苓。

（3）脾肾阳虚证：治法为温补脾肾，主方为附子理中汤（《太平惠民和剂局方》）和四神丸（《内科摘要》）加减。药物：党参、白术、茯苓、山药、五味子、补骨脂、肉豆蔻、吴茱萸。中气下陷、久泻不止者，加黄芪、诃子、赤石脂；小腹冷痛者，加炮附片、肉桂；面色黧黑、舌质瘀斑者，加蒲黄、五灵脂。

（4）脾胃湿热证：治法为清热利湿，主方为葛根芩连汤（《伤寒论》）加减。药物：葛根、黄芩、黄连、甘草、苦参、秦皮、炒莱菔子、生薏苡仁。肛门灼热重者，加金银花、地榆、槐花；嗳腐吞酸、大便酸臭者，加神曲、山楂、麦芽。

2.便秘型IBS　根据《肠易激综合征中西医结合诊疗共识意见（2017）》和《肠易激综合征中医诊疗专家共识意见（2017）》。可将便秘型IBS分为以下2种证型进行辨证论治。

（1）肝郁气滞证：治则为疏肝理气。主方为六磨汤（《证治准绳》）加味。药物：沉香、木香、槟榔、乌药、枳实、生大黄等。忧郁寡言者，加郁金、合欢皮（花）；急躁易怒者，加当归、芦荟。

（2）大肠燥热证：治则为泄热润肠通便。主方为麻子仁丸（《伤寒论》）加减。药物：麻子仁、白芍、枳实、大黄、厚朴、杏仁、白蜜。大便干结难下者，加芒硝、番泻叶；热积伤阴者，加生地黄、玄参、麦冬。

3.混合型IBS　多属寒热夹杂证：治法为平调寒热。主方为乌梅丸（《伤寒论》）加减。药物：乌梅、细辛、干姜、黄连、当归、附子、蜀椒、桂枝、党参、黄柏等。口苦者，加龙胆草、栀子；腹胀肠鸣者，加用厚朴、生姜。

（二）中成药治疗

（1）参苓白术丸（颗粒），每次6~9g，每日2次；补脾益肠丸：每次6g，每日3次；人参健脾丸：每次6g，每日2次。适用于脾虚湿阻导致的泄泻。

（2）固本益肠片，每次8片，每日3次；四神丸，9g，每日1~2次。适于脾肾阳虚导致的泄泻。

（3）痛泻宁颗粒，每次1袋，每日3次，适于肝气乘脾导致的泄泻。

（4）葛根芩连微丸，每次6g，每日2次；香连丸，每次6g，每日2次。适用于脾胃湿热导致的泄泻。

（5）乌梅丸，每次2丸，每日2~3次。适用于寒热错杂证导致的泄泻。

（6）麻仁丸，每次6~9g，每日2次；麻仁润肠丸，每次6g，每日3次。适用于肠道燥热导致的便秘。

（7）四磨汤口服液，每次10 mL，每日3次。适用于肝郁气滞导致的便秘。

（8）便秘通，每次1支，每日2次，适用于脾肾虚弱导致的便秘。

（三）其他疗法

1. 针灸治疗　本方法治疗IBS具有经济、副作用少的优点，泄泻取足三里、天枢、三阴交，实证用泻法，虚证用补法。脾虚湿阻，加脾俞、章门；脾肾阳虚，加肾俞、命门、关元，也可用灸法；脘痞纳呆，加公孙；肝郁，加肝俞、行间；便秘取背俞穴和腹部募穴及下合穴为主，一般取大肠俞、天枢、支沟、丰隆，实证宜泻，虚证宜补，寒证加灸；肠道燥热，加合谷、曲池；气滞，加中脘、行间；用泻法。

2. 中医按摩、药浴等外治法　对缓解症状也有一定的疗效，采用综合的治疗方法可以提高临床疗效。

第三节　吕永慧教授治疗肠易激综合征的经验心得

（一）腹泻型IBS

中医无"慢性腹泻"病名，根据其证候应属于"泄泻""久泻""肠风"等范畴。张景岳云："久泻无火，多因脾胃之虚弱。"本病与脾虚的关系最为密切，脾虚失运，水谷不化精微，混浊内生，谷反为滞，水反为湿，混杂而下，并走大肠，而为泄泻。若平时脾胃素弱，复因情志失调，以致肝气郁结，横逆乘脾，运化失司，也可形成泄泻，若久病之后，损伤肾阳，或年老体衰，阳气不足，脾失温煦，运化失常，也可导致泄泻。但肝肾所致的泄泻，也多在脾虚的基础上产生，故云"泄泻之本，无不由于脾胃"。

暴泻多实，久泻多虚。岭南多湿多热，且慢性腹泻常因饮食不慎而导致复发或加重，常致内外合邪，虚实夹杂，脾虚为本，湿热为标，故治疗上常须标本兼顾。

1. 脾胃虚弱型

临床表现：进食油腻或稍多进食时即易出现腹泻，夹有不消化食物残渣，食纳减少。平素面色萎黄，神疲倦怠。舌质淡胖、苔薄白，脉细。

治则：健脾益气，助运化湿。

组方：参苓白术散加减。

药物：党参、茯苓、白术、扁豆、陈皮、山药、砂仁（后下）、薏苡仁、山楂。

2. 脾虚肝郁型

中医理论认为，肝属木，脾属土，肝主疏泄，脾主运化，在生理功能方面，二脏功能相互影响，脾的运化正常，有赖于肝的疏泄正常，若情志失调，肝疏泄失常则肝脾气机不调，当肝郁日久，可致脾运化失常致虚弱，脾虚又可致肝木乘土，此为肝郁脾虚型腹泻的基本病机。

临床表现：常因抑郁恼怒或紧张而致泻，腹痛即泻，泻后痛减，大便溏泄色白，伴肠鸣矢气，纳少。舌淡胖、苔薄白，脉弦。

治则：健脾化湿，疏肝理气。

组方：四君子汤合痛泻要方加减。

药物：党参、白术、茯苓、砂仁、陈皮、防风、淮山药、薏苡仁、扁豆、甘草。

3. 脾虚湿热型

临床表现：平素久泻。饮食不慎后出现大便呈蛋花样，大便后肛门灼热，排便不尽感，小便发黄，口干、口臭，舌质淡红，苔黄，脉细。

治则：健脾、清热、化湿。

组方：四君子汤合黄芩汤。

药物：党参、茯苓、白术、扁豆、陈皮、黄芩、砂仁、白芍、薏苡仁、甘草。

黄芩汤见于《伤寒论》第 172 条："太阳与少阳合病，自下利者，与黄芩汤；若呕者，黄芩加半夏生姜汤主之。"方由黄芩三两、芍药二两、甘草二两（炙）、大枣十二枚（擘）组成，主治太阳少阳合病下利。条文中冠以太阳与少阳合病，然其所述症状只有"自下利"一证，由于叙证简单，先贤对黄芩汤证的病机、主要证候的认识颇不一致。或认为既言合病，必有两经症状；或认为虽是合病而实属少阳。《活法机要》载本方治热痢、湿热痢，或火升鼻衄。《济生拔萃方》用治泄痢腹痛，或里急后重，身热久不愈，脉洪疾，及下痢脓血黏稠。《类聚广义》谓治痢疾，发热，腹痛，心下痞，里急后重，脓血便者。《外台秘要》用本方去芍药、甘草，加半夏、人参、干姜、桂枝，名外台黄芩汤，治干呕下痢。《温病条辨》用本方去大枣，加猪苓、茯苓、泽泻、白术、厚朴、陈皮、木香，名四苓芩芍汤，治湿食交阻之初痢，并见尿短者。张洁古于本方加木香、槟榔、大黄、黄连、归尾、官桂，更名芍药汤，治下痢。

病案一：陈某，女，因"反复腹痛1年余，再发4天"于2017年2月13日就诊。患者近1年来饮食不慎后间有脐下腹痛，服用丽珠肠乐、中药等药物后症状可稍减轻。4天前患者进食油腻后再次出现腹痛，以脐下为主，呈阵发性，便后减轻。大便头成形后烂，每日4~5次，无黏液脓血，无发热，无胃痛胃胀。舌质淡红，苔黄腻，脉弦细。既往有胃息肉、结肠息肉病史。体格检查：全腹软，无压痛，反跳痛。辅助检查：大便常规及细菌涂片正常。中医诊断：腹痛（脾虚肝郁夹湿热）。西医诊断：肠易激综合征。治法：抑肝扶脾，清热化湿。处方：党参15 g，白芍15 g，黄芩10 g，陈皮10 g，防风15 g，火炭母15 g，薏苡仁15 g，广东白头翁15 g，茯苓15 g，延胡索15 g，白术15 g，甘草6 g。

2017年2月16日二诊：患者腹痛减，大便成形，每日1次，今早解成形便2次，少许胃脘不适，纳眠可。舌质暗边有齿痕，苔白，脉细。守方去火炭母，加砂仁6 g。处方：党参15 g，白芍15 g，黄芩10 g，陈皮10 g，防风15 g，薏苡仁15 g，茯苓15 g，广东白头翁15 g，白术15 g，延胡索15 g，砂仁6 g（后下），甘草6 g。

按语：脾虚，脾失健运，清阳不升，故大便烂；舌质边有齿痕、苔白、脉细为脾气虚弱之象。土虚木乘，肝脾不和，脾失健运，亦大便烂；湿蕴日久化热。取方四君子汤合痛泻要方加味。方中四君子汤益气健脾化湿；痛泻要方补脾柔肝，祛湿止泻；黄芩、白头翁、火炭母清热化湿以祛邪，延胡索行气止痛。二诊患者湿热减，故去火炭母，加用砂仁理气和胃。

病案二：江某，男，21岁，因"间歇性腹泻5~6年，再发4天"于

2017 年 6 月 19 日就诊。患者近 5～6 年饮食不慎（油腻、辛辣）即易腹泻，曾服丽珠肠乐等药物治疗，症状可稍减轻，但反复发作。近 4 天患者吃火锅后出现大便稀，日 1～2 次，无黏液脓血，伴腹痛，便后痛减，无里急后重，无恶寒发热，无恶心呕吐，食纳可，小便正常。舌质淡红，苔白，脉弦细。体格检查：全腹软，无压痛及反跳痛。中医诊断：泄泻（脾虚肝郁）。西医诊断：肠易激综合征。治法：扶脾抑肝。处方：党参 15 g，白术 15 g，茯苓 15 g，砂仁 10 g（后下），陈皮 6 g，防风 10 g，白芍 15 g，薏苡仁 15 g，甘草 6 g。

2017 年 6 月 26 日二诊：患者症减，大便软，2 日一行，无腹痛。查大便常规＋细菌涂片示少量酵母菌。守上方。

2017 年 7 月 31 日三诊：患者大便成形，无腹痛。处方：茯苓 15 g，白芍 15 g，干姜 10 g，白扁豆 15 g，黄芪 15 g，白术 15 g，陈皮 6 g。

按语：肝属木，主疏泄；脾属土，主运化。生理状态下，肝胆的疏泄功能正常，有助于脾胃的运化。病理状态下，肝与脾互相影响。肝木太过，会出现木旺克土；脾胃虚弱，又容易出现土虚木乘。

该患者久病脾虚，以脾虚为主；在此基础上，又导致土虚木乘。脾失运化，水湿内生，下渗于肠道，发为泄泻。舌质淡、脉细为脾虚之象；脉弦为肝郁之象。组方以四君子汤合痛泻要方加味。方中四君子汤健脾；痛泻要方调和肝脾；薏苡仁渗湿止泻；砂仁化湿行气，温中止泻。

（二）便秘型 IBS

吕教授认为，本病的发病多属情志抑郁、肝郁气滞、传导失职、肝郁化热、阴亏肠燥。主要与肝、脾、胃、大肠等脏腑功能失调相关，其中尤以肝及大肠为主，肝气不调，大肠传导失司为其主要病机。大便排泄的正常与否，虽关乎大肠的传导功能，但与肝气的条达疏泄更是息息相关。情志不畅则肝气郁滞，大肠不得肝之疏泄，则气机阻滞而传导失司，糟粕蓄而不去引起便秘。正如《丹溪心法》云："郁者，结聚而不得发越，当升不得升，当降不得降，当变化不得变化也。此为传化失常。"

根据本病特点，吕教授临床常用自拟通幽清方进行加减治疗便秘型 IBS。通幽清选用木香、乌药、沉香、大黄、槟榔、枳实、生地黄、麦冬等药物。方中木香调气，乌药顺气，沉香降气，大黄、槟榔、枳实破气行滞，生地黄、麦冬养阴生津，全方共奏顺气行滞、清热润肠之功。现代中药药理研究证明，木香能使离体兔肠平滑肌蠕动幅度及肠张力明显增强；乌药对胃肠平滑肌有双重调节作用；枳实能使犬胃肠运动收缩节律增加；

大黄蒽醌类衍生物有较强泻下作用，又能刺激黏膜及深部神经丛，使肠运动亢进；栀子水提取物对动物有明显泻下作用；麦冬有抗大肠杆菌作用。

在课题研究中，吕教授通过临床实验进一步探讨通幽清治疗便秘型IBS的疗效。方法：按罗马标准Ⅱ选择58例便秘型IBS患者并将其随机分2组，对照组28例给予替加色罗（6 mg，每日2次），治疗组30例给予通幽清颗粒冲剂，疗程为4周。观察比较用药前后IBS症状（Bristol评分、腹胀、腹痛、排便困难、排便不尽、精神方面），通过结肠运输试验了解结肠动力改善情况，比较二者的有效率及治疗后仍选择原来药物的比例。结果：在治疗前后2组患者IBS症状评分，组间比较有明显差异（$P < 0.05$）；治疗后结肠动力改善方面，治疗组明显优于对照组（$P < 0.05$）；有效率及治疗后仍选择原来药物的比例治疗组亦明显优于对照组（$P < 0.05$）。结论显示，通幽清能快速明显缓解胃肠道症状、改善大便性状、减轻腹痛腹胀、增加大便次数、改善精神状态、增加结肠动力，是治疗便秘型IBS的有效方法，值得临床推广。

病案：郑某，女，25岁，因便秘20余年于2019年11月3日就诊。现症见大便干，3～4日一行，需排数次，伴腹胀，无腹痛，偶夹黏液。口干。舌质淡胖，有齿印，脉弦细。中医诊断：便秘（心脾两虚，气滞血虚，肠道失润）。治法：以益气养血，行气润肠通便为法。处方：当归15 g，党参15 g，茯神15 g，远志10 g，石斛20 g，玄参20 g，生地黄20 g，木香10 g（后下），乌药10 g，槟榔15 g，郁李仁15 g，地榆20 g，莱菔子20 g，甘草6 g。

2019年11月10日二诊：大便干，呈粒状，需排数次，每日一行，无腹胀，无腹痛，间有胸闷，口干。舌质淡胖，有齿印，脉弦细。守上方加薤白10 g，瓜蒌子15 g，柏子仁15 g，麦冬15 g，苦杏仁10 g。处方：当归15 g，党参15 g，茯神15 g，远志10 g，石斛20 g，玄参20 g，生地黄20 g，木香10 g（后下），乌药10 g，槟榔15 g，郁李仁15 g，地榆20 g，薤白10 g，瓜蒌子15 g，莱菔子20 g，甘草6 g，麦冬15 g，苦杏仁10 g，柏子仁15 g。

2019年11月17日三诊：大便干，呈粒状，无腹胀、腹痛，口干，间有胸闷心悸。舌质淡胖，有齿印，脉弦细。有阵发性室上性心动过速。守上方去石斛、莱菔子、苦杏仁，加柴胡、仙鹤草、赤芍、合欢皮。处方：当归15 g、党参15 g、茯神15 g、远志10 g、柴胡12 g、玄参20 g、生地黄20 g、乌药10 g、木香10 g（后下）、槟榔15 g、郁李仁15 g、地榆

20 g，甘草 6 g，薤白 10 g，瓜蒌子 15 g，柏子仁 15 g，麦冬 15 g，仙鹤草 10 g，赤芍 15 g，合欢皮 30 g。

2019 年 11 月 24 日四诊：大便呈条状，每日 1 次，无腹胀、腹痛，口干。无胸闷心悸。舌质淡胖，有齿印，脉弦细。有阵发性室上性心动过速。守上方去薤白，加黄芪 20 g，仙鹤草加至 30 g。处方：黄芪 20 g，当归 15 g，党参 15 g，茯神 15 g，远志 10 g，玄参 20 g，生地黄 20 g，木香 10 g（后下），乌药 10 g，槟榔 15 g，郁李仁 15 g，地榆 20 g，甘草 6 g，柴胡 10 g，瓜蒌子 15 g，柏子仁 15 g，麦冬 15 g，仙鹤草 30 g，赤芍 15 g，合欢皮 30 g。

按语：便秘的基本病机是邪滞大肠，腑气闭塞不通或肠失温润，推动无力，导致大肠传导功能失常。脾胃为气血生化之源。患者久病脾虚，气血不足，气虚则推运乏力，血虚则大肠不荣，故而出现便秘。气机郁滞，故腹胀；阴血不足，心神失养，胸闷、心悸、口干。舌质淡胖，有齿印，脉细为气血不足之象。脉弦为气机郁滞之象。故治疗上，宜以益气养血、行气润肠通便为法。组方拟归脾汤、四磨汤、增液汤加减化裁。二诊患者胸闷加薤白、瓜蒌子以宽胸行气润肠。三诊加柴胡、赤芍、合欢皮以行气疏肝。四诊加黄芪、仙鹤草以加强补气助运之功。

第四节 肠易激综合征的调护

1. 良好的认知有助于 IBS 的治疗 IBS 是功能性疾病，目前尚没有证据显示 IBS 可以直接进展成严重的器质性疾病或恶性肿瘤；该病症状容易反复发作，对患者的影响主要体现为影响患者的生活质量。本病应强调生活方式的调整。通过生活方式调整，以及适当的药物治疗，多数患者的 IBS 症状可以比较理想地得到改善。

2. 调整生活方式及饮食习惯 如减少烟酒摄入、注意休息、充足睡眠等行为可改善症状。IBS 患者应当避免长期过度劳累。在冬春季节尤需注意生活调摄，避免受凉；宜经常锻炼，传统的中医保健功法如太极拳等对调整胃肠功能有一定的作用。

限制的食物种类包括：①富含 FODMAP 等成分的食物；②高脂肪、辛辣、麻辣和重香料的食物；③高膳食纤维素食物可能对便秘有效（但对腹痛和腹泻不利）；④寒凉食物可能会加重腹泻；⑤一旦明确食物过敏原，应避免摄入含有该过敏原成分的食物。

对于便秘的患者，要养成定时排便的习惯。调查显示大部分人群的排便行为发生在早晨，男性一般在上午 7: 00 至 8: 00，女性则较男性晚 1 小时左右。另外，进餐后胃窦扩张、食物进入十二指肠诱发的胃结肠反射和十二指肠结肠反射均可促进结肠的集团蠕动，产生排便反射，有利于成功排便，因此建议便秘患者在晨起和餐后 2 小时内尝试排便。排便每次时间不超过五分钟。蹲位时腹压并无明显增加，且此时耻骨直肠肌放松，排便时的直肠肛角变大，有助于排便。集中注意力，减少外界因素的干扰。增加纤维素和水分的摄入。多喝水，多吃蔬菜、瓜果、粗纤维食物，避免辛辣、温燥饮食。增加体力活动，加强腹肌锻炼，避免久坐少动。规律的体育运动可缩短肠道传输时间，利于通便，有氧运动如步行、骑车等对改善便秘有效。除了运动受限外，便秘患者参与其他运动项目的频次和程度无严格限制，一般推荐运动量为 30 ~ 60 分钟 / 天，至少 2 次 / 周。

对于腹泻的患者，平时要养成良好的卫生习惯，不饮生水，忌食腐馊变质食物，少食生冷瓜果及饮料；不要吃油炸、油腻、辛辣、刺激的食物；居处冷暖适宜，避免受凉，并可结合食疗健脾益胃。一些急性泄泻患者可暂禁食，以利于病情的恢复；对重度泄泻者，应注意防止津液亏损，及时补充体液。一般情况下可给予流质或半流质饮食。

此外，IBS 患者应保持心情舒畅，培养积极的生活心态，避免不良情绪的刺激，必要时可向心理医师咨询；加强对 IBS 患者的心理疏导对缓解其症状发作、减轻症状、提高生活质量有一定的帮助。

3.发现报警征象，应及时就医，明确病因　有报警症状者应及时就医，并行相关检查，明确病因，防止其他器质性疾病的发生。

（康宜兵）

参考文献

[1] 中华医学会消化病学分会胃肠功能性疾病协作组，中华医学会消化病学分会胃肠动力学组 . 中国肠易激综合征专家共识意见（2015 年，上海）[J]. 中华消化杂志，2016，36（5）：299–312.

[2] 中国中西医结合学会消化系统疾病专业委员会 . 肠易激综合征中西医结合诊疗共识意见（2017 年）[J]. 中国中西医结合消化杂志，2018，26（3）：227–232.

[3] 中华中医药学会脾胃病分会 . 肠易激综合征中医诊疗专家共识意见（2017）

[J]. 中医杂志，2017，58（18）：1614-1620.

[4] 中华中医药学会脾胃病分会．泄泻中医诊疗专家共识意见（2017）[J]. 中医
杂志，2017，58（14）：1256-1260.

[5] 中华中医药学会脾胃病分会．便秘中医诊疗专家共识意见（2017）[J]. 中医
杂志，2017，58（15）：1345-1350.

[6] 中华中医药学会脾胃病分会．消化系统常见病肠易激综合征中医诊疗指南
（基层医生版）[J]. 中华中医药杂志，2020，35（7）：3518-3523.

[7] 吕永慧，汪运鹏．通幽清治疗便秘型肠易激综合征疗效观察 [J]. 中国中药杂
志，2008，33（6）：691-693.

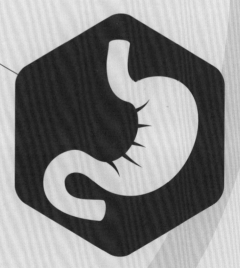

第八章

溃疡性结肠炎

第一节 现代医学对溃疡性结肠炎的认识

目前认为溃疡性结肠炎是具有易感基因的特定人群在多种因素的共同作用下，包括遗传因素、肠道感染、饮食因素、自身免疫因素等，机体产生的持续性、过激性、无法逆转的慢性非特异性炎症，病变主要限于结肠或直肠的黏膜和黏膜下层，以腹痛、黏液血便、腹泻为主要临床表现，其中黏液脓血便是最常见的症状，病程持续时间长，多反复发作，有可能癌变，是消化专业临床上的疑难症之一。

一、病因病机

溃疡性结肠炎发生、发展的病因和机制至今仍不清楚，大部分研究显示其与免疫功能异常、肠道屏障功能障碍、肠道菌群紊乱、遗传、精神、饮食等因素相关，其中免疫功能失常为最主要的因素。

（一）免疫功能异常

目前研究显示溃疡性结肠炎发生的主要病因是某些原因导致的自身免疫功能紊乱，溃疡性结肠炎患者肠壁内存在过度的免疫活动，损伤消化道，最终产生了免疫损伤效应。临床上溃疡性结肠炎患者多合并皮肤结节性红斑、眼葡萄膜炎、外周关节炎等肠外表现，这提示免疫因素在溃疡性结肠炎发病中起重要作用，也因此将其归于自身免疫性疾病一类。此外，糖皮质激素治疗溃疡性结肠炎取得满意疗效，主要因为激素有抗炎症和抑制免疫的作用，也从侧面表明溃疡性结肠炎发病与免疫功能异常有关。

（二）遗传因素

相关流行病学调查表明，溃疡性结肠炎发病率与血缘关系有相关性，同一家族的发病率明显偏高。不同种族之间的发病率也有较明显的区别，白种人的发病率比黑种人高。溃疡性结肠炎患者很可能具有某些相似的遗传基因，有关研究发现溃疡性结肠炎的遗传因素可能与多种相关基因异常有关，除 HLA-DR 外，细胞因子诸如肿瘤坏死因子也有研究显示与遗传相关。基于此，溃疡性结肠炎的基因治疗也指日可待，目前已经进行的研究是相关有效载体的选择，以及如何确保基因治疗的相对稳定和基因转导治疗的安全度、高效性等。

（三）精神因素

影响溃疡性结肠炎发病的精神因素被认为是人类高级精神活动，精神心理应激过程影响了免疫和神经、内分泌系统的调节作用，精神异常可能导致这些调节功能紊乱，通过脑-肠轴导致神经、内分泌及免疫因素相互产生过激反应。一部分学者认为精神心理因素参与了溃疡性结肠炎的发生和发展，还有相当多学者认为精神因素是导致溃疡性结肠炎临床反复发作的重要诱因，并且精神因素会严重影响整个病程中疾病的发展方向和对药物治疗的应答。

（四）肠道菌群紊乱

近年来不断有研究证实，肠道菌群紊乱是诱发溃疡性结肠炎等肠道疾病的重要原因，肠道菌群失调和腔内抗原是刺激胃肠道炎症产生的主要因素。溃疡性结肠炎患者的肠道菌群大部分都有明显的异常改变。肠道微生物是宿主与环境的媒介，肠道微生物可以通过影响5-羟色胺等神经体质的释放来影响肠道功能。研究显示，溃疡性结肠炎患者肠道内有益菌比例及菌群多样性明显低于健康人群。

（五）感染因素

在世界范围内，感染因素被医学家们普遍认为同溃疡性结肠炎的发病有着密切关系，但目前仍未能分离出一种明确的感染因子证明与溃疡性结肠炎发病有确切的因果关系。肠道病毒感染和肠道细菌感染是最常见的肠道感染。肠道常见的细菌感染原有类杆菌属和难辨状芽孢杆菌。相关研究显示肽聚糖等代谢物质能够诱导肠道内炎症介质的释放，从而使肠黏膜受到炎症攻击。

（六）其他因素

饮食习惯、环境因素、吸烟、生活习惯等也被相关研究证明与溃疡性结肠炎有密切关系。相关研究认为脂肪类、乳制品、肉类、糖分或与炎症性肠病（inflammatory bowel disease，IBD）发生率相关。高脂饮食参与溃疡性结肠炎发生的机制有改变肠道菌群、诱发变态反应、损伤肠道黏膜屏障、增强炎症反应等。

近年来有研究显示肠道血管微血栓也会导致溃疡性结肠炎的发病。肠道血管微血栓引起或加重肠黏膜的炎症、缺血及坏死，引发或加重溃疡性结肠炎病情。溃疡性结肠炎患者血栓的风险也较非溃疡性结肠炎患者高。

二、西医诊断

（一）诊断依据

1. 临床表现　有持续或反复发作的腹泻、黏液脓血便伴腹痛、里急后重等消化道症状和不同程度的全身症状。病程多在4~6周以上，可有关节、皮肤、眼、口，以及肝、胆等肠外表现。

2.结肠镜检查　病变多从直肠开始，呈连续性、弥漫性分布，表现为：①黏膜血管纹理模糊、紊乱、充血、水肿、易脆、出血及脓性分泌物附着，亦常见黏膜粗糙，呈细颗粒状；②病变明显处可见弥漫性多发糜烂或溃疡；③慢性病变者可见结肠袋囊变浅、变钝或消失，假息肉及桥形黏膜等。

3.钡剂灌肠检查　主要改变：①黏膜粗乱和（或）颗粒样改变；②肠管边缘呈锯齿状或毛刺样，肠壁有多发性小充盈缺损；③肠管短缩，袋囊消失呈铅管样或管腔狭窄。

4.黏膜病理学检查　活动期与缓解期有不同表现。

（1）活动期：①固有膜内弥漫性、慢性炎细胞及中性粒细胞、嗜酸性粒细胞浸润；②隐窝急性炎细胞浸润，尤其上皮细胞间中性粒细胞浸润、隐窝炎，甚至形成隐窝脓肿，可有脓肿溃入固有膜；③隐窝上皮增生，杯状细胞减少；④可见黏膜表层糜烂，溃疡形成，肉芽组织增生。

（2）缓解期：①中性粒细胞消失，慢性炎细胞减少；②隐窝大小形态不规则，排列紊乱；③腺上皮与黏膜肌层间隙增大；④潘氏细胞化生。

5.手术切除标本病理检查　可发现肉眼及组织学上溃疡性结肠炎的上述特点。

（二）诊断标准

1.诊断标准　在排除细菌性痢疾、阿米巴痢疾、慢性血吸虫病、肠结核等感染性结肠炎及结肠克罗恩病、缺血性结肠炎、放射性结肠炎等的基础上，可按下列诊断标准诊断。

（1）根据临床表现和结肠镜检查3项中一项和（或）黏膜活检支持，可诊断本病。

（2）根据临床表现和钡剂灌肠检查3项中一项，可诊断本病。

（3）临床表现不典型而有典型结肠镜或钡剂灌肠改变者，也可以临床拟诊为本病，并观察发作情况。

（4）临床上有典型症状或典型既往史而目前结肠镜或钡剂灌肠检查并无典型改变者，应列为"疑诊"并随访。

（5）初发病例、临床表现和结肠镜改变均不典型者，暂不诊断溃疡性结肠炎，可随访3~6个月，观察发作情况。

2.完整诊断　完整的诊断应包括其临床类型、严重程度、病变范围、病情分期、肠外表现及并发症。

（1）临床类型：初发型、慢性复发型、慢性持续型、暴发型。初发型指无既往史而首次发作；暴发型症状严重，血便每日 10 次以上，伴全身中毒症状，可伴中毒性巨结肠、肠穿孔、脓毒血症等并发症；慢性复发型症状相对较轻，治疗后常有长短不一的缓解期，与发作期交替发生；慢性持续型首次发作后肠道症状持续数月或数年，可伴有肠外症状，期间可有急性发作，与慢性复发型相比，此型结肠受累较广泛，病变多呈进行性。除暴发型外，各型可相互转化。

（2）严重程度分级：①轻度，患者腹泻每日 4 次以下，便血轻或无，无发热、脉搏加快或贫血，血沉正常。②中度，介于轻度和重度之间。③重度，腹泻每日 6 次以上，明显黏液血便，体温在 37.5 ℃以上，脉搏在 90 次/分以上，血红蛋白＜ 100 g/L，血沉＞ 30 mm/h。

（3）病变范围：可为直肠、直乙结肠、左半结肠、右半结肠、全结肠。

（4）病情分期：活动期、缓解期。

（5）肠外表现及并发症：肠外可有关节、皮肤、眼部、肝胆等系统受累，并发症可有大出血、穿孔、中毒性巨结肠、癌变等。

（6）主要症状及肠黏膜病变轻重分级见表 8-1。

表 8-1　主要症状及肠黏膜病变轻重分级

主要症状及肠黏膜病变	一级（+）	二级（++）	三级（+++）
腹泻	＜ 3 次/日	3 ~ 5 次/日	＞ 6 次/日
脓血便	少量脓血	中等量脓血	多量脓血或便鲜血
腹痛	轻微，隐痛，偶发轻，便后消失	中等度，隐痛或胀痛，每日发作数次	中度，剧痛或绞痛，反复发作
肛门下坠	轻度	中等，便后略减轻	重，便后不减轻
充血水肿	无或轻度	中等度	重度
糜烂	无或散在分布数量＜ 3 个，周边轻度红肿	中等度，可伴有出血	重度，触之有明显出血
溃疡	无或散在分布数量＜ 3 个，周边轻度红肿	散在分布数量＞ 3 个，周边明显红肿	分布多，表面布满脓苔，周边显著红肿

（三）西医治疗

临床上西医治疗方法主要包括药物治疗和手术治疗两大类。

1.传统药物治疗　当前溃疡性结肠炎的西医治疗，集中于炎症的控制和免疫紊乱的调节，以便有效地控制疾病的发作。用于治疗溃疡性结肠炎的三种传统药物是氨基水杨酸、糖皮质激素和免疫抑制剂。它们的主要药理作用是调节或抑制过度的免疫反应，是治疗溃疡性结肠炎的主要西医药物。

（1）水杨酸制剂：柳氮磺胺吡啶（salicylazosulfapyridine，SASP），作为传统的水杨酸类制剂，通常用于治疗轻至中度溃疡性结肠炎患者。其副作用主要有不同程度的胃肠道反应、肝毒性、头痛、白细胞减少、贫血等，约30%患者对SASP不耐受，这限制了临床上的大剂量长期应用。5-氨基水杨酸（5-amino salicylic acid，5-ASA）作为新型的水杨酸制剂，临床疗效同SASP相当，但相比SASP副作用显著减少，患者耐受性明显升高。

（2）糖皮质激素：糖皮质激素是治疗溃疡性结肠炎的经典药物，用于中至重度急性发作期溃疡性结肠炎，或暴发型溃疡性结肠炎，以及对水杨酸类药物效果不佳的溃疡性结肠炎患者。例如，泼尼松龙和氢化可的松等能够较快缓解临床症状，疗效显著，但长时间使用容易导致水钠潴留、感染风险增加、神经精神症状、缺血性骨坏死、库欣综合征和小儿发育异常等，且不能防止复发，因此临床上不能长期或反复使用。新型灌肠制剂较传统口服糖皮质激素，有全身副作用较小的优势，但价格昂贵。

（3）免疫抑制剂：免疫抑制剂通常用于治疗激素依赖型溃疡性结肠炎患者，常用的免疫抑制剂有硫唑嘌呤、6-巯基嘌呤及甲氨蝶呤，但由于该类药物起效较慢，起效时间为12~16周，且毒性较大，特别是对血液系统、肝肺功能影响较大，具有潜在致死性，因此，不适用于疾病急性期治疗，这在很大程度上限制了免疫抑制剂在临床上的使用。随着药理科学技术的发展，具有很强免疫抑制作用的环孢素在20世纪70年代从真菌代谢产物中被提取出来，它具有相对较短的起效时间，主要用于激素治疗无效的重症患者。可替代糖皮质激素作为安全有效的治疗溃疡性结肠炎的药物，但长期使用仍需密切随访，监测可能的药物不良反应，如肾毒性、癫痫发作、电解质改变、二重感染等。

（4）生物制剂：近年来，随着溃疡性结肠炎发病机制研究的进一步发展，生物制剂已应用于IBD，并且溃疡性结肠炎治疗模式也发生了巨大变化，生物制剂已经成为治疗中重度溃疡性结肠炎的药物选择。现在临床上使用的生物制剂有英夫利昔单抗、阿达木单抗等，是目前治疗溃疡性结肠炎的新兴药物，其中英夫利昔作为第一种用于治疗溃疡性结肠炎的抗肿瘤坏死因子-α的拮抗剂，已经在临床中相对广泛地应用于治疗溃疡性结肠炎。新的生物制剂的不断涌现带给患者溃疡性结肠炎治疗效果提升的同时，也带来了未知的风险，目前生物制剂昂贵的价格也是一个令人关注的社会问题。

（5）微生态制剂：肠道微生态在溃疡性结肠炎的疾病发展中也起着一定作用。当肠道微生态平衡遭到破坏时，肠道通透性和肠黏膜屏障被破坏，导致溃疡性结肠炎的发生或加重。微生态制剂主要包括：益生元、益生菌和合生元。微生态制剂可以迅速建立并维持肠道内菌群的平衡，达到调节肠道菌群、减少肠道内毒素的产生、减轻肠道炎症的目的。作为溃疡性结肠炎的辅助治疗，微生态疗法对活动期或缓解期溃疡性结肠炎均安全、有效、副作用少，具有良好的发展前景。国内有不少医院开展了菌群移植治疗（fecal microbiota transplantation，FMT），对治疗溃疡性结肠炎有肯定的疗效。肠道菌群移植是通过提取健康人粪便中的有益的、功能性肠道细菌，通过消化道途径注入患者肠道内，在短时间内改善受体肠内菌群的平衡和稳定，以便正常菌群可以在患者的肠内定植和繁殖，从而迅速改变受体肠道的菌群微生态，并达到治疗效果的方法。给药方式包括鼻胃或空肠营养管、制成胶囊、胃镜、保留灌肠、下消化道内镜等。

2. 手术治疗 部分严重溃疡性结肠炎患者最终无法避免手术。溃疡性结肠炎的发病部位局限于结肠和直肠，所以手术治疗在某种程度上是从根本上治愈溃疡性结肠炎。溃疡性结肠炎手术治疗有严格的适应证，也有致命的并发症。如穿孔、内科无法治愈的大出血、癌变及高度疑为癌变是外科急诊手术治疗的绝对适应证，对合并有内科治疗无效的中毒性巨结肠的重度患者，需要紧急手术。择期手术治疗适用于严重影响生活的慢性持续型溃疡性结肠炎且已经对系统药物治疗无效的患者及无法耐受糖皮质激素副作用的重度溃疡性结肠炎患者。也许在将来，随着更多内科药物的发明，甚至基因治疗的发展，溃疡性结肠炎的外科治疗在临床上将逐渐减少甚至消失。

第二节 溃疡性结肠炎的中医诊治进展

一、中医对溃疡性结肠炎病名的认识

古代中医学家对本病的病名认识并没有达到统一。搜索相关古籍及文献，虽然没有发现中医学中有"溃疡性结肠炎"这个明确的病名，但早在东汉、战国时期就有相关的病名和临床表现的描述，《黄帝内经》中记载了与溃疡性结肠炎表现相符的病名，称为"肠澼""赤沃"，还列出了该病的特征表现，如泄泻、里急后重和脓血便等。唐代孙思邈称本病为"滞下"。巢元方在《诸病源候论》中首次提出"休息痢"这个病名，"休息痢者，其痢乍发乍止"。到清代已有医家记载肠溃疡相关描述："肠中脂膜腐败，由腐败而至于溃烂，是以纯下血水杂以脂膜，即所谓肠溃疡也。"

二、中医对溃疡性结肠炎病因病机的认识

溃疡性结肠炎的病位在大肠,其致病之本在于脾,与肝、肾、肺等脏器有关。溃疡性结肠炎的发病原因分为内因和外因,内因包括情志内伤、脾虚、瘀血等;外因主要是湿热之邪或疫毒之邪侵入人体。脾虚为溃疡性结肠炎疾病发生的根本,湿热邪毒、瘀血为本病发病之标,缓解期以虚为主,活动期以实为主,活动期主要以大肠湿热多见,缓解期主要是脾肾阳虚多见,血瘀可见疾病的大部分病程,又与"湿、热、毒"相互转化。

(一)内伤七情

临床中常见溃疡性结肠炎的发生及病情变化均与情志因素有关。肝主疏泄,为刚脏,肝气条达则脾胃运化正常。恼怒忧郁或者情志紧张,容易引起肝气郁结,肝气犯脾,导致脾气失于健运,或忧思抑郁,脾运不畅,导致水谷不能正常运化,聚而为湿,湿阻胃肠,气机不畅,气滞血瘀,损伤脉络,导致腹泻和黏液血便发生。朱立等认为情志失调与溃疡性结肠炎的发生有关,通常是与肝、脾、肺有关,研究发现,情志变化对很多溃疡性结肠炎患者的病情影响明显,如遇怒而致肝郁或肝亢,肝气犯脾,或肝失疏泄,脾气失于健运,脾胃失和,水谷滞而为湿,湿不能运化,停于体内,日久郁而化热,湿热之邪阻于肠中,阻滞脉络,肉腐血败,出现了泄泻、黏液便、血便等症状。

(二)脾胃虚弱

脾胃是仓廪之官,脾主运化,脾为气血化生之源,后天之本,胃主降浊,脾胃为气机升降之枢纽。若脾胃健运功能正常,则气血津液运行有序,若脾胃受伤,脾气虚弱,则会导致机体运化功能减弱,水液不能运化,致其聚而为湿,而见泄泻;脾主肌肉,脾不足则难以修复肠黏膜;脾虚亦可导致无力摄血,临床表现为血便。标实为湿、热、痰、瘀,以湿邪为主,因湿性重浊黏滞,故溃疡性结肠炎发病多较缓慢,病程通常较长。

(三)饮食不节

胃主受纳水谷,为水谷之海,脾主运化,为仓廪之官,如果饮食不控制,恣食膏粱厚味、过食生冷之物,会损伤脾胃运化功能,导致其不能正常运化水谷精微,水津不布,大肠传导异常,气滞不畅,不通则痛,可发作为腹痛和溏泄。

(四)瘀血内阻

病久入络,气血与湿热邪毒相结,凝滞于里,从而导致气血运行不畅,

气滞而血瘀。黏液血便是溃疡性结肠炎主要临床表现，病情常反复发作，瘀血在体内，与气相搏，气滞血瘀阻于脏腑经络，侵入肠内，可导致肠道血败肉腐，而见黏液血便。缪志伟在临床中从瘀论治溃疡性结肠炎，自拟白血汤临床疗效显著，指出瘀血是溃疡性结肠炎的"久痢之根"。

（五）感受外邪

《难经》谓："湿多成五泄。"不但是湿邪，六淫之邪都可以和溃疡性结肠炎的发病相关，其中关系最密切的外邪还是湿邪，其余常见的还有寒邪、热邪、暑邪等。湿邪最能引起本病。《杂病源流犀烛》云："湿盛则飧泄，乃独由于温耳。不知风寒热虚，虽皆能为病，苟脾强无湿，四者均不得而干之，何自成泄？是泄虽有风寒热虚之不同，要未有不源于湿者也。"此文指出湿邪常与其他风寒热之邪一起，阻碍气机，使运化功能受损，大肠传导异常，清浊不分，从而出现泄泻、黏液脓血便等。

三、中医治疗

（一）辨证分型治疗

1987 年中华中医药学会在全国肛肠学分会溃疡性结肠炎学术会议上研究和讨论出了首个溃疡性结肠炎中医辨证分型的国内标准。其将辨证分型划分为虚实两类，其中虚证有阴血亏虚型和脾肾虚弱型，实证可分为气滞血瘀型和湿热内蕴型两种。此次学会制定的首个溃疡性结肠炎中医分型标准简单明了，易于医生较好掌握和临床的推广运用，但又存在过于简略和不细致的缺点，只有最常见的少数几个证型，不能满足临床上的需要。中华中医药学会脾胃病分会在 2009 年制定了《溃疡性结肠炎中医诊疗共识意见》，将本病辨为六种证型，即大肠湿热型、肝郁脾虚型、脾肾阳虚型、脾虚湿蕴型、阴血亏虚型和寒热错杂型。2017 年该学会又对《溃疡性结肠炎中医诊疗共识意见》进行了更新，调整了原有的分型标准，将原来划分的六个证型增加到了七个，增加了热毒炽盛证型。1992 年在山西临汾召开的中国中西医结合学会第四届全国学术交流会上，拟定了《慢性非特异性溃疡性结肠炎中西医结合诊断、辨证和疗效标准（试行方案）》，并在 2003 年对原有的方案进行了修改和更新，形成了新的《溃疡性结肠炎中西医结合诊治方案（草案）》。更新的方案分为六个常见的中医证型，首次提出在确定中医分型时，可以有两个证型同时存在，如果两个证型是相等而不分主次的就是复合证，如果是其中某个证型为主要，另外一个证型为次要的就是兼证型。该学会消化专业委员会于 2010 年和 2017 年分别制定和修订了《溃疡性结肠炎中西医结合诊疗共识意见》，2017 年版诊疗共识里中医证型包括大肠湿热型、瘀阻肠络型、脾虚湿阻型、寒热错杂型、脾肾阳虚型、肝郁脾虚型和热毒炽盛型七个证型。中国中西医结合学会消化专业委员会制定了主要症状标准和肠黏膜的分级标准，列出了标准证候，还标明复合证和兼证型的判断，总体来说相对全面。国家中药新药临床研究指导原则关于溃疡性结肠炎中医证候诊断标准，基本参照中国中西医结合学会消化专业委员会制定的分型标准，包括湿热内蕴证、脾胃虚弱证、脾肾阳虚证、肝郁脾虚证、阴血亏虚证和气滞血瘀证。国家中药新药研究指导原则非常翔实地量化了本病的临床症状并进行了症状的分级。该原则中溃疡性结肠炎的中医辨证分型，基本同中西医结合学会 2003 年的辨证标准。

国内除了三个专业学会和组织制定的辨证分型标准外，还有许多医家根据自己总结或研究辨证分型进行治疗。岳宏等通过检索溃疡性结肠炎相关临床研究和文献研究的文章，共检索出涉及溃疡性结肠炎中医症状的文献 683 篇，将收集到的 443 个证型进行整理，最后总结出 93 个证型，其中脾肾阳虚（出现频率 17.68%）、湿热（出现频率 12.59%）、肝郁脾虚（出现频率 12.16%）排前三位。罗云坚认为贯穿溃疡性结肠炎病程的病机是"瘀血阻滞"和"伏毒内停"，所以建议将活血祛瘀和祛除体内伏毒的疗法贯彻整个溃疡性结肠炎病程。

（二）专方专药

许多医家在临证中积累了治疗溃疡性结肠炎的临床用药及治疗经验，创新了许多治疗溃疡性结肠炎的特色途径，或者运用自己创新的处方或者独特的药物制剂，来治疗溃疡性结肠炎某个或某些证型，也取得了一定的临床效果。张雅明自拟的清肠健脾方，具有清热化湿、健脾益气的作用，治疗溃疡性结肠炎脾虚湿热证患者，临床疗效确切。余晓珂自拟清肠化湿方，用于治疗溃疡性结肠炎辨证属于湿热内蕴者，并根据临床症状进行加减，结果显示自拟清肠化湿方不但可以降低患者中医证候积分，还能够显著降低患者肠镜下黏膜积分，降低复发率、不良反应率。张杨等用肠愈宁治疗活动期溃疡性结肠炎大肠湿热证患者，结果显示这不仅可以改善临床症状和肠镜下黏膜表现，还可明显降低入组患者的血清 CRP、IgG 水平。

（三）中药灌肠

周鹏飞等用自制溃结 Ⅱ 号灌肠方，治疗溃疡性结肠炎远端病变者，发现可以有效减轻发作期症状，缓解脓血便，改善大便性状，减小溃疡面，修复受损黏膜，恢复结肠功能。彭俊付等搜集中国知网、CBM、VIP、PubMed 和万方等数据库，查找采用中药制剂灌肠来治疗溃疡性结肠炎相关的随机对照试验，综合评价其治疗溃疡性结肠炎的临床疗效，对其中符合研究标准的 28 篇文章进行分析，结果提示该疗法不仅能够改善患者症状，还能降低溃疡性结肠炎反复发作的概率，同时在临床不良反应和安全性方面有明显的优势。

（四）其他中医疗法

针刺及灸法、穴位埋线、穴位注射、中药敷贴等治疗溃疡性结肠炎也有确切的疗效。现代研究发现针灸可提高体内内源性吗啡样物质的水平，并抑制炎性物质释放，促进其吸收，起到良好的镇痛消炎作用。同时针刺还能促进全身和局部的血液微循环。实验研究及临床研究均表明，针刺疗法可增加细胞黏附因子的含量，从而促进炎症细胞的吸收，减少肠道组织的损伤，促进溃疡性结肠炎的愈合。丛龙玲等应用针刺配合院内制剂肠炎清治疗溃疡性结肠炎，取穴大肠俞、大肠募等，配穴脾俞、合谷等，结果显示针刺联合肠炎清治疗大肠湿热证活动期溃疡性结肠炎具有良好的临床疗效，能明显改善患者临床症状，降低相关炎症因子和免疫球蛋白的水平，更好地促进患者肠黏膜的恢复。

四、预防调护

《灵枢·本神》中有"故智者之养生也，必顺四时而适寒暑，和喜怒而安居处，节阴阳而调刚柔。如是，则辟邪不至，长生久视"，指出养生应当做到顺应季节变化，避免喜怒忧思，顺应大自然的阴阳之时。养生强调避风寒，慎起居，畅情志，调饮食，而溃疡性结肠炎的预防调护一直是临床中强调的一个重要方面。饮食上既要有充分合理的营养，又要减轻溃疡性结肠炎患者胃肠道的负担。急性发作时以无渣、半流质饮食为原则，每次进食不宜过多；病情较重时需禁食，给予静脉营养，使肠道得到及时的休息。缓解期也要注意饮食控制，基本要以清淡、易消化饮食为主，限制食用粗纤维食物，忌冷饮及辛辣、刺激性食物。张荣欣研究发现，根据辨证分型分类进行护理，培养患者形成正确的饮食观念，并具体指导日常饮食，可缩短溃疡性结肠炎的治疗时间，并能减少复发。汪水芝等根据溃疡性结肠炎患者心理状况，在常规治疗的同时，进行相对应的饮食调护和心理干预治疗，结果显示加用心理疏导和饮食调护的观察组比未予相关心理和饮食调节的对照组恢复情况更佳。

第三节　吕永慧教授治疗溃疡性结肠炎的经验心得

吕教授从事临床工作三十余年，对疑难疾病尤其是"溃疡性结肠炎"进行了长达二十余年的持续深入的临床研究工作，临床中通过中西医结合治疗使溃疡性结肠炎患者达到了尽快控制发作、长期维持缓解、预防复发的目的。

吕教授认为溃疡性结肠炎不论是反复发作，还是初发，病因多数为感受湿热之外邪或脾虚内生湿邪，湿邪日久热化，湿热胶结，最终发展为脾虚湿热。临证中结合理论、实践，采用整体与局部相结合，辨病与辨证相结合的方法，并自主创新研制了纯中药制剂肠炎清系列治疗溃疡性结肠炎，效果显著，并产生了良好的社会效益。1994 年自主研制的肠炎清合剂具有清热燥湿、健脾益气、活血化瘀、理气止痛、收敛止血、生肌护膜的作用，治疗以湿热内蕴型为主，或兼有脾气虚，或兼有血瘀的溃疡性结肠炎患者，起到了显著的疗效。特别是对于重症溃疡性结肠炎使用中西医结合治疗，取得了非常好的效果，受到了患者的好评。通过动物实验及临床观察，获得了相关结论：肠炎清具有止泻、抑菌、止血、止痛作用，能有效改善和修复多种原因导致的肠黏膜损伤，显著增强 IL-10 表达，减少 ICAM-1 的表达，可增强机体的抗氧化能力，调节紊乱的免疫功能，降低肠黏膜通透性，降低体内 D- 乳酸水平，对肠黏膜的屏障功能有一定改善作用，减轻患者的症状，相关研究为肠炎清的疗效机制提供了依据。

一、病因病机

（一）起病标实为主，久病本虚标实

吕教授认为，溃疡性结肠炎的发生或因饮食不节，湿从内生；或因外感湿热，湿滞日久，湿久化热，湿热熏蒸，壅滞肠间，湿热与气血相搏结，使肠道传导失司，气凝血滞，脂络受伤，腐败成疡，而为脓血，见痢下赤白；气机阻滞，则腑气不通，不通则痛，发为腹痛、里急后重。本病无论是初发期，还是反复发作期，多见湿热标实证，症见肛门灼热、大便黏滞、腹部胀满、舌质偏黄、苔黏腻、尿色赤等。湿性重浊黏滞，妨碍气机，气机不畅，所以溃疡性结肠炎发生发展过程中长期存在气机不畅、气血阻滞。本病病程反复迁延，病久则致脾气亏虚，脾虚则不能正常运化水谷，水湿不化，停于体内，湿邪郁久化生为热。病机方面湿热与脾虚互为因果，彼此之间又交互影响。

（二）缓解期多脾肾俱虚，夹湿夹瘀

肾为先天之本，脾为后天之本，在生理功能上脾肾二者相互补充，使得正气充足，邪不可干，诸病不染；在病理上二者又交互影响，导致一系列疾病的发生。正如《景岳全书》所说："或先伤于气，气伤必及于精；或先伤于精，精伤必及于气。"久泻伤精耗气，导致脾肾并虚，疾病更难治愈。此外，吕教授认为，血瘀为局部的病理变化，瘀血是本病的病理特征。因本病病程较长，或气虚不能帅血运行，气虚血瘀；或由于气滞、寒凝、热瘀等病邪阻滞气血，肠络失和，而脂膜受损，血败肉腐，内溃成疡，倾脂刮膜，下痢赤白出现黏液血便。因此瘀阻肠络，影响气化运行亦是不可忽视的病理之一。吕教授通过研究溃疡性结肠炎患者的血液流变学等相关指标，得出结论：患者血液浓稠度等指标均有增高，这与中医的瘀血证是相一致的。

二、辨证分型

（一）围绕主证辨证

腹痛症状，如患者喜暖喜按，为虚寒；如患者喜凉畏热，为实热。黏液血便症状，如患者大便以黏液为主，属湿，病在气分；如患者大便以血为主，病性偏热，病在血分。里急后重者有虚和实的区别，实者为邪实壅滞、热邪内迫；虚者多为中虚下陷、营阴不足。

（二）根据临床分型、分期进行辨证

溃疡性结肠炎患者在不同的病程阶段，其证型亦有区别，治法也有差别，还要分清标本缓急。本病发病的初期多为湿热互结之标实，发病日久则虚实俱见，慢性缓解期多为脾肺肾亏虚。初发型、暴发型溃疡性结肠炎临证中以标实为主，以大肠湿热型最多见；慢性复发型、慢性持续型溃疡性结肠炎，因病久邪气留恋，脾胃功能受损，水津不布而为湿，湿邪与脾虚二者互相影响，导致溃疡性结肠炎反反复复的发作，故临床中以脾虚湿蕴型多见。活动期多见实证，如大肠湿热型、气滞湿阻型。缓解期以虚证为主，如脾胃虚弱型、脾肾阳虚型等。溃疡性结肠炎发病阶段不同，采用的治法亦有不同，须分清标本缓急，急则治其标，缓则治其本。

三、治则治法

（一）标本同治

溃疡性结肠炎属本虚标实之证，本虚是指脾虚，标实多为湿热瘀滞。

本病的中医治疗在标本同治时，注重健脾益气，还可佐用固肾之法，使肾阳能够温运脾土，脾气充足则其运化功能也正常；在治疗湿热瘀滞时，治法予清热解毒化湿，活血祛瘀等，达到祛邪实的目的。

（二）分期治疗

活动期以脏毒、湿、瘀为标，久则肠络腐败，化为脓血，治疗以清热化湿解毒、凉血止血为主，佐以理气、活血化瘀，忌用收涩之品，以免闭门留寇。活动期最常见的是大肠湿热证，治法以祛湿清热、凉血止血为主，可选用白头翁汤、芍药汤、香连丸等加减，加用白蔹、三七粉以化瘀生肌。临证中应中病即止，长期使用会损伤胃气。缓解期治疗当注重扶正和标本同治。本病病程长，易复发，缓解期多见脾气虚和肾阳虚，治法应当以健脾益气、温补肾阳为主，同时根据病证不同酌情加用通络、收涩、行气的中药。脾胃虚弱证多予参苓白术散健脾益气，可合香连丸，并根据不同病证加减；脾胃虚寒证可以用温里祛寒的加味理中汤；病久及肾，当以温肾暖脾、涩肠固泻为法，方选附桂理中汤或四神丸随证加减；本病常兼有瘀邪，可加用三七、白蔹以化瘀和敛疮生肌。

（三）注重健脾化湿

《景岳全书·泄泻》曰："泄泻之本，无不由脾胃。"《温热经纬·薛生白湿热病篇》曰："湿热病，属阳明太阴经居多。中气实则病在阳明，中气虚则病在太阴。"脾虚与湿邪常存在于整个溃疡性结肠炎的发病发展过程。湿邪是本病发生的主要因素，溃疡性结肠炎发病多因感受湿热之外邪或脾失健运，湿邪从内而生。湿邪和脾虚这两个因素亦因亦果，并且相互影响。因此，脾气虚在整个溃疡性结肠炎疾病的病程中起到非常重要的作用，因此，在整个疾病病程的治疗中，益气健脾也占据重要地位，正如张仲景所说"四季脾旺不受邪"。用药上大肠湿热证多用白头翁、黄连、败酱草等；肝郁脾虚证多用党参、陈皮、白术等；脾虚湿阻可用党参健脾补气，茯苓、白术渗湿燥湿等；脾肾阳虚证以党参、白术、豆蔻等；寒热错杂证多用黄连、黄柏、肉桂、炮姜等；阴血亏虚证多用当归、太子参等。

（四）注重理气，化瘀生肌

六腑以通为用，通则不痛，气血调和也；痛则不通，气血瘀滞也。本病不论何种证型，均可致气滞、血瘀。在祛湿、清热、解毒的同时，可酌情加用行气的中药，常用的有木香、槟榔等；或活血化瘀之品，如白及粉、三七片、丹参等；注重固本，补气血，可用黄芪等益气生肌，以助气血生化之源，同时亦可扶正固本，补益机体正气，从而增强机体免疫力，达到"正气存内、邪不可干"的效果。

（五）内治法与外治法相结合

1. 中药外敷　用吴茱萸、干姜等自制热敷方，外敷肚脐或者腹痛最显著的地方，用于治疗属于溃疡性结肠炎寒证患者，每日治疗 1～2 次；用黄柏、大黄等自制寒敷方，外敷肚脐或者腹痛最显著的地方，用于治疗溃疡性结肠炎热证患者，每日治疗 1～2 次。

2. 保留灌肠　溃疡性结肠炎活动期在临床上分型多见大肠湿热兼脾虚证。吕教授自行研制的院内制剂肠炎清，可用于保留灌肠和口服，适用于溃疡性结肠炎大肠湿热、脾虚湿蕴、寒热错杂等证型，用药方法为每次取肠炎清药液 100 mL 或 150 mL 保留灌肠，每日一次，严重者可加至两次。保留灌肠可以使肠炎清药液直接通过结肠黏膜进行吸收，增加了局部药物的吸收性和有效性，从而起到临床效果。经临床研究表明，肠炎清治疗溃疡性结肠炎的总有效率达 89.7%，高于口服 SASP 的对照组，其中临床症状的改善、肠黏膜的改善、肠黏膜病理组织学的改善均高于 SASP 组。

四、预防与调护

中医治疗疾病更加注重预防，包括积极地预防疾病的发生和预防疾病的不良变化。重视早期干预治疗对提高临床的治疗效果和减少康复后的复发具有重大影响。溃疡性结肠炎具有病程相对较长，病情容易反反复复的特点，原因通常和依从性差、焦虑、精神压力大，饮食不节制及不规范的用药等有关。因此，在日常生活中溃疡性结肠炎患者应尽量保持心情舒畅，避免暴饮暴食，饮食应清淡易消化，适量运动，注意休息。

五、病案举例

病案一：黄某，女，60 岁，2020 年 5 月 25 日初诊，因"解黏液血便 1 年，加重 2 周"来我院门诊就诊，患者曾于 2019 年 7 月 23 日在外院行肠镜示：直肠溃疡，确诊为溃疡性结肠炎，曾服用西药美沙拉嗪，后黏液血便量明显减少。近 2 周来，患者饮食不节，进食生冷后，腹泻便溏，大便质稀，量少，每日 4～7 次，伴里急后重，肛门坠胀，夹有黏液血便，无腹痛，口服双歧杆菌稍减，纳可，胃纳欠佳，眠差，大便次数增多。舌质偏暗，苔薄有津，脉细涩。辨为脾虚湿热证，疾病日久，损伤脾阳，水湿运化不利，内聚于肠，发为泄泻，脾气虚损，固摄血液失司，血液外渗，则便中带血，湿邪日久化热，则见里急后重，予参苓白术散加减。处方：党参

20 g，白术 15 g，茯苓 15 g，砂仁 10 g，黄芩片 10 g，黄连 6 g，败酱草 15 g，姜黄 6 g，地榆 15 g，薏苡仁 15 g，大枣 10 g，甘草 6 g。7 剂，水煎服，每日 1 剂，分 2 次温服。方中党参、白术、茯苓健脾益气渗湿，薏苡仁健脾利湿止泻，黄芩、黄连、败酱草清热凉血止痢，地榆凉血止血，大枣健脾益气，砂仁行气和胃，患者舌暗，加用姜黄活血行气，甘草健脾和中，调和诸药。

2020 年 6 月 1 日二诊：患者症状明显减轻，大便每日 3 次，成形色黄，少许黏液，无肉眼血便，无腹痛，无里急后重，无肛门坠胀感，纳眠可，小便正常，舌质淡红，苔薄白，边有齿痕，脉细弦。上方减地榆，加黄芪 15 g。

2020 年 6 月 15 日三诊：患者大便成形，日解 2 次，无血便，偶夹有少许白色黏液，无腹痛，无里急后重，无肛门坠胀，舌淡红，苔白，左脉细弦，右脉稍滑。上方减砂仁，加豆蔻 6 g，黄芪加量至 30 g。

按语：参苓白术散出自太平惠民和剂局方，为治疗脾虚湿盛导致泄泻的主方。溃疡性结肠炎通常症状反复发作，病程迁延难愈。起病初期多以湿热为主，病久则伤脾胃。脾胃功能受损，运化不利，水湿不能及时运化，停聚于内，下注于肠，则生腹泻；气虚不能固摄血液，则发为便血。与急性期相比，病证虽同见腹泻、间杂鲜血，但寒热虚实已经转化。吕教授认为，溃疡性结肠炎病程长，证候变化多样，可见多种证型相兼为患，所以临床上治疗本病时应更加灵活的辨证选方用药，可不必过分拘泥。

病案二：林某，男，30 岁，2019 年 8 月 12 日初诊，因"反复解黏液血便半年，加重 1 个月"来我院门诊就诊，患者于半年前无明显诱因出现腹泻腹痛，解黏液血便，日行 6～7 次，遂于当地医院就诊，行肠镜及病理诊断为"溃疡性结肠炎"，予美沙拉嗪肠溶片口服，但治疗效果欠佳，症状反复发作。1 个月前患者再次出现解黏液血便，每日 6～7 次，伴下腹痛，里急后重、肛门灼热坠胀感，时有肠鸣，口干口苦，食欲欠佳，寐可，小便黄，舌质红，苔黄腻，脉弦滑。辨证属大肠湿热。处方：白头翁 15 g，黄芩 15 g，茯苓 15 g，紫珠草 30 g，黄柏 15 g，白芍 15 g，薏苡仁 15 g，防风 15 g，绵茵陈 15 g，砂仁 5 g，延胡索 15 g，藿香 10 g。7 剂，水煎服，每日 1 剂，分 2 次温服。方中白头翁清热燥湿，解毒止痢，黄柏苦寒，清热燥湿，黄芩清热解毒，绵茵陈清热利湿，薏苡仁健脾利湿止泻，紫珠草凉血止血，白芍、延胡索止痛，防风祛风除湿，砂仁、藿香化湿行气。

2019 年 8 月 19 日二诊：大便仍有少许黏液，偶见血便，大便每日 3～4

次，腹泻较前明显减轻，无明显腹痛，余不适症状均有改善，纳寐可，舌淡，苔薄白，脉沉细。考虑患者目前大便仍带有少许黏液及脓血，为热伤血络，故于上方加槐花 15 g，地榆炭 15 g 以凉血、止血、止痢，继续服用 7 剂，煎服法同前。

2019 年 8 月 26 日三诊：大便质软成形，每日 1 ~ 2 次，未见明显黏液脓血样便，无明显腹泻腹痛、里急后重及肛门坠胀感，纳寐可，舌质淡、苔薄，脉细。上方去黄柏、紫珠草、延胡索，加党参 15 g，黄芪 15 g，继服 14 剂，煎服法同前。嘱患者畅情志，调饮食，避免过度疲劳。

按语：白头翁汤为伤寒论中的方剂。溃疡性结肠炎多以湿热为主要致病因素，治疗当从此着手。慢性非特异性溃疡性结肠炎患者急性发作时，湿热毒邪为主要致病因素，故以清热解毒止痢的白头翁汤加减。该患者既往有溃疡性结肠炎半年余，初期湿热毒邪内蕴肠腑，应为实证，湿热毒邪与气血相结合，损伤肠道脂络而成下痢，三诊时患者症状基本消失，病情进入缓解期，应加强扶正之功，故加党参、黄芪以健脾益气，以起巩固脾之升清之作用。临证中可灵活运用清热解毒升提之法，根据患者实际情况随证加减，疗效显著。

（丛龙玲）

参考文献

[1] 李明松，朱维铭，陈白莉. 溃疡性结肠炎：基础研究与临床实践 [M]. 北京：高等教育出版社，2015.

[2] 刘力，张欢，杜晓泉，等. 溃疡性结肠炎的中医证候与肠道微生态关系的研究及思考 [J]. 世界科学技术 – 中医药现代化，2012，14（1）：1252–1255.

[3] 许代福，郑波，李智红，等. 溃疡性结肠炎中医证型与结肠镜象相关性研究 [J]. 实用中医药杂志，2013，29（1）：4–5.

[4] 陈玉霞，詹学. 肠道菌群与炎症性肠病 [J]. 中华临床医师杂志（电子版），2014，（8）：1561–1566.

[5] 侯庆芬，王欣妮. 溃疡性结肠炎病因与发病机制的研究 [J]. 中外医疗，2009，28（20）：168.

[6] PANWALA C M，JONES J C，VINEY J L. A novel model of inflammatory bowel disease：mice deficient for the multiple drug Resistance gene，mdr1a，spontaneously develop colitis[J]. Journal of Immunology，1998，161（10）：

5733–5744.

[7] MANS FIELD J C，HOLDEN H，TARLOW J K，et al. Novel genetic association between ulcerative colitis and the anti-inflammatory cytokine interleukin-l receptor antagonist[J]. Gastroenterology. 1994，106（3）：637–642.

[8] 弓艳霞，唐艳萍，牛薇，等.溃疡性结肠炎发病机制及治疗研究进展 [J]. 中国中西医结合外科杂志，2018，24（4）：512–516.

[9] 严丽军，汤琪云.肠道菌群与粪菌移植在炎症性肠病中的作用 [J]. 世界华人消化杂志，2016，24（9）：1386–1392.

[10] 于海燕，田雨河.从菌群－肠－脑轴分析应激因素对溃疡性结肠炎的影响 [J].世界最新医学信息文摘，2019，19（4）：57.

[11] NISHID A A，INOUE R，INATOMI O，et al. Gut microbiota in the pathogenesis of inflammatory bowel disease[J]. Clinical Journal of gastroenterology，2018，11（1）：1–10.

[12] Zhang S L，WANG S N，MIAO C Y.Influence of microbiota on intestinal immune system in ulcerative colitis and its intervention[J]. Frontiers in Immunology，2017，8：1674.

[13] 张伟，王建莉.炎症性肠病的致病机理和治疗研究进展 [J].国际免疫学杂志，2009，32（2）：121–126.

[14] 姜杰新.溃疡性结肠炎病因及发病机制的研究进展 [J]. 中国医师进修杂志，2004，27（23）：51–52.

[15] ASAKURA H，SUZUKI K，KITAHORA T，et al. Is there a link between food and intestinal microbes and the occurrence of Crohn's disease and ulcerative colitis?[J]. Journal of gastroenterology & Hepatology，2008，23（12）：1794–1801.

[16] SCALDAFERRI F，LANCELLOTTI S，PIZZOFERRATO M，et al. Haemostatic system in inflammatory bowel diseases：new players in gut inflammation[J]. World Journal of gastroenterology，2011，17（5）：594–600.

[17] 中华医学会消化病分会.对炎症性肠病诊断治疗规范的建议 [J]. 中华消化杂志，2001，21（4）：236–239.

[18] 吕超智.柳氮磺吡啶的不良反应及其防治措施 [J].医药导报，2012，31（4）：537–538.

[19] 胡品津.炎性肠道疾病的药物治疗 [J]. 中国实用外科杂志，2001，21（12）：711–712.

[20] 刘玲，王鑫，朱祖安.溃疡性结肠炎合并肠道菌群失调的临床研究 [J]. 胃肠

病学和肝病学杂志，2014，23（11）：1299-1301.

[21] 宋卫生，刘思德. 溃疡性结肠炎药物治疗进展 [J]. 中国消化内镜，2008，2（4）：18-20.

[22] 谭远忠，姜锦林. 辨证与辨病治疗溃疡性结肠炎 40 例临床观察 [J]. 时珍国医国药，2000，11（3）：261-262.

[23] BERMEJO F，LOPEZ-SANROMAN A，TAXONERA C，et al. Acute pancreatitis in inflammatory bowel disease，with special reference to azathioprine-induced pancreatitis[J]. Alimentary Pharmacology &Therapeutics，2010，28（5）：623-628.

[24] 王志奎，辛召平，范叔弟. 溃疡性结肠炎的中医治疗 [J]. 世界华人消化杂志，2000，8（3）：340-341.

[25] STERNTHAL M B，MURPHY S J，GEORG E J，et al. Adverse events associated with the use of cyclosporine in patients with inflammatory bowel disease[J]. Am J Gastroenterol，2008，103（4）：937-943.

[26] RUTGEERTS P，SANDBORN W J，FEAGAN B G，et al. Infliximab for induction and maintenance therapy for ulcerative colitis[J]. New England Journal of Medicine，2006，353（23）：2462-2476.

[27] FEAGAN B G，PANACCIONE R，SANDBORN W J，et al. Effects of Adalimumab therapy on incidence of hospitalization and surgery in Crohn's disease：results from the CHARM study[J]. Gastroenterology，2008，135（5）：1493-1499.

[28] VALK M E，MANGEN M J，LEENDES M，et al. Healthcare costs of inflammatory bowel disease have shifted from hospitalisation and surgery towards anti-TNF α therapy：results from the COIN study[J]. Gut，2014，63（1）：72-79.

[29] 谈望晶，朱向东，申睿. 溃疡性结肠炎与肠道菌群的研究进展 [J]. 陕西中医药大学学报，2018，41（2）：109-114.

[30] 胡璐璐，王彬彬，张方信. 粪菌移植治疗溃疡性结肠炎的现状和挑战 [J]. 中国医师进修杂志，2017，40（3）：285-288.

[31] 金博. 肠道菌群移植与溃疡性结肠炎 [J]. 世界华人消化杂志，2017，25（1）：23-30.

[32] VECCHIO A L，COHEN M B. Fecal microbiota transplantation for Clostridium difficile infection：benefits and barriers[J]. Current Opinion Gastroenterology，2014，30（1）：47-53.

[33] ANDERSSON P，SÖDERHOLM J D. Surgery in ulcerative colitis：indication and timing[J]. Dig Dis，2009，27（3）：335–340.

[34] NICHOLLS R J.Review article：ulcerative colitis-surgical indications and treatment[J]. Alimentary Pharmacology & Therapeutics，2002，16(supplements 4)：25–28.

[35] 朱维铭. 把握好炎症性肠病外科治疗的"尺"与"度"[J]. 中华炎性肠病杂志，2020，4（3）：177–179.

[36] 朱立，王新月. 溃疡性结肠炎病因病机理论探讨 [J]. 吉林中医药，2010，30（1）：10–11.

[37] 缪志伟，叶柏. 从瘀毒论治溃疡性结肠炎临证心得 [J]. 江苏中医药，2019，51（11）：44–46.

[38] 王希利，彭艳红，孙明祎，等. 中医对溃疡性结肠炎的病因认识 [J]. 辽宁中医杂志，2007，34（5）：572–573.

[39] 岳宏，王天芳，陈剑明，等. 溃疡性结肠炎常见中医证候及证候要素的现代文献研究 [J]. 北京中医药大学学报，2010，33（5）：306–308.

[40] 李叶，梁灿，张北平，等. 罗云坚教授治疗溃疡性结肠炎经验 [J]. 湖南中医药大学学报，2013，33（9）：64–66.

[41] 张雅明，张冬梅. 自拟健脾清肠方治疗溃疡性结肠炎脾虚湿热型的疗效观察 [J]. 上海中医药杂志，2007，41（8）：35–36.

[42] 余晓珂，任平. 清肠化湿方治疗溃疡性结肠炎湿热内蕴证疗效观察 [J]. 中医学报，2018，33（4）：667–670.

[43] 张杨，赵悦，金宝，等. 肠愈宁治疗溃疡性结肠炎的疗效研究 [J]. 实用药物与临床，2019，22（6）：613–615.

[44] 周鹏飞，刘佃温，刘世举，等. 溃结Ⅱ号灌肠方治疗远端溃疡性结肠炎的临床研究 [J]. 中医药导报，2018，24（9）：73–74.

[45] 彭俊付，王菀，彭继升，等. 中药保留灌肠治疗溃疡性结肠炎疗效的 Meta 分析 [J]. 中国中药杂志，2019，44（19）：4263–4271.

[46] 贾文睿，苏晓兰，甄建华，等. 近 20 年针灸治疗溃疡性结肠炎研究进展 [J]. 针灸临床杂志，2020，36（5）：99–103.

[47] 丛龙玲，吕永慧，詹原泉，等. 针刺联合肠炎清治疗大肠湿热证活动期溃疡性结肠炎临床价值分析 [J]. 辽宁中医杂志，2018，45（4）：811–815.

[48] 潘光花. 溃疡性结肠炎的情志因素及其干预 [J]. 山东中医杂志，2012，31（5）：311–312.

[49] 张荣欣. 不同中医证型溃疡性结肠炎的饮食调护 [J]. 临床合理用药，2011，4（35）：100–101.

[50] 汪水芝，刘红英．心理及饮食调节对慢性溃疡性结肠炎患者的影响 [J]．数理医药学杂志，2008，21（5）：559-560.

[51] 吕永慧，孙丽红，张丹，等．肠炎清提高治疗溃疡性结肠炎的临床疗效与实验研究 [J]．中医药学刊，2003，21（7）：1103-1106.

[52] 吕永慧，宋卫兵，肖冰，等．肠炎清对大鼠溃疡性结肠炎肠黏膜介素 -10 和细胞间黏附分子 -1[J]．南方医科大学学报，2008，28（10）：1891-1893，1896.

[53] 樊春华，吕永慧，胡瑾君，等．肠炎清对受损肠黏膜肠道通透性和 D- 乳酸水平的影响 [J]．新中医，2010，42（11）：17-19.

[54] 康宜兵．吕永慧教授治疗溃疡性结肠炎经验总结 [J]．广西中医药，2014，37（3）：66-67.

[55] 吕永慧，钟东江．溃疡性结肠炎患者血液流变学与中医辨证关系 [J]．世界华人消化杂志，2001，9（8）：977-978.

[56] 樊春华，吕永慧．吕永慧教授治疗溃疡性结肠炎经验介绍 [J]．新中医，2008，40（4）：12.

第九章

克罗恩病

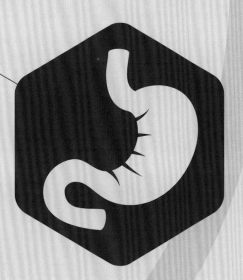

现代医学对克罗恩病的认识

克罗恩病是一种慢性肉芽肿性炎症性疾病，病变可累及胃肠道部位，以末段回肠及其邻近结肠为主，是穿壁性炎症，多呈节段性、非对称性分布，临床主要表现为腹痛、腹泻、腹部肿块、梗阻、肠瘘、肛门病变，以及发热、贫血、体质下降、发育迟缓等全身症状。本病在欧美国家多见，且有增长趋势。在我国本病发病率不高，但有增长趋势。

一、病因病机

（一）遗传因素

大量临床资料显示，克罗恩病患者的亲属发病率高于普通人群，单卵双生子共患率高于双卵双生子，白人的发病率高于黑人。这提示本病的发病有明显的种族差异和家族聚集性，存在着遗传易感性。一项纳入 1000 例克罗恩患者并进行超过 20 年随访的研究发现，克罗恩病与家族遗传学相关，并且妇女在家族中最容易被累及。

（二）环境因素

肠道内环境与克罗恩病有着密切的关系，有结果显示，双歧杆菌、乳酸菌等有益菌的减少，类杆菌、大肠杆菌等致病菌群的增加，导致肠道菌群的生态平衡失调，从而连续刺激肠上皮细胞，使肠壁的通透性及黏膜免疫系统发生改变，引发炎症反应，肠道通透性增加也已作为克罗恩病的另一易感因素，但这是原发的还是继发的仍未明确。而饮食、吸烟或暴露于其他尚不明确的因素，也会导致克罗恩病发病率持续增高。另外，还有一些如寄生虫、口服避孕药、饮食习惯、社会心理因素也已被指出与克罗恩病的发病密切相关。

（三）免疫因素

目前认为克罗恩病是一种至少累及肠黏膜免疫系统的疾病。临床研究显示本病的主要病理改变与迟发型变态反应的病变相似；在组织培养中，患者的淋巴细胞对正常结肠上皮细胞有细胞毒性作用；患者血清中有抗结肠上皮细胞抗体或病变组织中存在抗原抗体复合物；常并发肠外表现如关节炎；激素治疗能使病情缓解。还发现克罗恩病患者血清中存在啤酒酵母菌抗体，出现率为 63% 左右。这些说明克罗恩病与免疫反应有关。其免疫激活主要限于胃肠道。胃肠道内有大量的抗原物质存在，如致病菌、正常菌群、病毒、食物及饮料等，所有这些肠内容物均可能是潜在的免疫源，克罗恩病的这种免疫反应可能更多地被肠内容物所诱导。

二、西医诊断

对于克罗恩病的诊断，主要依据临床表现、X 线、胃肠造影、内镜检查和病理检查结果综合判断，且须排除其他疾病。现阶段，相关研究表明可以根据超敏 C- 反应蛋白、红细胞分布宽度和血沉评估克罗恩病的活动度，因其有较好的灵敏度和特异度，并以克罗恩病病变活动评分来区分活动期和缓解期，以红细胞沉降率、肿瘤坏死因子 $-\alpha$、血清黏蛋白、白介素 -6、α_2- 巨球蛋白和 α_1- 酸性糖蛋白来判断克罗恩病的溃疡和炎症程度，这些血清学等指标对克罗恩病的临床复发有很大的预测价值。此外，有研究显示红细胞分布宽度也可以作为炎症性肠病临床亚型鉴别和疾病活动度评价的新指标。

三、西医治疗

主要治疗药物包括氨基水杨酸制剂、糖皮质激素、免疫抑制剂、抗生素及生物制剂等。对于克罗恩病的治疗，活动期治疗临床多采用升阶梯治疗，大体治疗方针取决于疾病的严重程度，如轻中度患者主要采用氨基水杨酸制剂，以诱导疾病缓解，特别针对病变部位位于回结肠的克罗恩病患者；中重度患者多给予糖皮质激素诱导缓解，若使用氨基水杨酸制剂无效和因糖皮质激素依赖或抵抗均不能诱导缓解，则需加用免疫抑制剂（如硫唑嘌呤或巯嘌呤等）或生物制剂（如英夫利昔单抗等）诱导缓解，不但能及时缓解患者临床症状，而且能降低激素使用量甚至停用激素。免疫抑制剂主要的严重不良反应包括白细胞减少等骨髓抑制，故应严密监测血清学等指标。而生物制剂，如英夫利昔单抗能够通过降低 Th1 介导的细胞免疫的反应达到临床缓解的目的。缓解期治疗临床使用氨基水杨酸制剂或糖皮质激素诱导缓解者，继续使用氨基水杨酸制剂维持缓解，药物剂量同诱导缓解的量；加用硫唑嘌呤或巯嘌呤等免疫抑制剂取得缓解者，继续以相同剂量的药物维持缓解；使用英夫利昔单抗诱导缓解者，建议继续间断使用以维持缓解，维持时间 3 年以上。多年来，逐级递增方案虽然可以避免一些不良反应大的药物（如激素、免疫抑制剂等）给机体带来的损害，但临床研究表明，逐级递增方案并不能有效降低克罗恩病并发症的发生率和手术率。目前，研究者发现一新型的治疗模式，即降阶梯治疗。大量研究证实，相比于传统药物，早期开始使用抗肿瘤坏死因子等生物制剂可以获得较好的疗效和缓解率，同时缩短住院时间和降低手术率。

第二节 克罗恩病的中医诊治进展

一、中医病名

中医古典医籍中无克罗恩病病名的记载，根据其证候表现可分属于"腹痛""泄泻""积聚""肠痈""肠结""肛痈""肛瘘""血证""虚劳"等范畴。自古至今中医未能用一个病名概括克罗恩病全过程的特点与规律，其疾病特点是反复发作，不同阶段的临床表现不一。有的患者起初发病是以肛周脓肿为主，直到数年之后才发现肠道内有溃疡，此时，中医病名诊断为"肛痈"较为合适。肛痈溃后，余毒未尽，疮口不合，日久成瘘，故又有"肛瘘"诊断之说。大多患者是以腹痛为主症，多以右下腹痛及脐周痛为主，可诊断为"腹痛"。当然，诊断腹痛也是比较局限的，如果结合肠道内的溃疡、脓性分泌物，尤其是病变在回肠末端，可诊断为"肠痈"，也称"内痈"。《素问·厥论》曰："少阳厥逆……发肠痈不可治，惊则死。"《金匮要略》总结了肠痈辨证论治的基本规律，推出了大黄牡丹汤等有效方剂，至今仍为后世医家所应用。如果腹痛反复发作并伴有排黏液脓血便、里急后重，病变在结肠远端，似溃疡性结肠炎，可诊断为"久痢"。而由于克罗恩病大多病变除分布于大肠以外，还见于小肠、胃、食道等全消化道，所以腹泻也成为主要症状，若无黏液脓血便，"泄泻"的诊断也可成立。随着病情的进展，腹部出现包块，诊断为"积聚"；病情进一步发展，肠道狭窄，肠道阻塞不通，气血运行不畅，表现出"痛、吐、胀、闭"四大症状，即腹痛、呕吐、腹胀、便秘，此时可诊断为"肠结"。如果患者以排血便为主症，可诊断为"血证之便血"。由于长期反复发作，各脏器功能均受损，而致疲倦乏力、消瘦等，中医也可诊断为"虚劳"。总之，仅用一个中医病名来概括克罗恩病的发病全过程的特点与规律是不可能的，因此，根据克罗恩病的不同阶段所表现不同的特点而诊断相对应的中医病才较为客观。

二、病因病机

（一）感受外邪

感受寒湿、暑湿、湿热之邪，邪滞于中，阻滞气机，不通则痛，而致腹痛；升降失调，运化失职，清浊不分，而致泄泻；邪滞于肠，经络受阻，郁久化热，而成肠痈；湿热熏灼肠道，肠络受伤，气血瘀滞，化为脓血，则下痢赤白；寒湿内侵，脾阳不振，湿痰内聚，阻滞气机，气血瘀滞，积块而成，肠道滞涩不通，而致肠结。

（二）饮食不节

恣食肥甘厚腻辛辣之品，湿热积滞，蕴结肠胃，或过食生冷，遏阻脾阳，损伤脾胃，气机失调，腑气通降不利，则腹痛；湿热内阻，下注大肠，蕴阻肛门，或肛门破溃染毒，致经络阻塞，气血凝滞而致肛痛；肠道功能失调，糟粕积滞，湿热内生，积结肠道而成肠痈；湿积成痰，痰阻气机，血行不畅，脉络壅塞，痰浊与气血相搏，壅塞脉络，渐成积聚；食积壅滞致腑气不通，燥屎内结，则肠结；传导失职，水反为湿，谷反为滞，而成泄泻。

（三）情志失调

情志抑郁，恼怒伤肝，木失条达，肝郁气滞，气机不畅，而致腹痛；横逆犯脾，运化失职，湿从中生，而致泄泻；气机不畅，肠内阻塞，食积、痰凝，瘀积化热而致肠痈；气机不畅，脉络受阻，血行不畅，气滞血瘀，渐成积聚；积而腑气不通，则成肠结。

（四）脏腑亏虚

饮食劳倦久伤，脾胃虚弱，脾阳不振，寒凝气滞，则腹痛；肺、脾、肾亏损，湿热乘虚下注而成肛痛；肛痛溃后，余毒未尽，蕴结不散，血行不畅，疮口不合，日久成瘘；脾胃虚弱，不能运化水谷，水谷停滞，清浊不分，混杂而下，而致泄泻；泄泻日久，脾病及肾，脾肾同病，肾中阳气不足，命门火衰，既不能温养脾土，又不能固摄二便，则泄泻不止，夜尿增多，甚则水湿内停，泛于肌肤，日久正气难复，精气耗损，逐渐转成虚劳，病情危笃，预后欠佳，即"五脏之病，穷必归肾"也。

第三节　吕永慧教授治疗克罗恩病的经验心得

一、中医诊断

（一）症状特点

（1）腹痛：本病腹痛多以右下腹痛或脐周痛为主，为隐痛或胀痛，其痛便后即减。多伴有肠鸣，大便呈稀烂、水样便，可伴有包块，也可见腹痛呈持续性、阵发性加剧，并伴腹胀、呕吐、大便闭，此乃病情发展致肠结表现。

（2）腹泻：本病腹泻多有轻、中、重之别，轻者一日3次，重者一日

6 次以上，中者位于两者之间。大便多呈糊状或稀水样，若病变位于远端大肠，可有里急后重感或黏液脓血便，此往往易与溃疡性结肠炎相混淆。

（3）呕吐：本病病变累及小肠以上部位，若出现高位梗阻，则可见呕吐频繁，朝食暮吐，吐出大量胃内容物或胃液、十二指肠液及胆液；若低位梗阻，呕吐发生较晚，吐出物较臭，或为"粪样"。

（4）便血：大便黑色或暗红色，甚者鲜红色，少有黏液血便。

（二）辨证要点

（1）辨寒热：腹痛得热痛减，大便清稀，完谷不化为寒证；腹痛得寒痛减，大便黄褐而臭，泻下急迫，肛周脓液稠厚，肛门胀痛灼热为热证。

（2）辨虚实：泻下腹痛，痛势急迫拒按，泻后痛减属实证；病程较长，腹痛隐隐，时作时止，痛时喜温喜按，神疲肢冷，肛周脓液稀薄，肛门隐隐作痛属虚证。

（3）辨气血：腹部积块软而不坚，胀满疼痛为气滞；腹部积块明显，硬痛不移为血瘀。

（4）辨脏腑：少腹疼痛，掣及两胁，多是肝胆病。小腹痛及脐周，多属脾胃、小肠、肾、膀胱。

二、辨证分型

（一）湿热内蕴证

腹痛拒按，泻下急迫，或大便溏滞不爽，大便黄褐而臭，或下痢赤白，或便秘，肛周脓液稠厚，肛门胀痛灼热，烦渴喜冷饮，小便短黄，舌红，苔黄腻，脉弦滑或滑数。

（二）寒湿困脾证

腹痛急暴，得温痛减，大便溏薄，或清稀如水样，或下痢赤白黏冻，白多赤少，头身困重，舌淡，苔白腻，脉濡缓。

（三）脾肾阳虚证

病程较长，腹痛隐隐，时作时止，痛时喜温喜按，肛周脓液稀薄，肛门隐隐作痛，大便稀溏，或黎明即泻，食欲不振，神疲肢冷，腰酸多尿，舌质淡，或胖有齿印，苔白，脉沉或细无力。

（四）肝郁脾虚证

每因忧郁恼怒或情志不遂而腹痛泄泻，以胀痛为主，嗳气食少，舌淡红，脉弦。

（五）气滞血瘀证

腹部积块软而不坚，胀痛不移，或腹部积块，硬痛不移，下痢纯血，腹痛拒按，胃纳不佳，消瘦无力，舌质紫暗或有瘀斑，脉弦或脉细涩。

三、克罗恩病的治疗原则

根据"急则治其标，缓则治其本""虚则补之，实则泻之""扶正祛邪"等原则，辨清克罗恩病的寒热虚实，选择清热化湿、散寒除湿、健脾温肾、活血化瘀、行气消积、通腑泄热等法则，给予施治。

四、辨证论治

（一）湿热内蕴证

治法：清热化湿，调气行血。

方药：白头翁汤（《伤寒论》）。

加减：热毒壅盛者，加连翘、蒲公英、生地、丹皮，清热凉血解毒；便血严重，黏液较多者，加苍术、薏苡仁；腹痛较甚者，加延胡索、乌药、枳实理气止痛；腹部有坚块者，宜加三棱、莪术；身热甚者，加葛根。

（二）寒湿困脾证

治法：除湿散寒，理气温中。

方药：胃苓汤（《丹溪心法》）。

加减：腹痛怕凉喜暖者，加炮姜温中散寒；下痢赤白黏冻，白多赤少者，去泽泻、猪苓，加芍药、当归活血和营，加槟榔、木香、炮姜散寒调气；久泻不止者，加薏苡仁、山药、赤石脂、石榴皮、乌梅、诃子健脾化湿，涩肠止泻。

（三）脾肾阳虚证

治法：健脾温肾，固涩止泻。

方药：参苓白术散（《太平惠民和局剂方》）合四神丸（《证治准绳》）。

加减：腹痛甚者，加白芍缓急止痛；小腹胀满者，加乌药、小茴香、枳实理气除满；食欲缺乏，可加山楂、神曲、麦芽等；虚寒盛、腹泻如水样者，可用理中汤加附子、肉桂；大便滑脱不禁者，加赤石脂、诃子涩肠止泻。

（四）肝郁脾虚证

治法：疏肝理气，健脾和中。

方药：痛泻要方（刘草窗方，录自《医学正传》）合四逆散（《伤寒论》）。

加减：排便不畅，矢气频繁者，加枳实、槟榔理气导滞；腹痛隐隐、便溏薄，倦怠乏力者，加党参、茯苓、炒扁豆健脾化湿；胁胀痛者，加柴胡、香附疏肝理气；有黄白色黏液者，加黄连、白花蛇舌草清肠解毒利湿。

（五）气滞血瘀证

治法：活血化瘀，行气消积。

方药：少腹逐瘀汤（《医林改错》）。

加减：腹胀甚者，加枳实、厚朴；呕吐，加生赭石、半夏、竹茹、生姜等降逆止呕；有包块者，加炮山甲、皂角刺，活血消积，软坚散结；痛甚者，加三七末（冲）、白芍活血缓急止痛；热甚便秘者，加大黄、厚朴、银花、黄芩、枳实等；寒甚者，加干姜、附子、大黄。

五、中药灌肠

中药灌肠法治疗克罗恩病，适用于回结肠型及结肠型。一般选用敛疮生肌、活血化瘀与清热解毒类等中药灌肠。

（一）采用经结肠途径治疗

采用经结肠途径治疗仪，用离子水将结肠清洗净，然后将中药如肠炎清（广州市中医医院院内制剂）经结肠途径输入高位结肠，直接作用于溃疡面或糜烂处，有保护和修复肠黏膜的作用。

（二）中药直肠滴注

可通过中药直肠滴注，使药物缓慢匀速地流入结肠中，有利于药物充分吸收及延长药物作用时间，并通过直肠中下静脉及肛管静脉，进入体循环。

六、中成药

（1）香连片：适用于湿热蕴结证。每次 5 片，3 次 / 日。

（2）锡类散：适用于湿热蕴结证。每次 2 g，1～2 次 / 日，保留灌肠。

（3）补脾益肠丸：适用于脾胃气虚证。每次 6 g，3 次 / 日。

（4）人参健脾片：适用于脾胃气虚证。每次 4 片，2 次 / 日。

（5）固本益肾丸：适用于脾肾阳虚证。每次 8 片，3 次 / 日。

（6）致康胶囊：适用于血瘀肠络证。每次 4 片，3 次 / 日。

（7）肠炎清（广州市中医医院院内制剂）：适用于以湿热内蕴型为主兼气虚瘀阻证。每次 50 mL，2 次 / 日，口服；或每次 100～300 mL，1～2 次 / 日，保留灌肠。

（8）肠炎消（广州市中医医院院内制剂）：适用于以阴血亏虚型为主兼气虚瘀阻证。每次 50 mL，2 次 / 日，口服；或每次 100 mL，1 ~ 2 次 / 日，保留灌肠。

（9）云南白药：适用于各种类型的出血。每次 1 g，4 次 / 日；或每次 2 g，1 ~ 2 次 / 日，保留灌肠。

七、病案举例

病案一：陈某，男，31 岁，于 2020 年 11 月 6 日因"反复腹痛 8 年余，加重 1 个月"来我院就诊，患者 8 年余前无明显诱因下出现右侧腹痛，呈阵发性发作，以隐痛为主，偶有大便次数增多，3 ~ 5 次 / 日，最多时 9 ~ 10 次 / 日，黄色糊状便，无黏液脓血；曾至外院治疗，服用中药 1 年余，症状有所好转，但仍反复。2018 年原有症状加重，伴出现左侧腹痛，遂至门诊就诊（具体治疗不详）。2019 年 6 月出现腹痛腹泻症状加重，并伴有肛裂，大便带血，后时有黏液便，8 月出现左侧肛周脓肿，遂至某三甲医院住院行切开引流（具体治疗不详），好转后出院，至今术后仍偶有淡黄色渗液；2020 年 1 月，患者因腹痛症状再发，返回手术医院治疗，行胃肠镜检查示"右半结肠溃疡（克罗恩病未排除）"，给予口服柳氮磺吡啶肠溶片，患者自觉腹痛症状改善不甚明显；7 月患者至我院门诊就诊，改予美沙拉嗪（0.5 g 口服，每日 3 次）后，症状稍有缓解。1 个月前，患者腹痛症状再次加重，症见：患者神清，精神稍倦，腹部隐痛不适，以右侧腹部为主，时伴有左侧腹痛，偶有腹胀反酸，进食及解大便后症状明显，大便次数较多，近一周 6 ~ 7 次 / 日，黄色糊状便，无黏液脓血，时有里急后重及肛门灼热感，易疲倦，反复口腔黏膜溃疡，时有心悸，无胸闷气促，无咳嗽咳痰等不适，胃纳较差，睡眠一般，小便尚调。近 1 年来体重下降约 5 kg。舌淡红，苔白厚腻，脉细数。辨为湿浊中阻证，患者先天不足，脾气虚弱，加之久居岭南湿地及饮食不节，更伤脾胃，脾胃失于运化，湿浊内停，阻滞中焦，气血运行失畅，不通则痛；湿性重浊趋下，迫于大肠，则见里急后重，大便次数多，解水样便；脾为气血生化之源，脾虚失于运化，则纳差，气血生化不足，则易疲倦；舌淡红，舌质正常，苔白厚腻，脉细数，皆为湿浊中阻之征象，病位在脾胃、肠，病属本虚标实，目前以标实为主，预后一般。中医以健脾祛湿化浊为法，予院内制剂肠炎清健脾祛湿。处方：黄芪 30 g，党参 15 g，白术 10 g，土茯苓 15 g，甘草片 5 g，薏苡仁 15 g，连翘 5 g，金银花 15 g，当归 5 g，莲子 10 g，苍术 10 g，三七粉

3 g（冲服）。煎服法：水煎服，每日 1 剂。嘱调节情志及饮食，中医外治法以中药硬膏热贴敷、红外线等外治法调理脏腑，促进胃肠功能的恢复。

一周后二诊：患者大便 3~4 次 / 日，黄色稀便，无黏液脓血，无里急后重，无肛门灼热感，无心悸胸闷，胃纳好转，睡眠一般，小便调。上方减金银花及连翘，加用砂仁 6 g，继续服用 7 剂。

三诊：患者大便日约 3 次，黄色软便，无黏液脓血，胃纳明显好转，睡眠佳。

按语：方中以黄芪、党参健脾益气；白术、薏苡仁健脾祛湿；莲子健脾止泻；苍术运脾燥湿；土茯苓祛湿化浊；久病多瘀，伍以当归、三七粉活血和血；湿浊蕴久可化毒内积，伍以连翘、金银花可消痈疮肿毒，且金银花芳香清灵，兼有清宣化浊之效；甘草调和诸药。全方共奏健脾祛湿化浊之效。

病案二：盘某，男，26 岁，于 2009 年 7 月 20 日因"反复腹痛伴血便 3 年余"来我院就诊，患者于 3 年前无明显诱因出现反复腹痛，伴解黏液脓血便，每日数次，当时到广州某医院治疗，在该院行结肠镜检查示：①克罗恩病可能性大；②混合痔（中度）。病理诊断示：（回盲部）结肠黏膜组织慢性炎，部分炎症反应较重，巨噬细胞、浆细胞浸润，考虑克罗恩病。在该院治疗后病情稍缓解后出院（具体治疗不详）。出院后病情反复，于 2007 年 11 月 6 日因病情加重到广州某三甲附院治疗，该院结肠镜诊断为克罗恩病，在该院治疗（具体不详）后无明显好转出院，于 2007 年 12 月份在我院住院治疗。经治疗症状好转后出院，出院后坚持门诊治疗，症状控制良好，现患者偶有腹痛，每月解 1~2 次糊状血便，今为求进一步治疗再次进住我科。入院症见：神清，精神可，脐周疼痛，上腹部夜间疼痛，大便质软、色黄，无腹泻，无恶心呕吐，无发热恶寒，纳眠可，小便调。舌尖红，苔白腻，脉偏弱。

辨为虚寒夹热证，患者体瘦，腹痛，畏寒，喜热饮，舌淡，苔白腻，脉偏弱，可知中焦脾胃虚寒；舌尖红，苔白腻泛黄，便时肛门偶有灼热感，为热。诸症合参，辨为"虚寒夹热证"，本病发生是由于患者平素饮食不节，脾胃受损，脾气虚弱，运化失常，水湿积聚，郁而化热，久则气虚及阳而至阳虚，湿热之邪壅塞肠中，气血与之相搏结，肠道传导失司，脂络受伤，气血凝滞，腐败化为脓血而下痢。本病为虚实夹杂之证。中医以温脾清热、涩肠止痢为法，予以连理汤合赤石脂禹余粮汤加味。处方：党参 10 g，白术 10 g，干姜 10 g，炙甘草 10 g，黄连 6 g，赤石脂 25 g，禹余粮 15 g，诃子 12 g，白头翁 10 g，当归 6 g。煎服法：水煎服，每日 1 剂。

按语：《寓意草》曰："禹余粮甘平，消癥硬，而镇定其脏腑；赤石脂甘温，固肠虚而收其滑脱也。"方中赤石脂色赤，助火以生土；禹余粮色黄，实胃而涩肠；黄芪、白术健脾益气；干姜、当归温阳补血；白头翁、黄连清热燥湿；诃子涩肠止泻；甘草调和诸药。

第四节　克罗恩病的调护

克罗恩病的调护强调饮食调理和营养补充。一般给予高营养、低渣饮食，适当给予叶酸、维生素 B_{12} 等多种维生素及微量元素。研究表明，应用要素膳食（完全胃肠内营养），在给患者补充营养的同时，还能控制病变的活动性，特别适用于无局部并发症的小肠克罗恩病。完全胃肠外营养仅用于严重营养不良、肠瘘及短肠综合征者，应用时间不宜太长。对缓解期克罗恩病患者，应鼓励健康、均衡饮食。狭窄型克罗恩病患者选用低渣饮食对防止梗阻发生非常重要。以腹泻为主要症状时，暂时减少经口摄入的纤维素含量，尤其应避免食用未烹饪过的肉和生鸡蛋。低纤维素饮食对伴有肠易激综合征的患者可能也有好处，因为其腹部症状是由细菌发酵不溶解的食物纤维所引起的。由于维生素 B_{12}- 内因子复合物仅在末端回肠吸收，回肠切除术患者应常规通过肠外途径补充维生素 B_{12}。

（丛龙玲）

参考文献

[1] 中华医学会消化病学分会炎症性肠病协作组.对我国炎症性肠病诊断治疗规范的共识意见（2007，济南）[J].中华消化杂志，2007，27（8）：545-550.

[2] 郑家驹，高志昕.炎症性肠病临床、内镜与病理学 [M].北京：科技出版社，2004：82-85.

[3] 李日庆.中医外科学 [M].北京：中国中医药出版社.北京：2002：336.

[4] 危兆海.中医脾胃学说 [M].北京：北京出版社，1993：276-281.

[5] FREEMAN H J.Familial Crohn's disease in single or multiple first degree relatives[J]. Journal of Clinical Gastroenterology，2002，35（1）：9-13.

[6] KAPLAN G G，HUBBARD J，KORZENIK J，et al. The inflammatory bowel diseases and ambient air pollution：a novel association[J]. American Journal of

Gastroenterology，2010，105（11），2412-2419.

[7] OPSTELTEN J L，BEELEN R M J，LEENDERS M，et al. Exposure to ambient air pollution and the risk of inflammatory bowel disease：a European nested case-control study[J]. Digestive Diseases and Sciences，2016，61（10）：2963-2971.

[8] SEIBOLD F，STICH O，HUFNAGL R，et a1. Anti-Saccharomyces cerevisiae antibodies in inflammatory bowel disease：a family study[J]. Scandinavian Journal of Gastroenterology，2001，36（2）：196-201.

[9] 陈国崇 . 几种血液指标在炎症性肠病初步诊断及活动度评价中的作用 [D]. 江苏：江苏大学，2013.

[10] 吕永慧 . 克罗恩病的中医诊治思路 [J]. 现代消化及介入诊疗，2010，15（4）：244-247.

[11] 张晓岚，尹凤荣 . 克罗恩病患者营养不良及营养支持治疗（连载五）[J]. 临床荟萃，2005，20（2）：115-117.

[12] GOH J，O'MORAINCA. Review article：nutrition and adult inflammatory bowel disease[J]. Alimentary Pharmacology Therapeutics，2003，17（3）：307-320.

第十章

缺血性结肠炎

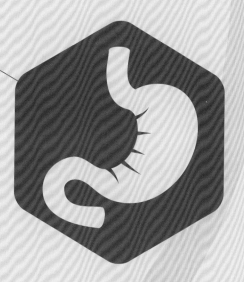

第一节 现代医学对缺血性结肠炎的认识

一、概要

缺血性结肠炎是由于结肠血流减少导致的肠壁缺血及继发炎症，是缺血性肠病最常见的类型。1963 年 Boley 最先提出肠缺血的可逆性损伤。1966 年 Marston 等首次命名了缺血性结肠炎。缺血性结肠炎有三种形式：①短暂自限型，累及黏膜和黏膜下；②急性暴发型（坏疽型），累及结肠全层，并可导致坏疽和穿孔；③慢性型，常导致结肠狭窄。

近年来，缺血性结肠炎的发病呈上升趋势，国内报道病例数也有明显增加，可能与人口老龄化、饮食西化及医生对该病的认识提高有关。本病多见于老年人，是老年人急性下腹部疼痛和便血的重要原因，90% 患者年龄大于 60 岁，在多数报道中女性较男性多见。

二、病因和发病机制

引起结肠血供减少的多种因素可导致缺血性结肠炎的发生，主要包括以下几点。①血管因素：高血压、糖尿病和高脂血症等导致的血管粥样硬化，是引起缺血性结肠炎的最常见原因。另外，粥样硬化斑块脱落、结缔组织疾病等引起的肠道小动脉炎症及血管损伤也可导致肠壁缺血。一些药物，如洋地黄类、麦角、血管升压药等也可通过收缩血管导致肠缺血。②正常血流量减低：如左室功能障碍、低血压休克、脱水、出血和腹泻等导致的低血容量使肠血管灌注下降，口服避孕药等增加血液黏稠度也可引起肠壁血管低灌注而出现缺血。③肠管因素：肠梗阻、肠粘连、肠系膜扭转、长期顽固性便秘及灌肠可导致肠腔内压力增高、肠壁血流量降低，从而发生肠缺血。也有一些找不到明确的病因。一些基因缺陷如凝血 V 因子突变、凝血酶原 G20210A 突变、蛋白 C、蛋白 S、抗凝血酶 Ⅲ 缺乏导致的高凝状态与缺血性结肠炎发病可能相关，最近报道也与 JAK2V617F 突变有关。缺血性结肠炎最易受累的区域为脾曲，它是肠系膜上下动脉的交汇处。其次为降结肠和乙状结肠。直肠侧支循环丰富，通常不易受累。缺血性结肠炎的组织损伤主要是因肠管在缺血期的低灌注和血流恢复时再灌注所致。当缺血时间短时，再灌注损伤是缺血性结肠炎组织学损伤的最主要原因，这可能与释放氧自由基造成细胞膜内脂质过氧化反应，导致细胞溶解和组织损伤有关。当缺血持续时间长时，低灌注明显减少了肠管的氧气和营养物质供给，导致缺氧和直接的细胞死亡。

三、临床表现

（一）症状

缺血性结肠炎的临床表现与缺血范围和速度有关，主要症状有腹痛、便血、腹泻三大主征。最常见的症状是突然出现脐周或下腹部剧烈绞痛，不久出现腹泻、排暗红色或鲜血便，也可有柏油样便。出血量一般不大，多数不会引起明显的贫血。部分患者有其他胃肠道症状，如恶心、呕吐、腹胀等。国内报道 73 例患者主要症状包括腹痛（96%）、便血（93%）、腹泻（40.07%）、恶心呕吐（36%）、发热（18%）。腹痛、便血症状多半在数天内缓解，便血和腹泻超过 14 天的患者发生肠穿孔的危险性增加。

（二）体征

常见体征有左下腹或下腹部压痛，但相对症状而言，体征严重程度较轻。如果有反跳痛，则提示肠壁全层缺血。疾病初期肠鸣音活跃，晚期肠鸣音减弱。

（三）辅助检查

1.血常规及生化检查 缺血性结肠炎没有特异的血化验异常，常有血白细胞轻度或中度增高，大便潜血试验呈阳性，C-反应蛋白升高、血沉加速，也可有乳酸或乳酸脱氢酶、磷酸、肌酸磷酸激酶、碱性磷酸酶等增高，但诊断特异性不高。有报道 D-二聚体对急性肠缺血的诊断敏感性和特异性分别达到了 94.77% 和 78.6%，提示 D-二聚体升高对缺血性结肠炎诊断有一定的价值。

2.结肠镜检查 结肠镜检查是诊断本病的主要和可靠方法，可确定病变部位、范围、发展阶段及提示预后。特别是急诊内镜检查是本病早期诊断的关键。只要没有明显的腹膜炎体征，应尽早行结肠镜检查，最好在出现症状 48 小时内进行，内镜检查前不一定行肠道准备，检查时结肠内避免多充气及滑行。对病情较重的患者，观察病变达到明确诊断的目的即可，不必行全结肠检查。有肠坏疽、肠穿孔时禁止行肠镜检查。依据病程，内镜表现可分为三期。①急性期（发病 72 小时内）：黏膜苍白水肿、瘀斑、黏膜下出血、糜烂、假瘤形成，严重者可有不规则浅溃疡形成；②亚急性期（3～7 日）溃疡形成，溃疡呈纵行或匐行，一般较浅，溃疡表面多覆污秽灰黄色渗出物；③慢性期（发病 2 周以上），表现为慢性炎性改变，血管网消失，黏膜呈颗粒状，少数可见瘢痕及肠腔狭窄，个别病例仍有未愈合的溃疡存在。多数患者经过急性期或亚急性期后逐渐恢复，少数患者进入慢性期。病理学检查显示为结肠黏膜非特异性炎症改变。急性期黏膜及黏膜下水肿、出血、腺体破坏、毛细血管内血栓形成及炎性细胞浸润，亚急性期可见残留腺体增生，黏膜下上皮再生，形成肉芽组织。出现大量纤维素血栓和含铁血黄素沉着对诊断缺血性结肠炎较有价值。慢性期可见黏膜腺体不完整，间质组织增生及纤维化。最近日本学者报道内镜下有纵行溃疡者与单有充血糜烂者比较，腹痛程度及住院时间有明显差别，内镜改变程度与缺血性心脏疾病及结缔组织疾病相关。

3.影像学检查

（1）腹平片：急性腹痛患者需行腹平片排除肠梗阻、肠穿孔等急腹症。在检查中，腹平片可有非特异性改变，如结肠积气、黏膜增厚，重症肠坏死者的肠壁甚至门静脉可出现气影。结肠穿孔者可见腹内游离气体积聚，需行急诊剖腹探查术。

（2）钡剂结肠造影：主要表现有肠黏膜紊乱、不规则皱襞增厚，有溃疡时，管壁可见锯齿状改变或龛影，黏膜下出血明显者可出现拇指压痕征或假瘤征。慢性期可表现为肠管腔狭窄、管壁僵硬、肠管痉挛。当怀疑有肠坏疽或肠穿孔时禁用钡灌肠检查。

（3）腹部 CT 及 MRI：腹部 CT 及 MRI 对诊断有一定帮助，可除外其他严重的病变。该病发病时病变肠段管壁增厚，肠管胀气扩张。MRI 及 CT 对肠道缺血诊断的敏感性相当，对于肠系膜小血管的小血栓栓塞诊断意义不大。

（4）超声：超声简便易行。可以发现受累肠管的位置、结肠壁的厚度、肠壁分层及肠周脂肪及有无腹腔积液的异常回声，但是肠管积气常会影响观察。

（5）肠系膜血管造影：肠系膜动脉造影很少能显示缺血性结肠炎患者肠血管闭塞和（或）肠段血管充盈不良现象，对结肠缺血的诊断不如结肠镜等检查，临床不作为首选检查方法。但在以下情况下血管造影对诊断及鉴别诊断有意义：一是考虑急性肠系膜缺血且不能通过临床表现与缺血性结肠炎明确鉴别；二是病变单独累及右侧结肠，提示肠系膜下动脉阻塞时。

四、缺血性结肠炎诊断及鉴别诊断

缺血性结肠炎诊断主要基于：①年龄大于 60 岁的患者，尤其是既往有高血压、糖尿病、高脂血症、便秘、类风湿关节炎等基础疾病的患者，或长期口服避孕药的女性。②有突发性腹痛，继而出现便血、腹泻等典型临床表现。③结肠镜、钡灌肠检查见相应表现。

本病临床表现不具有特异性，容易造成误诊，需要与其他疾病如急性肠梗阻、肠穿孔、急性腹膜炎等急腹症、炎症性肠病、肿瘤及结核等相鉴别。

缺血性结肠炎以下几点有利于与溃疡性结肠炎相鉴别：①多见于老年人；②病变呈节段性分布，受累黏膜与正常黏膜分界清楚；③直肠受累少见；④病变在较短时间内缓解明显。缺血性结肠炎还需与抗生素引起的急性出血性结肠炎相鉴别。

五、治疗及预后

（一）治疗

治疗应以减轻肠道缺血损伤、促进损伤组织修复为目的。绝大多数患者采取保守治疗有效。保守治疗包括禁食、肠道休息、去除诱因、静脉补液、经验性使用抗生素等。对中、重度缺血性结肠炎经验性选择广谱抗生素，覆盖需氧和厌氧大肠杆菌，以减少细菌异位和脓毒症。当出现肠梗阻表现时应置入鼻胃管胃肠减压，以减轻腹痛和呕吐症状。抗血小板药物在缺血性结肠炎治疗中的作用尚不明确，通常不应用。对已证实存在高凝状态的患者应给予抗凝治疗，但是其获益尚未被证实。若经过上述处理，症状不缓解，或出现明显腹膜炎、肠穿孔或局部肠腔狭窄、肠梗阻等情况时，应及时手术治疗。严重的结肠缺血或栓塞行病变肠段切除术，同时行肠吻合术或临时做回肠、结肠造口术，并要考虑保留肠管使其有良好的血液循环。

（二）预后

预后取决于病变的程度、部位和合并症。一过性、自限性的缺血常侵及黏膜和黏膜下层，预后良好。伴有透壁性梗死的暴发性缺血预后差，可进展至坏死和死亡。85% 缺血性结肠炎患者经保守治疗，病情于 1~2 日内改善，1~2 周内完全缓解，但是仍有少部分患者出现腹膜炎或临床表现恶化，需行急诊手术治疗。国外报道 253 例缺血性结肠炎，急诊手术率为 4.74%，延期手术率为 14.23%。国内报道 73 例手术率为 12.33%。当需要手术治疗时，死亡率增加，死亡率与缺血的严重程度、坏疽或结肠穿孔及其他并发症有关。男性、肾功能不全、血 LDH 水平升高预后较差。最近较大规模的调查显示腹痛无直肠出血、非血性腹泻、腹膜炎、孤立的右半结肠缺血是预后差的危险因素。缺血性结肠炎治愈后复发率低。

第二节　缺血性结肠炎的中医诊治进展

一、传统医学对缺血性结肠炎的认识

中国传统医学无缺血性结肠炎病名，据其临床表现，后世医家多将其归为"血证—便血""腹痛""泄泻"等疾病范畴。

（一）气虚与缺血性结肠炎的发生密切相关

《素问·调经论》云："火之所有者，血与气耳。"后世医家将气与血的关系概括为"气为血之帅，血为气之母"。其中气对血的作用包括了气能生血、气能行血及气能摄血三方面。气虚，摄血功能失司，则生便血，如清代唐容川《血证论·便血》云："黄土名汤，明示此症，系中宫不守，血无所摄而下也。……若系虚损不足，下血过多，脾气不固，肾气不强。"气虚，生血不足，行血无力，血不荣于脏腑、脉络，则生腹痛，如《素问·举痛论》云："脉泣则血虚，血虚则痛。"气虚，气机升降失常，脾胃运化失司，大肠固摄不能，清浊混杂而下，则生泄泻，如明代龚廷贤《寿世保元·泄泻》云："饮食入胃不住，完谷不化者，气虚也。"

（二）血瘀与缺血性结肠炎的发生也密不可分

血瘀，血液不能归经，则生便血，如《血证论·瘀血》云："血在下焦。……大便黑色。"血瘀，瘀血阻滞于经脉及脏腑，不通则痛，则生腹痛，如《素问·举痛论》云："经脉流行不止，环周不休，寒气入经而稽迟，泣而不行，客于脉外则血少……故卒然而痛。"血瘀曲肠，清浊不分，下走大肠，则生泄泻，如清代王清任《医林改错》云："泻肚日久，百方不效，是总提瘀血过多。"

（三）气虚与血瘀两者互为因果，影响着缺血性结肠炎的发生、发展与转归

后世医家王清任在其著作《医林改错》中认为气和血是人体重要的物质，"无论外感、内伤……所伤者无非气血""元气即虚，必不能达于血管。血管无气，必停留而瘀，此乃气虚血瘀也"，由此形成了气虚血瘀理论。

气虚可致血瘀，气虚推动无力，血行迟缓，日久形成瘀血，如宋代杨士瀛《仁斋直指方·血荣气卫气论》云："气行则血行，气止则血止……气有一息之不运，则血有一息之不行。"气虚统摄失常，血不循经，出现离经之血，形成瘀血，如清代沈明宗《沈注金匮要略·卷十六》云："火五脏六腑之血，全赖脾气统摄。"血瘀又进一步加重了气虚，瘀血停滞，

不能载气，同时，瘀血蓄积，败坏荣阴，阳气生成减少，致气进一步虚少，如《血证论·阴阳水火气血论》云："血病则累气。"

（四）缺血性结肠炎病位在大肠，但与肝、脾、肾密切相关

其主要病机为脾肾阳虚，元气亏损，气虚血行不畅，气机郁滞，肝气郁结，阴血失充，血气不行，肠腑之血脉滞涩，瘀血因之内生。其次，饮食不节或感受外邪或情志失调而致肝气失于调畅，肝体阴而用阳，主疏泄而藏血，肝气不疏，血液失推，瘀血内生。肝之阴血不足，血脉失充，不荣则痛，故见腹痛；血瘀则血液不能归经，溢于脉外，渗于肠腑之中，下注于魄门，发为便血；肝郁气滞，则乘克阳明，导致肠腑传导失职，加之血瘀则血中津液不能畅行，渗于肠腑，发为泄泻。血瘀则脉中之营气不能与卫气相偕而行，逆于脉外肠壁肉理之处，壅滞化热成毒，发为痈疡之类。如《素问·生气通天论》云："营气不从，逆于肉理，乃生痈肿。"因此，气虚血瘀，虚实夹杂是本病的病机特点。本病反复发作，耗损正气，形成虚实夹杂之证，以肝脾肾亏虚为本，瘀血为标。

二、缺血性结肠炎的中医药临床研究

吴春晓、薛伟彩等的研究选取肛肠科及消化内科慢性缺血性结肠炎患者 62 例，按随机数字表法分为中药组和对照组各 31 例，2 组均给予常规抗炎、补液治疗，中药组同时给予丹红注射液静脉滴注，补气活血化瘀中药汤剂口服，并保留灌肠治疗 2 周后比较 2 组患者中医证候评分及 D-二聚体水平。结果显示：治疗后 2 组中医证候评分均有下降，中药组中医证候评分明显低于对照组；治疗后 2 组 D-二聚体水平均有下降，中药组明显低于对照组。结论：补气活血化瘀法对慢性缺血性结肠炎的临床疗效较好，能有效降低中医证候评分及 D-二聚体水平，改善临床症状。结果提示，运用补气活血化瘀法治疗慢性缺血性结肠炎取得了较为满意的临床疗效。通过对比发现，治疗后中药组中医证候评分及 D-二聚体水平均明显低于对照组，表明补气活血化瘀法能够有效降低中医证候评分及 D-二聚体水平，改善患者症状，对于治疗慢性缺血性结肠炎提供了很大帮助。补气活血化瘀法中药汤剂的主要药物组成为黄芪、党参、白术、当归、生地、赤芍、地龙、川芎、红花、桃仁、茯苓、甘草。方中重用黄芪，与党参共为君药，大补脾胃元气，胃气旺则血行，祛瘀通络；白术、茯苓、当归为臣药，助养脾胃之气且养血活血；生地、赤芍、地龙、川芎、桃仁活血祛瘀通络，佐君臣补气活血化瘀之效，甘草调和诸药。该方组方严谨精炼，突出了补

气、活血、通络的功效，重用补气药以治气虚之本，同时配合活血药以治血瘀之标，标本兼治，使气旺血行、活血而不伤正。上方口服同时保留灌肠，通过局部吸收直达病所，配合静脉滴注丹红注射液增强其活血化瘀、通脉舒络的作用。丹红注射液主要成分是丹参、红花。丹参有养血活血化瘀的功效，素有"一味丹参，功同四物"的说法，而红花具有活血通络、祛瘀止痛之功效，静脉滴注丹红注射液能增强活血化瘀之力。

刘竺华、任顺平等在临床实践中，将 2011 年 6 月至 2013 年 3 月于山西中医学院附属医院就诊的 60 例缺血性结肠炎患者随机分为治疗组 40 例，对照组 20 例。对照组给予西医一般治疗，治疗组在对照组基础上予以补阳还五汤加减。观察两组治疗前后肠镜及症状变化等，并进行比较。结果两组患者肠镜治疗前后组内比较，差异有统计学意义（$P < 0.05$），且治疗组优于对照组（$P < 0.05$）；两组治疗前后腹痛、腹泻、血便、纳差、乏力积分比较，差异均有统计学意义（$P < 0.05$）。治疗后组间比较，除纳差外，治疗组均优于对照组（$P < 0.05$）；中医症状疗效与临床综合疗效评价比较，治疗组总有效率均优于对照组（$P < 0.05$）。结论：缺血性结肠炎结合采用补阳还五汤的中西医结合治疗疗效快，效果显著，安全性好。他们认为缺血性结肠炎多见于老年患者，多伴气虚，推动无力，血液运行不畅终致血瘀，脉络瘀阻不通，肠黏膜无以营养，而致缺血坏死。根据患者的病机，采用益气活血的治疗原则，以补阳还五汤为基础方加减治疗。补阳还五汤应用极其广泛，治疗范围远超过方剂学中的主要适应证，据现代药理研究认为，补阳还五汤可改善血液黏度，使红细胞聚集指数、血浆纤维蛋白原均有明显改善，红细胞电泳和血细胞比容也有明显改善，证实了本方具有补气活血、化瘀通络的功效。本方寓意深刻，理法严谨，剖析该方，补气药与活血祛瘀药配伍应用，黄芪生用重用则力专而性走，周行全身，大补元气；配以归尾、赤芍、地龙、川芎、桃仁、红花等多种活血祛瘀药（每种药物剂量较小），表明本方使用祛瘀药物之目的在于活血以通血络，其所以用大剂量黄芪，就是以补气来行血通络。该方以黄芪为君，令气旺血行，瘀去络通，据《日华子本草》记载有"助气壮筋骨，长肉补血"之效。臣以当归、川芎活血化瘀，现代研究显示，阿魏酸是其有效成分之一，可改善血液循环，抗凝血，并具有抑制血小板聚集、抑制巨噬细胞活化、抑制花生四烯酸代谢、拮抗组胺、降低血管通透性等广泛的药理作用。乌药、香附、桃仁、红花、地龙为佐药，理气活血，通络止痛；炙甘草护胃安中，缓和诸药峻烈之性。整张处方以益气化瘀、活血为主，

气旺则血行，活血而不伤正，可促进肠黏膜愈合，为缺血性结肠炎的治疗提供新思路。

大泷正夫等在支持疗法的基础上并用大建中汤治疗缺血性结肠炎，通过肠超声波观察其有效性，结果表明，大建中汤组与对照组相比可明显缩短缺血性结肠炎腹痛、便血、禁食后肠壁恢复正常厚度的时间。对照组缺血性结肠炎愈后常出现肠管局限性扩张不良，而大建中汤组未见扩张不良的病例，表明大建中汤可提高缺血性结肠炎患者的康复质量。

王艳、李岩对 32 例老年缺血性结肠炎的患者随机分组，对照组（14 例）给予单纯抗生素治疗和其他常规支持对症治疗；治疗组（18 例）给予抗生素加丹参素川芎嗪葡萄糖注射液及常规支持治疗。结果与对照组比较，治疗组的腹痛、便潜血恢复的时间缩短，血细胞比容降低、血液黏度降低较明显，血清超氧化物歧化酶活性提高，复查结肠镜黏膜恢复率高，治疗结束后黏膜修复状态更好。结论是丹参素川芎嗪葡萄糖注射液对缺血性结肠炎症状的恢复、肠黏膜的修复有促进作用，且可以明显改善血液流变学指标、促进血清超氧化物歧化酶活性的增加，有利于抑制缺血对肠黏膜的损伤，可用于缺血性结肠炎的临床治疗。参芎葡萄糖注射液具有活血化瘀、通脉养心的作用，现代药理研究表明，丹参素有清除氧自由基的作用，川芎嗪能抑制磷酸二酯酶活性，抑制血小板聚集，可调节各种血管活性物质的释放，对抗交感神经的缩血管作用，扩张微血管，降低红细胞聚集性。超氧化物歧化酶活力的高低间接反映了机体清除氧自由基的能力，对机体的氧化与抗氧化平衡起着至关重要的作用，能清除超氧阴离子自由基，保护细胞免受损伤。缺血的过程中，肠黏膜受损，肠上皮细胞产生大量的氧自由基，此研究显示参芎注射液可以增加超氧化物歧化酶活性，提高清除自由基的能力，发挥抗氧化作用，促进肠黏膜修复；丹参和川芎嗪都具有改善血液高凝状态、保护胃肠黏膜、促进溃疡愈合的作用，对缺血性结肠炎具有很好的治疗作用。

第三节　吕永慧教授治疗缺血性结肠炎的经验心得

病案一：周某，男，71 岁，因"下腹痛 1 天，解血便 2 次"于 2018 年 12 月 26 日入院。患者于 1 天前无明显诱因出现下腹部疼痛，隐痛为主，并解血便 2 次，色暗红、糊状，每次量不多，5～10 mL，偶有胸闷，无恶心呕吐，无嗳气反酸。诉平时偶有腹部隐痛，未行治疗。入院时症见下腹部隐痛，休息后可自行缓解，偶有胸闷，无嗳气反酸，昨日解黑便 2 次，色暗红糊状，夹血块，无明显里急后重感，无恶心呕吐，无头晕头痛，纳可，睡眠一般，平时大便偏干，1～2 日一行，小便色黄，夜尿 2～3 次。发病来体重无下降。专科检查：腹平软，下腹部轻压痛，无反跳痛，腹部未扪及包块，肝右肋下、剑突下未及，脾左肋下未及，Murphy 征阴性，输尿管点无压痛，肝肾区无叩痛，无移动性浊音，肠鸣音正常。舌暗红，苔薄黄，脉弦滑。大便常规及隐血呈阳性；结肠镜检查提示降结肠、乙状结肠黏膜充血糜烂，斑片状溃疡形成，呈连续分布，病变与正常黏膜分界清晰；病理诊断符合缺血性结肠炎。

吕教授认为四诊合参，本病当属中医学之"便血"，证属"肠道湿热"。患者年老体虚，日久损伤胃肠，胃肠气虚，运化失常，脾失健运，摄血失据，加之平素饮食不节，致湿热内停，蕴于胃肠，迫血妄行，血溢脉外而从大便排出故见便血。本病属本虚标实之证，病变部位在大肠。中医治疗以清热化湿、宽中止血为主，予黄连温胆汤加减。处方：黄连 6 g，半夏 12 g，陈皮 6 g，茯苓 20 g，枳实 15 g，黄芩 15 g，苍术 15 g，厚朴 15 g，佩兰 10 g，白豆蔻 10 g，栀子 15 g，白及 10 g，地榆炭 15 g，白头翁 10 g。7 剂，煎服。久病必瘀，配以注射用丹参多酚酸盐活血化瘀，并以院内制剂肠炎清 100 mL，每日 2 次，口服，清利肠道湿热、凉血止血，佐以益气健脾和中之功，另予以肠炎清 200 mL，保留灌肠，每日 1 次，以促肠黏膜修复。嘱咐患者避风寒，畅情志，慎起居。患者为湿热兼有肺脾气虚体质，给予相关施膳指导，如饮食清淡，禁酒，少吃酸辣甜食，煲健脾益气、清热利湿相关食汤。

次日患者腹痛减轻，便血量和次数减少，1 周后下腹部隐痛明显减轻，解黄稀便，无里急后重感，按之少腹无痛。大便常规及隐血显示无异常。准予出院。3 个月后患者复查结肠镜提示降结肠、乙状结肠黏膜光滑，未见异常。

病案二：郭某，女，72 岁，因"腹胀 5 天，加重伴黏液血便 2 天"于 2018 年 12 月 28 日入院。5 天前无明显诱因出现腹胀，无明显腹胀痛、无腹泻、无嗳气反酸、无恶心呕吐，2 天前出现腹胀再次加重，排便困难，排便过程中出现头晕心悸，无恶心呕吐，后解黏液血便共 7 次（具体量不详），伴少许腹痛，少许里急后重，无头痛与发热恶寒。遂到我院急诊就诊，查腹平片示拟肠郁张。治疗上西医治疗予甲磺酸左氧氟沙星注射液抗感染，注射用艾司奥美拉唑钠制酸护胃，开塞露辅助通便，经治疗后上述症状未见明显缓解。遂拟"腹胀、黏液血便查因"收入我科。入院症见：精神疲倦，腹胀，偶有腹痛，阵发性隐痛，无恶心呕吐，无嗳气反酸，稍气促，无心悸胸闷，无恶寒发热，纳眠欠佳，早上仍解黏液血便多次（具体不详），便不尽感，无尿频、尿急、尿痛，无消瘦。专科检查：腹平软，无压痛，无反跳痛，腹部未扪及包块，肝右肋下、剑突下未及，脾未触及，Murphy征阴性，肝区无叩痛，双肾区无叩痛，移动性浊音阴性，肠鸣音 4~5 次/分。舌淡暗，苔白微腻，脉滑数。入院后大便细菌涂片检查示细菌总数明显减少，S-O 大量白细胞。血常规示 WBC 16.11×10^9/L，Neut% 74.80%，Lymph% 19.00%，RBC 4.02×10^{12}/L，Hb 120.00 g/L，Hct 35.10/L，PLT 278×10^9/L。入院次日结肠镜检查提示降结肠、乙状结肠肠腔明显充血，广泛糜烂，多发斑片状溃疡，病变黏膜与正常黏膜间分界清晰。病理提示符合缺血性肠炎病理改变。

吕教授诊断此患者为缺血性结肠炎。中医四诊合参，本病当属于中医学"血证（便血）"范畴，证属肠道湿热，患者平素饮食不节，嗜食烟酒，滋生湿热，热伤脉络，血溢于脉外，下行出肠道，发为血证（便血）。舌质红，苔黄腻，脉滑，均为肠道湿热之舌脉象，病位在大肠，中药以清热化湿、调气行血为法，予白头翁汤加减。处方：黄连 6 g，黄芩 15 g，白头翁 15 g，木香 6 g，当归 10 g，白芍 15 g，生地榆 15 g，白及 15 g，三七粉 3 g（冲服），生甘草 6 g。6 剂，煎服，每日 1 剂。方中黄芩、黄连清热燥湿解毒，重用芍药养血和营、缓急止痛，配以当归活血养血。木香行气导滞，白及、三七活血止血。并以院内制剂肠炎清 100 mL，每日 2 次，口服，治以清利肠道湿热、凉血止血，佐以益气健脾和中之功，另予以肠炎清 200 mL，保留灌肠，每日 1 次，以促肠黏膜修复；配合甲磺酸左氧氟沙星注射液抗感染，氨基酸注射液营养支持，酪酸梭菌肠球菌三联活菌片调节肠道菌群等支持治疗为主。

经治疗 3 天后患者腹胀、腹痛开始减轻，呈阵发性隐痛，解黄褐色成形大便 2 次，便不尽感改善。6 日后腹痛腹胀基本消失，口干，舌质淡红，苔黄，脉滑，复查血常规已正常，大便培养鉴定未发现沙门志贺菌生长，停用左氧氟沙星注射液。当前肠道湿热之象已减，阴液不足。处方：黄连 6 g，黄芩 10 g，白头翁 15 g，木香 6 g，当归 10 g，白芍 20 g，白及 15 g，三七粉 3 g（冲服），生甘草 9 g，生地 15 g，太子参 15 g。7 剂，并继续予肠炎清口服。患者病情好转稳定，拟次日出院。半年后随访症状未再发作。

第四节 缺血性结肠炎的调护

　　吕教授认为缺血性结肠炎患者饮食要有规律，一日三餐做到定时定量，不过分饥饿，不暴饮暴食，这样有利于肠道消化平衡，避免因无节制饮食而致肠道功能紊乱。饮食以清淡、易消化、少油腻为基本原则，宜食健脾食品，如山药、扁豆、莲心、百合、红枣。少食冷饮，少食易胀气的食物，如西瓜、哈密瓜、韭菜、洋葱、大蒜、油炸食品、咖啡、碳酸饮料等。少吃高脂食物，以免因为其难消化加重肠胃负担。避免过量饮酒。

（陈文剑）

参考文献

[1] 文卓夫. 缺血性结肠炎 [J]. 现代消化及介入诊疗，2012，17（2）：121-122.

[2] 王莎莎，方国栋. 缺血性结肠炎中医病因病机及治法探讨 [J]. 内蒙古中医药，2018，37（3）：18-19.

[3] 马良. 银杏叶提取物和阿司匹林治疗缺血性结肠炎的疗效对比研究 [J]. 实用药物与临床，2013，16（12）：1238-1240.

[4] 吴春晓，薛伟彩，高记华，等. 补气活血化瘀法对慢性缺血性结肠炎的临床观察 [J]. 中国中医基础医学杂志，2016，22（4）：577-578.

[5] 刘竺华，任顺平，吴秋玲，等. 补阳还五汤治疗缺血性结肠炎 40 例疗效观察 [J]. 世界中西医结合杂志，2013，8（8）：797-800.

[6] 王艳，李岩. 丹参川芎嗪注射液治疗缺血性结肠炎的疗效观察 [J]. 胃肠病学和肝病学杂志，2009，18（7）：646-648.

第十一章

大肠息肉

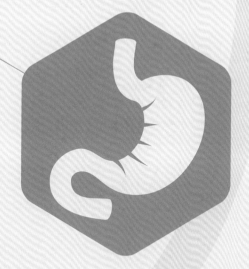

第一节 现代医学对大肠息肉的认识

一、概述

息肉系指黏膜面突出的一种赘生物，包括增生性、炎症性、错构瘤、腺瘤及其他肿瘤等。息肉与肠壁的连接方式（有蒂、无蒂）、部位、范围、单发或多发、大小、形态和颜色等都对判断其性质、有无恶变倾向及治疗有关。

临床分类以 Morson 的组织学分类为基础，将息肉分成肿瘤性、错构瘤性、炎症性和增生性四类（表 11-1）；并根据息肉有无蒂，分为无蒂、亚蒂和有蒂息肉。根据息肉的数目分为单发性和多发性息肉。

表 11-1 息肉的分类

肿瘤性	非肿瘤性
腺瘤 　　腺管状 　　绒毛状 　　混合性 腺瘤病 　　家族性结肠腺瘤病 　　多发性腺瘤病 　　Gardner 综合征 　　Turcot 综合征	错构瘤性 　　Peutz-Jeghers 综合征 　　幼年性息肉综合征 　　Cronkhite-Canada 综合征 炎症性 　　炎症性息肉及假息肉病 　　血吸虫卵性息肉 　　炎症纤维增生性息肉 增生性 　　增生性息肉 　　黏膜肥大性赘生物

二、息肉的分类及表现

i.大肠息肉

大肠息肉发病率亦高，且与结直肠癌关系密切。

（一）腺瘤

（1）管状腺瘤：最常见，一般有蒂，无蒂、亚蒂者少见，呈球形、梨形，表面光滑或呈分叶状，明显充血发红，部分可见出血斑，使表面形成虎斑样。

（2）绒毛状腺瘤：较少见，好发于直肠、乙状结肠，多为单发，大部分为无蒂型，菜花状，少数呈亚蒂绒球样，表面不光滑，有细绒毛状突起，充血、水肿、糜烂，常附有多量半透明黏液。恶变率高达 40% ~ 50%。

（3）混合型腺瘤：形态上类似于管状腺瘤，有蒂者多见，亚蒂者少见，表面不光滑，分叶状，并有许多绒毛较粗大的乳头状突起，故又称为乳头状腺瘤。

（4）家族性腺瘤病：是一种家族性、遗传性疾病，以大肠多发性腺瘤为特征，数目超过 100 颗。内镜下息肉大量密集分布于全结肠，形态以管状腺瘤为主，个别为绒毛状。

（5）多发性腺瘤：腺瘤数量不超过 100 颗。以管状腺瘤多见，混合型及绒毛状少见。局限或散在发生，不一定有家族史。

（二）炎症性息肉

一般为多发。多数息肉小于 0.5 cm，无蒂，表面色泽苍白，质脆，周围黏膜有炎症改变。

ⅱ. 胃肠道息肉综合征

胃肠道息肉综合征是以累及结肠为主的多发性息肉病，大部分伴有肠道外表现，一般可分为腺瘤性与错构瘤性息肉综合征两大类。按照胃肠道累及程度、肠外伴随的表现、遗传倾向及其遗传方式和息肉的大体与组织学表现而分类。

（一）腺瘤性综合征

主要特点是多发性腺瘤伴有结肠癌的高发率。主要有以下三种。

1. 家族性结肠息肉病

（1）概述：这是一种常染色体显性遗传性疾病，30%～50% 病例有 APC 基因（位于 5 号染色体长臂）突变，偶见于无家族史者。新生儿中发生率为万分之一，人群中年发生率不足百万分之二。

（2）临床表现和诊断：大多数患者可无症状。早期症状为腹泻，也可有出血、腹绞痛、贫血、体重减轻和肠梗阻。经结肠镜及活组织检查一般即可确诊。结肠镜见全结肠与直肠均可有多发性腺瘤，多数有蒂，乳头状较少见。息肉数从 100 左右到数千个不等。直径自 3～4 mm 至数厘米。常密集排列，有时成串，其组织结构与一般腺瘤无异。本病常伴有胃息肉和十二指肠息肉。半数患者伴有骨骼异常，一成患者有软组织肿瘤，提示本病与 Gardner 综合征有相互关系。常在青春期或青年期发病，有高度癌变倾向。据报告，在息肉发生的头 5 年内癌变率为 12%，在 15～20 年则大于50%，癌变的平均年龄为 40 岁。

（3）治疗：对于大量结肠息肉的患者，应尽早（推荐 25 岁前）做全结肠切除与回肠－肛管吻合术或回肠－直肠吻合术。回肠－直肠吻合术后残留直肠癌的危险性是 12%～29%，因此，术后应每年行一次结直肠镜检查，如发现新的息肉可予电灼、微波、射频或氢气刀等治疗。如患者结肠息肉在 100 个左右，又无肠外息肉，可先予内镜下电凝电切术，分次进行，术后应每年行一次结肠镜检查。

有上消化道息肉者，推荐从 30 岁起每 3 年进行一次胃镜检查，息肉量多者检查应更加频繁，目的是发现早期可治疗的癌肿。大量十二指肠息肉患者应每年行一次胃镜检查。对患者有危险性的家族成员，从 13 ~ 15 岁起至 30 岁，应每 3 年进行一次结肠镜检查；30 ~ 60 岁应每隔 3 ~ 5 年一次。据报道，应用低剂量选择性 COX-2 抑制剂可降低腺瘤性息肉的危险性。

2.Gardner 综合征　本综合征是一种伴有骨和皮肤、眼、甲状腺等软组织肿瘤的肠息肉病。一般认为由常染色体显性遗传引起，其息肉性质和分布与家族性结肠息肉病相似，但息肉数目较少（一般＜100），体积较大。也有高度癌变的倾向，但癌变年龄稍晚一些。骨瘤主见于头颅、上下颌、蝶骨等扁骨和四肢长骨。软组织肿瘤可分为皮脂腺囊肿、脂肪瘤、纤维肉瘤、平滑肌瘤、颅咽管瘤等。此外，这些患者也有甲状腺、肾上腺、十二指肠壶腹部癌变的倾向。

本病结肠息肉的治疗原则与家族性息肉病相同。骨与软组织肿瘤均应手术切除。

3.Turcot 综合征（胶质瘤息肉综合征）　这是一种常染色体隐性遗传性疾病，较少见，其特征是患者有家族性结肠腺瘤病且伴有其他脏器的肿瘤。常伴有中枢神经系统的肿瘤，如脑和脊髓的胶质母细胞瘤或髓母细胞瘤，因此也有胶质瘤息肉综合征之称。多见于 10 ~ 30 岁年轻人，结肠息肉数常少于 100 个。随时间推移，其恶变率几乎为 100%。

本病应尽早行单纯息肉切除或结肠切除术，并定期做内镜复查。中枢神经系统的肿瘤，即使早期手术切除也易复发，预后差。

（二）错构瘤性综合征

本综合征特点是某些肠段被一些组织的无规律的混合体所累及，具有非肿瘤性但有肿瘤样增生的特征。

1. 黑色素斑 – 胃肠多发性息肉综合征（Peutz-Jeghers syndrome，PJS）

（1）概述：本病系伴有黏膜、皮肤色素沉着的全胃肠道多发性息肉病，与 19 号染色体短臂 19p13.3 上 *LKB* 基因突变有关。新生儿中发生率约十万分之一，可能通过单个显性多效基因遗传。外显率很高，同一家族患病者很多（患者子女中有 50% 发病），常在 10 岁前起病。

（2）临床表现和诊断：该病色素沉着多见于口唇及其四周、颊部、面部、手指皮肤，偶见于肠黏膜，但也有色素沉着局限在躯干及四肢。色素可呈黑、棕褐、灰、蓝等色。极少数患者仅有息肉而无色素沉着。内镜或 X 线检查可见息肉最多位于小肠，尤其是空肠上段，亦可发生在胃和结直肠，可引起出血和肠套叠，也可有腹痛、腹泻及蛋白丢失性肠病等。该病的患者患非胃肠癌如乳房、子宫内膜、卵巢或肺癌的危险性比普通人群高 15～30 倍。Westerman 等 1999 年报道，对 1921 年首次由 Peutz 报道的一个 PJS 家族共 6 代 78 人追踪随访 70 余年的结果，发现明确诊断为 PJS 患者 22 例，其中癌肿 7 例占 32%。

（3）治疗：由于本病病变广泛，一般予以对症治疗，仅在严重并发症如不能控制的出血或梗阻时才考虑外科手术治疗，术中肠镜与肠切除术结合，尽可能将息肉摘除。术后每 2 年进行一次内镜（胃镜、小肠镜、结肠镜）检查。对患者有危险性的家族成员，从 18 岁起，应每 3 年进行一次全结肠镜或乙状结肠镜加钡剂灌肠检查。PJS 增加胃恶性病变的危险性为 5%～10%，尽管临床上以小肠息肉多见，但小肠癌罕见，因此从 25 岁起，每 3 年应进行一次消化道内镜检查。

2. 幼年性息肉综合征（juvenile polyposis，JP）　本病以青少年多发性结直肠息肉为特征，亦可见于胃和小肠。JP 的发生率为 FPC 的十分之一，新生儿中发生率为十万分之一，至少由 2 个单独的基因突变所引起，*SMAD4/DPC4* 位于染色体 18q21 或 *BMPR1 A/ALK3* 位于染色体 10q21-22a。

大部分患者的息肉呈典型的错构瘤特征，大息肉通常呈分叶状，半数不典型的 JP 可出现异型增生的腺瘤，引起结直肠癌的危险性增加。JP 累及结直肠癌、上消化道癌的危险性分别为 30% 和 10%。

对息肉数量较少的患者，可通过内镜尽可能摘除结肠及上消化道被发现的所有息肉，对大量结肠息肉不能通过内镜摘除控制的、有症状、腺瘤样变或结肠癌家族史的患者，可考虑做全结肠切除回肠–直肠吻合术，降低结肠癌的发生率。

JP 危险人群，从 15 岁起，每 1～2 年应做一次全结肠镜或乙状结肠镜加钡剂灌肠检查，25 岁起，每 1～2 年应做一次上消化道内镜检查，直至 35 岁。但是，有相关基因改变的危险人群应监视至 70 岁。

JP 可能包括下列三种息肉病。

（1）幼年性结肠息肉病（juvenile polyposis coli，JPC）：JPC 平均发病年龄是 6 岁。无家族史，单个的幼年性息肉似乎不增加癌肿的风险。主要临床表现是消化道出血，常伴有贫血、低蛋白血症、营养不良和生长迟缓。常伴有先天性畸形，如肠旋转不良、脐疝和脑水肿等。可与腺瘤性息肉同时存在。

（2）家族性幼年性结肠息肉病（familial juvenile polyposis coli，FJPC）：FJPC 有家族史，系常染色体显性遗传。症状以直肠出血、直肠脱垂和生长迟缓为常见。大部分患者的息肉呈典型的错构瘤特征，但少数合并存在腺瘤性息肉。有恶变可能。

（3）家族性全身性幼年性息肉（familial generalized juvenile polyposis，FGJP）：FGJP 有遗传性，息肉除大肠外，还有胃或空肠息肉，单独或与结肠息肉并存，部分患者合并或单独存在结肠、胃、小肠、乳房、子宫颈、卵巢和胰腺癌。有人认为此病与上述 FJPC 可能是同一疾病。

3.Cronkhite-Canada 综合征　1955 年由 Cronkhite 与 Canada 首先报道，此病是错构瘤性的。主要的特点有：①整个胃肠道都有息肉；②外胚层变化，如脱发、指甲营养不良和色素沉着等；③无息肉病家族史；④成年发病。

症状以腹泻最为常见，见于 80% 以上病例，排便量大，并可含脂肪或肉眼血液，大多数患者有明显体重减轻，其次为腹痛、厌食、乏力、呕吐、性欲和味觉减退。大部分患者有指（趾）甲的改变、脱发、色素沉着。实验室检查有贫血、低白蛋白血症、吸收不良和电解质紊乱。有恶变可能。一般说来，本病病情重，预后差。

治疗原则主要是对症处理，止泻、止痛、止血，补液、补充营养物质，保持水电解质平衡。少数患者应用皮质激素、同化激素、抗生素和内镜下摘除局限或少量息肉可使病情得到缓解。有严重的并发症，如大量出血、脱垂、肠套叠、肠梗阻和明显恶变者或病变肠段较短者应手术治疗。

第二节　大肠息肉的中医诊治进展

根据大肠息肉的临床特点，其与中医学的"肠覃""肠瘤""积聚""便血"等近似。

体质学说与大肠息肉有着密切的联系。于春月、赵雪香等研究发现，腺瘤性息肉及含绒毛成分的腺瘤性息肉均以阳虚体质为主。复发次数多的中医体质类型以湿热质为主。一项研究结果显示，大肠息肉的体质类型以痰湿质和湿热质为主。在症状表现中，大便不爽与腺瘤性息肉的发生有密切关系，说明湿邪与大肠息肉的发病有密切联系。现代生活方式及饮食习惯的改变导致脾胃受损内生湿邪，湿邪久蕴肠腑，痰气血凝聚，形成息肉。

中医《黄帝内经》理论认为"积之始生，得寒乃生，厥乃成积""阳化气，阴成形"，另一项研究结果中薛晶、林一帆、刘杨等发现在 630 例结肠息肉患者中，脾肾阳虚证最多，占 44.6%，217 例息肉直径＞1.0 cm者中，亦以脾肾阳虚证构成比最高（51.6%），与其他 3 型比较，差异有统计学意义（$P < 0.01$）。本组大肠息肉有随年龄增长检出率增高的趋势，以＞60 岁为最多见，提示中老年人发病率较高，不同中医证型的息肉发生年龄段不同，脾肾阳虚证者在年龄 60 岁者中构成比最高，与其他各型比较，差异有统计学意义（$P < 0.01$）。在结肠息肉的病理类型与 4 种中医证型分布存在明显差异，脾肾阳虚者在绒毛腺瘤性息肉及息肉癌变者中，构成比最高，差异有统计学意义（$P < 0.01$）。研究结果表明，结肠息肉的发生，与机体"阳虚"有关，随着人体逐渐衰老，阳气日渐衰竭，从而使阴阳失去平衡，因此结肠息肉的发生率与大肠息肉的发生有随年龄增长而增高的趋势。"阳虚"则"结肠黏膜细胞分化降低"，"阴盛"则"结肠黏膜细胞过度增生"，此推论与薛晶、林一帆等研究中脾肾阳虚者，绒毛腺瘤性息肉及息肉癌变者构成比最高的结果相符。因此，对于结肠息肉的防治，阳虚是结肠息肉的重要病因之一，以温阳散结为主的治疗，应是结肠息肉的重要防治方法之一。此外，研究同时发现，息肉发生、大小、患者年龄、病理恶性程度，均有随着脾肾阳虚证、脾虚夹湿证、脾气虚弱证、肝脾不调证 4 种证型递减的趋势，炎性息肉、增生性息肉和管状腺瘤性息肉在脾肾阳虚及脾虚湿滞 2 型中差别不大，多分布在脾气虚弱及肝脾不调 2 个证型中，恶变程度亦较低，说明 4 种证型相互间是动态发展、相互关联的。《景岳全书·杂证谟·泄泻》云："气遂泻去，气去则阳更衰，阳衰则寒从内生。"患者肝脾不调，从而发生腹痛腹泻，久泻可导致脾气虚弱，清气不升，化湿内生，而成脾虚夹湿，而湿胜则能生寒，阳气因寒所以日败，而成脾肾阳虚。因此临床防治中，除注重温阳散结外，亦应考虑其他证型的综合治疗。

毛文昕、钟子劲、黄穗平等研究发现在中医证候特点方面，广东地区大肠息肉患者以脾虚湿滞证为其常见中医证候。不同性别和年龄阶段人群的中医证候分布亦有差异，湿热瘀阻证多见于男性患者，脾胃虚弱证多见于女性患者；青年人群以脾虚湿滞证多见，中年人群以脾虚湿滞证和湿热瘀阻证多见，老年人群以脾虚湿滞证和脾胃虚弱证多见，且脾肾阳虚证在老年人群中更常见。中医对大肠息肉的病因病机尚无统一认识，但大多数认为"脾虚"是本病的病机重点，而痰浊、瘀血则是本病的中医学病因。先天禀赋不足或后天饮食不节，嗜食肥甘厚味或嗜食生冷寒凉，均损伤脾胃功能，影响胃肠升降功能，日久湿热、痰浊形成。"痰瘀同源"，共为湿邪所化，导致气血运行不畅，津液涩渗，遂发血瘀，且"痰瘀共生"，痰可生瘀，瘀可生痰，痰瘀互结大肠而成息肉病变。《素问·刺法论》说"正气存内，邪不可干"，体质的强弱，阴阳、虚实的偏颇，是导致发病与否的重要因素。中青年人群正气强壮，病多以邪实或虚实夹杂为患。随着年龄增长，脾肾二脏渐衰，形体衰极，则以虚证多见。各种原因导致脏腑气血壅滞，经络不通，则会百病丛生。《灵枢·五变》中说："人之善病肠中积聚者，何以候之？少俞答曰：……如此则肠胃恶，恶则邪气留止，积聚乃伤脾胃之间，寒温不次，邪气稍至，蓄积留止，大聚乃起。"积聚乃成，治疗时应重视调理脾胃及大肠，使受损的胃肠功能恢复，则正气复、恶邪去。中医论治大肠息肉，应结合不同人群大肠息肉患者的中医证候分布特点，辨证施治，以达到"治已病""防未病"的目的，对于已行大肠息肉切除术后的患者，也将有利于防止大肠息肉的复发。

　　国医大师张学文认为本病病位在肠，与肝、脾、肾关系密切。先天禀赋不足、异禀质，或劳累过度，使人阴阳偏颇；对某些致癌物质敏感，更伤正气，而发此病。早期可见脾虚、肝郁、肠腑湿毒、热毒、瘀毒内蕴，多以实邪为主；日久以脾肾阳气虚、气血两虚、肝肾阴虚为主。治疗以扶正祛邪、渐消缓图为主。"癌"是一种毒邪，以脏腑功能失调为基础，故祛除癌毒必须贯穿治疗全程。常用白花蛇舌草、半枝莲、败酱草、白头翁等药物，现代药理研究已证实，上述药物具有较好的抑制消化道癌肿生长的作用。邪毒盛而正气相对不弱时，应以攻邪为主；久病正虚邪盛时，需扶正与祛邪同用，常用无花果、灵芝、西洋参、天冬、沙参、玄参等。无花果味甘，性凉，入肺、胃、大肠经，现代药理研究表明其具有抗癌效果，可能与其增强机体免疫功能，抑制肿瘤细胞增殖，诱导其凋亡等作用相关。灵芝其味甘、性平，入心、肾、肺经，具有养心安神、养肺益气、理气化瘀、滋肝健脾的功效，现代药理证明其具有很好的调节免疫、抑制肿瘤生长、提高肿瘤患者生存质量的效果。西洋参性凉而补，凡欲用人参而不受人参之温补者，皆可以此代之，以其养阴益气而不留邪，现代药理研究表明，西洋参所含人参皂苷在抑制肿瘤生长和转移、诱导肿瘤细胞凋亡和分化逆转肿瘤多药耐药等生理活性方面具有很高的价值。天冬、沙参、玄参入肺经，性寒凉，而养阴津，肺与大肠相表里，大肠之癌毒耗损阴津，宜补肺阴而滋肠津。祛瘀当中活血化瘀，清解癌毒最为重要，癌症必有瘀毒，故需用活血药，张教授最喜用丹参，活血化瘀，可靠且祛瘀生新，药力平和，可养血，有"一味丹参，功同四物"之说，故久服不伤正气，无论虚实皆可用，现代药理研究发现，丹参中含有丹参酮ⅡA等物质，具有良好的抗消化系统、生殖系统癌症之效。当归、三七、川芎、红花等活血之品，药性平和，现代药理研究发现，其具有调节免疫、诱导分化等作用。虫类药大多辛燥而有毒，药性猛烈，运用得当可达到通络祛邪、化瘀止痛之目的，常用蜈蚣、乌梢蛇。蜈蚣辛温有毒，归肝经，走窜之力最速，内而脏腑，外而经络，凡气血凝聚之处皆能开之，其作用机制主要有抑制肿瘤细胞增生、诱导细胞凋亡、阻滞或者干扰细胞周期、增强机体免疫功能等。乌梢蛇味甘，性平，归肝经，内走脏腑，外彻皮肤，透骨搜风。

国家级名老中医广州中医药大学第一附属医院劳绍贤教授认为该病病机以脾胃虚弱为本，因六淫外袭、饮食不洁、七情失调致寒热失调，津停水凝留住胃肠而成。其中，痰湿、湿热体质是肠道腺瘤性息肉的危险因素，因此脾虚湿滞是消化道息肉病重要的病机特点，以积聚凝滞为病理特征，可按中医癥瘕积聚治之，遵循"结者散之"的思想，治疗时不可不用消导之法。而患者胃肠息肉切除术后，机体处于渐变过程，故临证方需循序渐进，主次突出，同时，患者可有各种不适症状，或腹痛，或反酸，或腹泻等，皆可在病症确立的前提下分而治之。临证实从脾着手，胃肠一体。《素问·阴阳应象大论》云："谷气通于脾……肠胃为海……"肠胃之病，究之于脾，脾气不能散精，湿蕴痰阻，凝聚于胃肠，息肉乃成。故治疗胃肠息肉病，应植根于调理脾胃，重在健脾、运脾，善于运用活血行气、通利抑癌之品。胃肠息肉同属于癌前病变，预防复发及癌变是中医药治疗的目的。有研究表明，初检息肉发生部位与复发部位具有相关性，息肉复发与胃肠干细胞生物学功能紊乱具有内在联系，而胃肠息肉切除后，难免会引起局部内环境失调，如瘀血内停，可能成为息肉复发的原因之一。故胃肠息肉切除术后调理需以"治未病"为前提，不可忽视瘀血内生的病理特点。息肉切除术后半个月内注意运用凉血止血药，佐以行气疏肝之品，后期可运用破血逐瘀药以抗增生防癌。故从脾着手，胃肠一体，始终贯穿"治未病"的思想，为防治胃肠息肉的关键突破点。

综上所述，"胃肠一体，从脾着手，治未病"为治疗胃肠息肉的整体治疗思路。患者息肉切除初期，因正气有所耗伤，宜调运脾胃为主，兼疏肝理气，中焦脾土健运则胃肠湿滞尽除，不可急于运用凉血解毒及活血化瘀之大剂。唯恐更伤中焦脾土。即所谓"先安未受邪之地"也，与四君子汤并以山药易党参，因其具有《神农本草经》中所言"主伤中，补虚羸，除寒热邪气"之功用，用而去甘草以防壅滞之弊；同时予柴胡、白芍药对，如《神农本草经》所言"芍药味苦平，主邪气腹痛，除血痹，破坚积寒热……止痛……益气"，此药尤其适合湿热蕴结之脾胃诸症，调气而不助热，该药与柴胡搭配后，更增"推陈致新"之功。后期以防治息肉复发及癌变为主，现代药理证明，抗增生方中所含中药具有抗癌作用，但气机能行能化全仰仗脾得健运。故仍以健运脾胃为前提，并予广东三宝之一的陈皮理气和中，则事半功倍也。若欲加大活血力度可换用丹参，并可加莲子肉、蜂房以祛瘀解毒；若病理检查为腺瘤性息肉，可适当加大抗增生方的用药剂量，延长服药疗程，并推荐薏苡仁、山药等长期食疗佳品。总之，临床治疗胃肠息肉应灵活用药，分期论治，从脾着手，"未病先防，既病防变"，整体治之方可获效。

第三节 吕永慧教授治疗大肠息肉的经验心得

病案一：何某，女，48岁，因"发现结肠息肉2周"于2017年5月12日入院。患者于2周前在我院内分泌科住院治疗，入院后完善相关检查，肠镜示结肠息肉。病理示（横结肠息肉）增生性息肉，局灶嗜酸性细胞增生。当时患者稍有腹隐痛，稍腹胀，未行处理。出院后患者为行息肉切除术，遂来我院求诊收入脾胃科。入院症见：神清，精神疲倦，腹隐痛，腹胀，无恶心呕吐，无恶寒发热，稍头晕，无头痛，无胸闷心悸，纳可，眠差，大便一日1～2次，偶见黏液便，小便正常。体征：腹平软，无压痛，无反跳痛，腹部未扪及包块，肝右肋下、剑突下未及，脾未触及，Murphy征阴性，肝区无叩痛，双肾区无叩痛，移动性浊音阴性，肠鸣音正常，4～5次/分。舌红，舌质正常，苔黄腻，脉弦滑。本次入院前在我院行结肠镜提示结肠息肉，病理提示（横结肠息肉）增生性息肉。

吕教授认为四诊合参，当属中医学"大肠息肉"范畴，证属"肠道湿热"。患者平素喜食肥甘厚腻，脾胃受损，运化失常，水湿积聚，郁而化热，湿热互结，留置肠中，化为有形，而成本病。舌质偏红，苔黄腻，脉弦滑或滑数均属肠道湿热之舌脉象，本病病性属实，病位在肠，与胃相关，积极治疗，预后当可。《景岳全书·心腹痛》云："痛有虚实，凡三焦痛证，惟食滞、寒滞、气滞者最多，其有因虫、因火、因痰、因血者，皆能作痛。大都暴痛者，多有前三证；渐痛者，多有后四证。……可按者为虚，拒按者为实；久痛者多虚，暴痛者多实；得食稍可者为虚，胀满畏食者为实；痛徐而缓，莫得共处者多虚，痛剧而坚，一定不移者为实。"目前中医治疗以祛邪实为治则。内服中药以清热解毒、行气化湿为法，拟地榆散合槐角丸加减：地榆 15 g，槐花 10 g，甘草 6 g，陈皮 10 g，法半夏 15 g，茜草 10 g，栀子 6 g，黄连 6 g，防风 10 g，枳壳 15 g，槟榔 10 g，当归 10 g，黄芩 15 g，茯苓 15 g，蒲公英 15 g，薏苡仁 15 g。4 剂，水煎服。方中地榆散以地榆、茜草凉血止血；栀子、黄芩、黄连清热燥湿，泻火解毒；茯苓淡渗利湿。槐角丸以槐花、地榆凉血止血，黄芩清热燥湿，防风、枳壳、当归疏风理气活血。

并择期行无痛肠镜下结肠息肉切除术。入院第三天肠道清肠准备后，经静脉麻醉，结肠镜进入横结肠近肝曲处见一大小约 1.0 cm 息肉，表面光滑，做好标记，然后用 1：10 000 肾上腺素盐水注入息肉黏膜下，黏膜抬起后予以圈套器套扎，在标记处予以电凝电切，息肉切除后予以钛夹固定术口，全过程顺利（结肠 EMR 术）。

术后嘱患者慎用牛奶等乳制品。忌油腻、生冷、辛辣等刺激性饮食，忌烟酒。指导患者多饮水，多食蔬菜、水果，平时可饮蜂蜜水，保持大便通畅，宜进清热利湿饮食，如百合、草果泥、冬瓜汤等。予以中药保留灌肠，使用院内制剂——肠炎清（黄芪、三七、败酱草、地榆炭、蒲黄、延胡索、赤石脂、白及、牡蛎）保留灌肠以清热解毒、燥湿健脾、调气和血，2 次/日，7 日为 1 个疗程。患者结肠息肉在高位结肠，术后 5 日使用肠炎清中药肠道水疗；使用结肠途径治疗仪水疗，1 次/日。

术后第三天，患者神清，精神疲倦，偶有腹隐痛腹胀，无恶心呕吐，无恶寒发热，纳可，眠欠佳，舌淡红，舌质正常，苔薄黄腻，脉细。吕教授认为目前患者热邪减轻，治疗中药以健脾补气、燥湿化痰为法兼清热。处方：党参 15 g，白术 15 g，白芍 15 g，茯苓 20 g，炙甘草 6 g，蒲公英 15 g，陈皮 6 g，法半夏 12 g，紫苏梗 15 g，薏苡仁 15 g，白及 10 g，稻芽 15 g，麦芽 15 g。水煎服。

术后第四天，患者无明显不适，病情稳定好转，给予办理出院，嘱出院后继续来门诊巩固治疗，定期复查相关检查。随访 2 年，复查结肠镜提示结肠各段未见异常。

病案二：黄某，女，48 岁，因"发现结肠多发息肉 3 周"于 2017 年 6 月 12 日入院。患者于 2015 年 7 月因"直肠癌"于我院行"直肠癌根治术"，后持续在我院行 11 次化疗，3 周前于我院再次复查肠镜+病理示降结肠、乙状结肠息肉（管状腺瘤）。患者现大便次数较多，一日 2～3 次，无便血及黏液，无腹痛腹胀，纳稍差，眠可，小便正常。近期体重无下降。体征：

下腹部可见一长 15 cm 手术瘢痕，愈合可，腹平软，无压痛，无反跳痛，腹部未扪及包块，肝右肋下、剑突下未及，脾未触及，Murphy 征阴性，肝区无叩痛，双肾区无叩痛，移动性浊音阴性，肠鸣音正常，4 ~ 5 次 / 分。舌淡暗，舌质正常，苔薄白，脉细涩。

吕教授认为四诊合参，当属中医学之"大肠息肉"，证属"脾虚夹瘀"。患者平素饮食不节，脾胃受损，脾气虚弱，运化失常，水湿积聚，血瘀内停，留置肠腑，化为有形，舌质淡胖而暗，或有瘀斑、瘀点，脉虚或细涩均属于脾虚夹瘀之舌脉象，本病病位在肠，与脾胃相关，为虚实夹杂之证。中医治疗予健脾益气、活血化瘀为主，中成药予参芪扶正注射液补中益气，口服中药以四君子汤合参饮加减。处方：党参 15 g，白术 15 g，茯苓 15 g，甘草 6 g，丹参 15 g，三七 15 g，槟榔 15 g，砂仁 6 g（后下）。水煎服，每日 1 剂，分两次服。方中党参、茯苓、白术健脾益气渗湿，丹参、三七凉血活血止痛，砂仁理气除湿，槟榔行气利水，甘草调和诸药。

入院第二天肠道清肠准备后，经静脉麻醉，肠镜进至降结肠近端见一亚蒂息肉，约 15 mm × 10 mm，表面光滑，呈分叶状，做好标记，然后用 1：10 000 肾上腺素盐水注入息肉黏膜下，黏膜抬起后予以圈套器套扎，在标记处予以电凝电切，息肉切除后予以钛夹固定术口，全过程顺利。乙状结肠距肛门 20 cm 处见一扁平样息肉，表面光滑，约 5 mm × 6 mm，予以电凝电切术。镜检诊断：结肠息肉 EMR 术和 PSD 术。术后按病案一中的护理调护方案进行。术后第四天，患者无明显不适，病情稳定好转，给予办理出院，嘱出院后继续门诊巩固治疗，定期复查相关检查。10 个月后随访复查结肠镜示结肠各段未见异常。

（陈文剑）

参考文献

[1] 陈灏珠，林果为，王吉耀. 实用内科学 [M]. 14 版. 北京：人民卫生出版社，2013.

[2] 于春月，赵雪香，王文婷，等. 大肠息肉的中医体质类型分布规律调查分析 [J]. 中医学报，2019，34（12）：2665-2669.

[3] 薛晶，林一帆，刘杨，等. 结肠息肉发生及生物学特征与中医证型的关系 [J]. 中国中西医结合消化杂志，2011，19（2）：88-91.

[4] 毛文听、钟子劲、黄穗平，等. 大肠息肉发病位置及中医证候特点分析 [J].

广州中医药大学学报，2020，37（5）：818-822.

[5] 雷送花. 中医护理方案在大肠息肉患者中的应用 [J]. 中国当代医药，2020，27（21）：249-252.

[6] 魏玮. 名老中医脾胃病辨治枢要 [M]. 北京：北京科学技术出版社，2019：101-105.

[7] 张亚历. 胃肠疾病内镜、病理与超声内镜诊断 [M]. 北京：军事医学科学出版社，2000.

[8] 张亚历. 图解消化病学：临床经典诊断与治疗方法 [M]. 北京：军事医学科学出版社，2003.

第十二章

慢性乙型肝炎

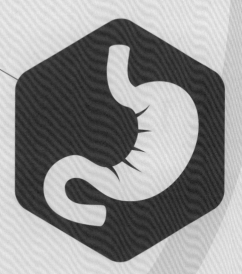

第一节 现代医学对慢性乙型肝炎的认识

一、定义

慢性乙型肝炎是由乙型肝炎病毒（hepatitis B virus，HBV）持续感染引起的肝脏慢性炎症性疾病，可以分为 HBeAg 阳性慢性乙型肝炎和 HBeAg 阴性慢性乙型肝炎。

二、流行病学和预防

（一）流行病学

HBV 主要经血液（如不安全注射等）、母婴及性接触传播。由于对献血者实施严格的 HBsAg 和 HBV-DNA 筛查，经输血或血液制品引起的 HBV 感染已较少发生；经破损的皮肤或黏膜传播主要是由于使用未经严格消毒的医疗器械和侵入性诊疗操作不安全（特别是注射毒品等）；其他如修足、文身、扎耳环孔、医务人员工作中的意外暴露、共用剃须刀和牙刷等也可传播。母婴传播主要发生在围产期，多为在分娩时接触 HBV 阳性母亲的血液和体液传播，随着乙型肝炎疫苗联合乙型肝炎免疫球蛋白的应用，母婴传播已大为减少。与 HBV 阳性者发生无防护的性接触，特别是有多个性伴侣者感染 HBV 的危险性增高。

HBV 不经呼吸道和消化道传播，因此，日常学习、工作或生活接触，如同一办公室工作（包括共用计算机等办公用品）、握手、拥抱、同住一宿舍、同一餐厅用餐和共用厕所等无血液暴露的接触，不会传染 HBV。流行病学和实验研究未发现 HBV 能经吸血昆虫（蚊、臭虫等）传播。

（二）预防

接种乙型肝炎疫苗是预防 HBV 感染的最有效方法。乙型肝炎疫苗的接种对象主要是新生儿，其次为婴幼儿，15 岁以下未免疫人群和高危人群（如医务人员、经常接触血液的人员、托幼机构工作人员、器官移植患者、经常接受输血或血液制品者、免疫功能低下者、HBsAg 阳性者的家庭成员、男男同性、有多个性伴侣者和静脉内注射毒品者等）。

乙型肝炎疫苗全程需接种 3 针，按照 0、1、6 个月程序，即接种第 1 针疫苗后，间隔 1 个月及 6 个月注射第 2 及第 3 针疫苗。新生儿接种乙型肝炎疫苗要求在出生后 24 小时内接种，越早越好。接种部位新生儿为臀前部外侧肌肉内或上臂三角肌，儿童和成人为上臂三角肌中部肌内注射。

三、自然史及发病机制

（一）自然史

HBV 感染的自然史取决于病毒、宿主和环境之间的相互作用。HBV 感染时的年龄是影响慢性化的最主要因素。在围产期和婴幼儿时期感染 HBV 者中，分别有 90% 和 25%～30% 将发展成慢性感染，而 5 岁以后感染者仅有 5%～10% 发展为慢性感染。我国 HBV 感染者多为围产期或婴幼儿时期感染。

婴幼儿期 HBV 感染的自然史一般可人为划分为四期，即免疫耐受期、免疫清除期、非活动或低（非）复制期和再活动期。并非所有 HBV 感染者都经过以上四期。青少年和成年时期感染 HBV，多无免疫耐受期，直接进入免疫清除期。

（二）发病机制

慢性乙型肝炎的发病机制较为复杂，迄今尚未完全阐明。大量研究表明，HBV 不直接杀伤肝细胞，其引起的免疫应答是肝细胞损伤及炎症发生的主要机制；而炎症反复存在是慢性乙型肝炎患者进展为肝硬化甚至肝癌的重要因素。

四、实验室检查

（一）HBV 血清学检测

HBV 血清学标志物包括 HBsAg、抗 -HBs、HBeAg、抗 -HBe、抗 -HBc 和抗 -HBc-IgM。HBsAg 阳性表示 HBV 感染。抗 -HBs 为保护性抗体，其阳性表示对 HBV 有免疫力，见于乙型肝炎康复及接种乙型肝炎疫苗者。抗 -HBc-IgM 阳性多见于急性乙型肝炎及慢性乙型肝炎急性发作。抗 -HBc 总抗体主要是抗 -HBc-IgG，只要感染过 HBV，无论病毒是否被清除，此抗体多为阳性。在 HBeAg 阳性的慢性乙型肝炎患者中，基线抗 -HBc 抗体的定量对聚乙二醇干扰素和核苷（酸）类似物治疗的疗效有一定的预测价值。血清 HBsAg 定量检测可用于预测疾病进展、抗病毒疗效和预后。为了解有无 HBV 与 HDV 同时或重叠感染，可进行 HDV 感染标志物的检测。

（二）HBV-DNA、基因型和变异检测

1.HBV-DNA 定量检测　　主要用于判断慢性 HBV 感染的病毒复制水平，可用于抗病毒治疗适应证的选择及疗效的判断。准确定量需采用实时定量聚合酶链反应法。

2.HBV 基因分型和耐药突变株检测　常用的方法有：①基因型特异性引物聚合酶链反应法；②基因序列测定法；③线性探针反向杂交法。

（三）生物化学检查

1.血清 ALT 和 AST　血清 ALT 和 AST 水平可部分反映肝细胞损伤程度，但特异性不强，应与心、脑、肌肉损害时的升高相鉴别。

2.血清胆红素　血清胆红素水平与胆汁代谢、排泄程度有关，胆红素升高主要原因为肝细胞损害、肝内外胆道阻塞和溶血。肝衰竭患者血清胆红素可呈进行性升高，每天上升 ≥ 1 倍正常值上限（upper limit of normal，ULN），且有出现胆红素升高与 ALT 和 AST 下降的分离现象。

3.人血白蛋白和球蛋白　二者反映肝脏合成功能，慢性乙型肝炎、肝硬化和肝衰竭患者可有人血白蛋白下降。随着肝损伤加重，白蛋白 / 球蛋白比值可逐渐下降或倒置。

4.凝血酶原时间及凝血酶原活动度　凝血酶原时间是反映肝脏凝血因子合成功能的重要指标，常用国际标准化比值（INR）表示，对判断疾病进展及预后有较大价值。

5.γ - 谷氨酰转肽酶　正常人血清中 γ – 谷氨酰转肽酶主要来自肝脏。此酶在急性肝炎、慢性活动性肝炎及肝硬化失代偿时仅轻中度升高。各种原因导致的肝内外胆汁淤积时可以显著升高。

6.血清碱性磷酸酶　经肝胆系统进行排泄。所以当血清碱性磷酸酶产生过多或排泄受阻时，均可使血中血清碱性磷酸酶发生变化。临床上常借助血清碱性磷酸酶的动态观察来判断病情发展、预后和临床疗效。

7.总胆汁酸　健康人的周围血液中血清胆汁酸含量极微，当肝细胞损害或肝内、外阻塞时，胆汁酸代谢就会出现异常，总胆汁酸就会升高。

8.胆碱酯酶　胆碱酯酶可反映肝脏合成功能，对了解肝脏应急功能和贮备功能有参考价值。

9.甲胎蛋白　血清甲胎蛋白及其异质体是诊断原发性肝细胞癌的重要指标。应注意甲胎蛋白升高的幅度、动态变化及其与 ALT 和 AST 的消长关系，并结合临床表现和肝脏超声显像等影像学检查结果进行综合分析。

10.维生素 K 缺乏或拮抗剂 - Ⅱ诱导蛋白　维生素 K 缺乏或拮抗剂 - Ⅱ诱导蛋白又名脱 – γ – 羧基凝血酶原，是诊断肝癌的另一个重要指标，可与甲胎蛋白互为补充。

五、肝纤维化非侵袭性诊断

（一）APRI 评分

天冬氨酸氨基转移酶（AST）和血小板（PLT）比率指数（aspartateamino-transferase-to-platelet ratio index，APRI）可用于肝硬化的评估。成人中 APRI 评分＞2，预示患者已经发生肝硬化。APRI 计算公式为 $[（AST/ULN）×100/PLT（10^9/L）]$。

（二）FIB-4 指数

基于 ALT、AST、PLT 和患者年龄的 FIB-4 指数可用于慢性乙型肝炎患者肝纤维化的诊断和分期。FIB-4=（年龄 × AST）÷（血小板 × ALT 的平方根）。

（三）瞬时弹性成像

瞬时弹性成像（transient elastography，TE）作为一种较为成熟的无创伤性检查，其优势为操作简便、可重复性好，能够比较准确地识别出轻度肝纤维化和进展性肝纤维化或早期肝硬化；但其测定成功率受肥胖、肋间隙大小及操作者的经验等因素影响，其测定值受肝脏炎症坏死、胆汁淤积及脂肪变等多种因素影响。鉴于胆红素异常对 TE 诊断效能的显著影响，应考虑胆红素正常情况下进行 TE 检查。TE 结果判读需结合患者 ALT 水平等指标，将 TE 与其他血清学指标联合使用可以提高诊断效能。

六、影像学诊断

影像学检查的主要目的是监测慢性乙型肝炎的临床进展、了解有无肝硬化、发现占位性病变和鉴别其性质，尤其是监测和诊断肝细胞癌。可对肝脏、胆囊、脾脏进行超声、CT 和磁共振成像等检查。

（一）腹部超声（US）检查

因操作简便、直观、无创性和价廉，腹部超声检查已成为肝脏检查最常用的重要方法。该方法可以协助明确肝脏、脾脏的形态、肝内重要血管情况及肝内有无占位性病变，但容易受到仪器设备、解剖部位、操作者的技术和经验等因素的限制。

（二）电子计算机断层成像

目前是肝脏病变诊断和鉴别诊断的重要影像学检查方法，用于观察肝脏形态，了解有无肝硬化，及时发现占位性病变和鉴别其性质，动态增强多期扫描对于肝细胞癌的诊断具有高度敏感性和特异性。

（三）磁共振

无放射性辐射，组织分辨率高，可以多方位、多序列成像，对肝脏的组织结构变化如出血坏死、脂肪变性及肝内结节的显示和分辨率优于 CT 和腹部超声。动态增强多期扫描及特殊增强剂显像对鉴别良、恶性肝内占位病变优于 CT。

七、临床诊断

既往有乙型肝炎病史或 HBsAg 阳性超过 6 个月，现 HBsAg 和（或）HBV-DNA 仍为阳性者，可诊断为慢性 HBV 感染。根据 HBV 感染者的血清学、病毒学、生物化学试验及其他临床和辅助检查结果，可将慢性 HBV 感染分为 6 类。

（一）慢性 HBV 携带者

多为年龄较轻的处于免疫耐受期的 HBsAg、HBeAg 和 HBV-DNA 阳性者，1 年内连续随访 2 次以上均显示血清 ALT 和 AST 在正常范围，肝组织学检查无病变或病变轻。

（二）HBeAg 阳性慢性乙型肝炎

血清 HBsAg 阳性，HBeAg 阳性，HBV-DNA 阳性，ALT 持续或反复异常或肝组织学检查有肝炎病变。

（三）HBeAg 阴性慢性乙型肝炎

血清 HBsAg 阳性，HBeAg 持续阴性，HBV-DNA 阳性，ALT 持续或反复异常，或肝组织学有肝炎病变。

（四）非活动性 HBsAg 携带者

血清 HBsAg 阳性、HBeAg 阴性、抗 -HBe 阳性或阴性，HBV-DNA 低于检测下限，1 年内连续随访 3 次以上，每次至少间隔 3 个月，ALT 均在正常范围。肝组织学检查显示组织学活动指数评分＜ 4 或根据其他的半定量计分系统判定病变轻微。

（五）隐匿性慢性乙型肝炎

血清 HBsAg 阴性，但血清和（或）肝组织中 HBV-DNA 阳性，并有慢性乙型肝炎的临床表现。除 HBV-DNA 阳性外，患者可有血清抗 -HBs、抗 -HBe 和（或）抗 -HBc 阳性，但约 20% 隐匿性慢性乙型肝炎患者的血清学标志物均为阴性。诊断主要通过 HBV-DNA 检测，有时需采用多区段套式 PCR 辅以测序确认，因常规荧光定量 PCR 检测灵敏度受限且受引物序列变异影响，可能会存在一定程度的漏检，尤其对抗 -HBc 持续阳性者。

诊断需排除其他病毒及非病毒因素引起的肝损伤。

（六）乙型肝炎肝硬化

建立 HBV 相关肝硬化临床诊断的必备条件包括：组织学或临床提示存在肝硬化的证据；病因学明确的 HBV 感染证据。通过病史或相应的检查明确或排除其他常见引起肝硬化的病因，如 HCV 感染、酒精和药物等。

临床上常根据有无主要并发症将肝硬化分为代偿期及失代偿期。代偿期肝硬化影像学、生物化学或血液学检查有肝细胞合成功能障碍或门静脉高压症的证据，或组织学符合肝硬化诊断，但无食管胃底静脉曲张破裂出血、腹水或肝性脑病等症状或严重并发症；失代偿期肝硬化患者已出现食管胃底静脉曲张破裂出血、肝性脑病、腹水等症状或严重并发症。

为更准确地预测肝硬化患者的疾病进展，判断死亡风险，可按五期分类法评估肝硬化并发症情况。1 期：无静脉曲张，无腹水；2 期：有静脉曲张，无出血及腹水；3 期：有腹水，无出血，伴或不伴静脉曲张；4 期：有出血，伴或不伴腹水；5 期：脓毒血症。1、2 期为代偿期肝硬化，3～5 期为失代偿期肝硬化。

八、治疗目标

（一）治疗的目标

最大限度地长期抑制 HBV 复制，减轻肝细胞炎性坏死及肝纤维化，达到延缓和减少肝功能衰竭、肝硬化失代偿、HCC 及其他并发症的发生，从而改善生活质量和延长生存时间。在治疗过程中，对于部分适合的患者应尽可能追求慢性乙肝的临床治愈，即停止治疗后持续的病毒学应答，至 HBsAg 消失，并伴有 ALT 复常和肝脏组织学的改善。

（二）治疗的终点

1. 理想的终点　HBeAg 阳性与 HBeAg 阴性患者，停药后获得持久的 HBsAg 消失，可伴或不伴 HBsAg 血清学转换。

2. 满意的终点　HBeAg 阳性患者，停药后获得持续的病毒学应答，ALT 复常，并伴有 HBeAg 血清学转换；HBeAg 阴性患者，停药后获得持续的病毒学应答和 ALT 复常。

3. 基本的终点　如无法获得停药后持续应答，抗病毒治疗期间长期维持病毒学应答（HBV-DNA 检测不到）。

九、抗病毒治疗的适应证

《慢性乙型肝炎防治指南（2019 年版）》：应依据血清 HBV-DNA、ALT 水平和肝脏疾病严重程度，同时需结合年龄、家族史和伴随疾病等因素，综合评估患者疾病进展风险，决定是否需要启动抗病毒治疗；动态评估比单次检测更有临床意义。指南推荐意见：血清 HBV-DNA 阳性、ALT 持续异常（＞ULN）且排除其他原因所致者，建议抗病毒治疗。

特别需要提醒的是，在开始治疗前应排除合并其他病原体感染或药物、酒精、免疫等其他因素所致的 ALT 升高，也应排除应用降酶药物后 ALT 暂时性正常。在一些特殊病例中，如肝硬化或服用联苯结构衍生物类药物者，其 AST 水平可高于 ALT，此时可将 AST 水平作为主要监测指标。

十、NAs 治疗和监测

（一）五种 NAs 药物

1. 恩替卡韦　优点：抗病毒能力强，耐药率低。缺点：有引起乳酸酸中毒可能。

2. 富马酸替诺福韦酯　优点：目前抗病毒能力最强药物，长期使用耐药率低。缺点：长期使用可引起肾功能不全和骨病。

3. 替比夫定　优点：抗病毒能力较强，HBeAg 转换率高，妊娠患者可用，合并肾脏功能损伤患者可用。缺点：有肌酸激酶升高可能，长期使用耐药率增高。

4. 阿德福韦酯　优点：长期使用耐药率低，对拉米夫定、替比夫定耐药者仍有效，可联合使用。缺点：抗病毒能力较弱，起效慢，有潜在的肾毒性，易引起骨病。

5. 拉米夫定　优点：上市时间最长，不良反应少、价格便宜。缺点：持久应答率低，病毒耐药率高。

（二）NAs 治疗的监测

1. 治疗前相关指标基线检测　治疗前相关检测指标有：①生化学指标，主要有 ALT、AST、胆红素、白蛋白等；②病毒学标志，主要有 HBV-DNA 和 HBeAg、HBeAb；③根据病情需要，检测血常规、血清肌酐和肌酸激酶等；④肝脏无创性肝纤维化检测，如肝脏弹性检测；⑤如条件允许，治疗前后可考虑肝穿刺检查。

2. 密切关注患者治疗依从性问题　具体问题包括用药剂量、使用方法、是否有漏用药物或自行停药等情况，确保患者已经了解随意停药可能导致的风险，提高患者依从性。

3. 少见、罕见不良反应的预防和处理　NAs 总体安全性和耐受性良好，但在临床应用中确有少见、罕见严重不良反应的发生，如肾功能不全（主要见于阿德福韦酯治疗）、低磷性骨病（主要见于阿德福韦酯、替诺福韦治疗）、肌炎（主要见于替比夫定治疗）、横纹肌溶解（主要见于替比夫定）、乳酸酸中毒（可见于拉米夫定、恩替卡韦、替比夫定）等，应引起关注。建议治疗前仔细询问相关病史，以减少风险。对治疗中出现血肌酐、血清肌酸激酶或乳酸脱氢酶明显升高，并伴相应临床表现者如全身情况变差、明显肌痛、肌无力等症的患者，应密切观察，一旦确诊为尿毒症、肌炎、横纹肌溶解或乳酸酸中毒等，应及时停药或改用其他药物，并给予积极的相应治疗干预。

4. 耐药监测　耐药是 NAs 长期治疗慢性乙型肝炎所面临的主要问题之一。耐药可引发病毒学突破、生化学突破、病毒学反弹及肝炎发作，少数患者可出现肝脏失代偿、急性肝衰竭，甚至死亡。

第二节　慢性乙型肝炎的中医诊治进展

慢性乙型肝炎在中医学中归属于"黄疸""胁痛""肝着"的范畴。

一、病因病机

中医学认为慢性乙型肝炎由湿热疫毒之邪内侵，当人体正气不足无力抗邪时发病，常因外感、情志、饮食、劳倦而诱发。其病机特点是湿热疫毒隐伏血分，引发"湿热蕴结证"；湿阻气机则肝失疏泄、肝郁伤脾或湿热伤脾，可导致"肝郁脾虚证"；湿热疫毒郁久伤阴可导致"肝肾阴虚证"；久病"阴损及阳"或素体脾肾亏虚感受湿热疫毒导致"脾肾阳虚证"；久病致瘀，久病入络即可导致"瘀血阻络证"。本病的病位主要在肝，常涉及脾、肾两脏及胆、胃、三焦等腑。病性属本虚标实，虚实夹杂。由于本病的病因、病机、病位、病性复杂多变，病情交错难愈，故应辨明"湿、热、瘀、毒之邪实与肝、脾、肾之正虚"两者之间的关系。由于慢性乙型肝炎可以迁延数年甚或数十年，治疗时应注意以人为本，正确处以扶正与祛邪治疗，重点调整阴阳、气血、脏腑功能平衡。

二、辨证分型

证候分类参照 2015 年中华中医药学会肝胆病专业委员会制定的《病毒性肝炎中医辨证标准》。

（一）肝胆湿热证

症状：胁肋胀痛，纳呆呕恶，厌油腻，口黏口苦，大便黏滞秽臭，尿黄，或身目发黄。舌苔黄腻，脉弦数或弦滑数。

治法：清热利湿。

推荐方药：茵陈蒿汤或甘露消毒丹加减。药用茵陈、栀子、大黄、滑石、黄芩、虎杖、连翘等。

（二）肝郁脾虚证

症状：胁肋胀痛，情志抑郁，纳呆食少，脘痞腹胀，身倦乏力，面色萎黄，大便溏泄。舌质淡、有齿痕，苔白，脉沉弦。

治法：疏肝健脾。

推荐方药：逍遥散加减。药用北柴胡、当归、白芍、白术、茯苓、薄荷、甘草等。

（三）肝肾阴虚证

症状：胁肋隐痛，遇劳加重，腰膝酸软，两目干涩，口燥咽干，失眠多梦，或五心烦热。舌红或有裂纹，少苔或无苔，脉细数。

治法：滋补肝肾。

推荐方药：一贯煎加减。药用当归、北沙参、麦冬、生地、枸杞子、玄参、石斛、女贞子等。

（四）瘀血阻络证

症状：两胁刺痛，胁下痞块，面色晦暗，或见赤缕红丝，口干不欲饮。舌质紫暗或有瘀斑、瘀点，脉沉细涩。

治法：活血通络。

推荐方药：膈下逐瘀汤加减。药用当归、桃仁、红花、川芎、赤芍、丹参、泽兰等。

（五）脾肾阳虚证

症状：胁肋隐痛，畏寒肢冷，面色无华，腰膝酸软，食少脘痞，腹胀便溏，或伴下肢水肿。舌质暗淡，有齿痕，苔白滑，脉沉细无力。

治法：温补脾肾。

推荐方药：附子理中汤合金匮肾气丸加减。药用党参、白术、制附子、桂枝、干姜、菟丝子、肉苁蓉等。

三、中成药

清热利湿解毒类：双虎清肝颗粒、垂盆草冲剂等。疏肝解郁健脾类：逍遥丸、甘草酸制剂等。滋补肝肾类：五味子制剂等。活血化瘀类：扶正化瘀胶囊、复方鳖甲软肝片等。

四、其他疗法

根据病情选择重要穴位注射、中药穴位敷贴等疗法。

五、护理

（一）情志护理

解除患者紧张、忧虑悲观、怀疑过敏和急躁不安的不良情志，帮助患者增强战胜疾病的信心。

（二）饮食护理

饮食宜清淡，以营养丰富、易消化饮食为主。忌饮酒及生冷、油腻、辛辣刺激性食物。

（三）生活护理

起居有时，寒温适度，劳逸得当，生活有节。

第三节 吕永慧教授治疗慢性乙型肝炎的经验心得

一、吕教授治疗慢性乙肝几种方法的运用

（一）清热利湿

对湿的治疗应贯穿于慢性肝炎的治疗始终。清热利湿法常用茵陈四苓散加味，药用茵陈、茯苓或土茯苓、猪苓、白术、泽泻、郁金、鸡骨草、珍珠草之类。

（二）健脾化湿

"见肝之病，知肝传脾，当先实脾……实脾则肝自愈，此治肝补脾之妙也"（《金匮要略》）。健脾化湿常用茯苓、猪苓、白术、泽泻、党参等。运脾消导常用山楂子、布渣叶、谷芽、麦芽、鸡内金、火炭母等。

（三）疏肝解郁

药用郁金、柴胡、白芍、白背叶根、素馨花、合欢花、川楝子、丹皮、枳壳、青皮、川芎。

（四）滋养肝肾

常用一贯煎、二至丸。药用沙参、麦冬、女贞子、旱莲草、首乌、生地、当归。

（五）活血化瘀

药用五灵脂、蒲黄、桃仁、红花、莪术、益母草、川芎、田七、赤芍、茜根、丹参。

二、治疗慢性肝病的几点体会

（一）中西结合，优势互补

中医辨证、西医辨病是目前中西医结合临床实践的常见模式。在西医辨病，把握疾病发生、发展趋势的前提下，用中医学理论分析认识现代疾病的中医证候特征和转化规律，实现西医辨病与中医辨证治疗的有机结合、优势互补。如此可提高中医辨证的确定性和针对性，以提高治疗慢性肝病的效果。

（二）祛邪着眼湿热瘀毒，扶正当顾脾胃肝肾

（1）感受湿热疫毒之邪，湿邪重浊黏滞，易阻滞气机，妨碍脾的运化，故虽为肝病，但多表现为脾胃疾病的症状，如脘腹满闷、纳呆呕恶、大便黏滞等。

（2）正邪交争，迁延不愈，耗伤人体正气易导"虚"，久病入血，血液运行不畅，又易致"瘀"，多表现为倦怠乏力、胁肋疼痛、面色晦暗、赤丝血缕等。

（3）正邪交争日久，湿热之邪留恋难去，正气耗损无以为继，毒瘀互结停于肝脏，渐则肝、脾、肾三脏功能失常，出现气、血、水代谢紊乱，出现鼓胀、肝积、肝痹等顽证，甚至出现出血、神昏等危重变证。

（三）顾护中焦

在慢性肝病的治疗过程中顾护中焦是永恒主题，其理有二。

（1）中焦脾胃为气血生化之源，通过调养脾胃能增强人体抗病能力及免疫功能，调节和改善人体本身的功能状态。同时，张仲景曰"见肝之病，知肝传脾，当先实脾"，健脾实脾，土健则木达而起到既病防变的作用，且脾气健运还有利于药物吸收和效应成分的输布。

（2）中焦是人体气机升降的枢纽。刘渡舟认为："善治病者重视调气，善调气者重视调畅肝胆之气和脾胃之气。"湿热疫毒侵袭，肝脾受累最重，后期伤及肾脏，虚实羸弱相间。

（四）情志饮食常调节，自然疗法不可缺

1. 情志对肝病的影响

（1）诱发慢肝活动：慢性肝病患者静止期多无任何自觉症状，肝功能亦多正常，但外界刺激导致情绪变化，则可出现临床症状和肝功能损害而使肝炎发作。

（2）影响肝功能：患者情绪好坏往往直接影响肝功能检测指标。

（3）影响药物疗效：在临床中，凡性情开朗豁达、性格温和、修养素质高的患者，一旦药物对症，则能收到满意疗效；反之，心情焦虑、多愁善思、急躁易怒之人则对药物的应答性差，收效甚微，且病情极易反复，缠绵难愈。对于慢性肝病患者，及时调整好心理、心态和情绪十分重要和关键。

2. 饮食对慢性肝病患者的影响　美味佳肴食之得当既可爽口益身，乐神爽志，增寿延年，又可却病健体；食之不当也可招来灾难，罹患沉疴，非但无益，反损健康。因此，因人、因时、因地、因病而异，或药疗，或食疗，或药疗食疗并进，或食物禁忌，应当辨证施之，充分体现中医学的整体观。正如孙思邈所言："夫为医者，当先洞晓病源，知其所犯，以食治之，食疗不愈，然后命药。"

总之，中西医结合互有侧重，突出特色，发挥优势，多法联用，综合治疗是慢性肝病获得佳效的必由之路。

三、病案举例

病案一：张某，男，32岁，2018年1月7日初诊。患者有乙肝病史10余年。1周前全身不适，初起发冷发热，曾服治感冒中成药而发热减轻，但仍食欲缺乏，恶心欲吐，厌油腻，神疲无力，皮肤轻度发黄，小便黄，大便偏干，右胁下疼痛，腹部胀满，经外院诊断为急性黄疸性肝炎，经治疗后症状好转。现为求中医诊治，故来门诊就诊。就诊时症见：面目及全身皮肤黄染，黄色鲜明，右胁下疼痛，腹部胀满，小便黄，大便偏干，纳眠欠佳。舌苔黄腻，脉滑数。中医诊断：黄疸（湿热蕴结证）。治法：清热，利湿，退黄。方选茵陈蒿汤和四逆散加减。处方：茵陈45 g，栀子15 g，大黄9 g，茯苓15 g，板蓝根30 g，滑石20 g，车前子15 g，白花蛇舌草

30 g，柴胡 10 g，白芍 15 g，枳实 10 g，郁金 10 g，甘草 6 g。每日 1 剂，水服，共 7 剂。

2018 年 1 月 14 日复诊：各症状减轻，随证加减，续服 4 周，诸症消失。随访 3 个月未复发，嘱患者定期检查肝功能及乙肝相关指标。

按语：吕教授强调仲景制定茵陈蒿汤时明确指出其病机乃"瘀热在里"，而历代治疗湿热黄疸者皆以本方为基础加减化裁。茵陈为清热利湿退黄之要药，栀子引湿热从小便而出，大黄导湿热、瘀热由大便而下；三者合用，前后分消，给邪以出路。吕教授指出慢性乙型肝炎患者性情多急躁，肝气疏泄太过，多横逆冲击于脾土，导致通过三焦达于四肢末梢的元气减少，故而出现"四逆"。她常引用张锡纯"盖人之元气，根基于肾，萌芽于肝"的理论，意即人生之元气虽然发源在肾，但萌芽在肝，其升腾布达全身，要靠肝气的升发疏泄，所以张锡纯才有"补肝气"一说。针对肝气疏泄太过不可一味讨伐，应当顺其疏泄之性情，设法分散横逆之肝气，四逆散恰有此功能。四逆散包涵小柴胡汤及枳实芍药散之方义，彰显治疗肝病应取"辛、苦、酸、甘"味的鲜明特色。柴胡辛散升提，枳实苦降，芍药酸敛，炙甘草甘缓，四药合用共奏疏肝理气之功。

病案二：梁某，男，36 岁，2014 年 9 月 10 日因"间断右胁隐痛、纳呆、乏力 1 年余，加重半月"就诊。患者自诉约 1 年前无明显诱因出现右胁隐痛、乏力、纳呆等症状，在外院检查乙肝六项，结果提示"大三阳"。2014 年 9 月 8 日查肝功能提示：丙氨酸氨基转移酶（ALT）118 U/L，天冬氨酸转氨酶（AST）136 U/L，总胆红素（TBIL）25.04 μmol/L。肝胆 B 超提示肝实质回声增粗。就诊时症见：右胁隐痛，乏力，纳呆，口淡无味，腹胀，失眠，大便溏烂，每日 2 次，小便正常。舌淡、边有齿印，苔薄白水滑，脉弦细。既往有慢性乙型肝炎病史多年。中医诊断：胁痛（肝郁脾虚证）。治法：疏肝理气、健脾运化。方药用逍遥散加减。处方：柴胡 10 g，当归 15 g，白芍 15 g，党参 10 g，白术 10 g，茯苓 10 g，甘草 10 g，木香 10 g，吴茱萸 10 g，陈皮 5 g，法半夏 10 g。每日 1 剂，水煎服，共 7 剂。

二诊：患者诉右胁隐痛缓解，乏力减轻，胃纳改善，但睡前心烦腹胀明显，影响睡眠，大便偏烂，舌淡，苔薄白，脉弦细。因患者症状减轻，但胃不和则卧不安，故守原方基础上加入栀子厚朴汤。每日 1 剂，水煎服，共 7 剂。

三诊：患者诉右胁隐痛、乏力明显缓解，胃纳可，腹胀明显减轻，已无心烦，睡眠较前改善，大便成形，每日 1 次，舌淡苔薄白，脉弦细。患者症状明显改善，故治疗同前，去前方栀子厚朴汤。每日 1 剂，水煎服，共 7 剂。

后复查肝功能见 ALT 55 U/L，AST 43 U/L。症状基本消失，守方服用 7 剂，症状无反复。

按语：患者不慎受毒邪侵犯，损伤肝体，肝失疏泄，脾失健运而成此病。治疗上以疏肝健脾为主，方选逍遥散加减。逍遥散乃和解方，以养血为主，调气为先，是调和肝脾、培土疏木之主方，有和血解郁、疏达肝气之意。古人制方遵"木郁达之，以遂其生生之气"之意，是故治肝郁首要顺其条达之性，开其郁遏之气。肝之病必先实脾，并宜养肝血以健脾土，此方配伍精当，当归、白芍、柴胡治肝，包含和血养血解郁。当归、白芍养血以补肝之体，柴胡通心腹胃肠结气，芳香疏散，使木郁达之。茯苓、白术、炙甘草治脾，醒脾实脾。如此则肝木得脾土之培育而调节有度，脾土得肝木之疏泄则运化有常。吕教授特别强调肝气乘脾的根源并不在肝而在于脾，需抓住脾虚不运而寒湿内阻的主要病机，若脾虚明显可合用六君子汤加味。另外加入木香温中理气消胀以止痛，吴茱萸、白芍以温肝、柔肝，辛散与酸敛结合，以恢复肝气的正常疏泄。本例患者二诊出现心烦腹胀，影响睡眠，此属虚胀，正印仲景"心烦腹满，卧起不安者，栀子厚朴汤主之"之意，故合栀子厚朴汤。三诊心烦腹胀、睡眠改善后，即去栀子厚朴汤，强调肝为元气萌芽之脏，易于伤损，要慎用开破之药，治疗肝病需时时注意顾护元气。吕教授通过多年临证辨治慢性乙型肝炎，总结出其病因病机特点是正气不足，感受毒邪，初则湿热羁留、肝胆不疏，迁延不愈则脾胃受损，久病则瘀血阻络。吕教授根据慢性乙型肝炎病程发展中各个阶段的不同特点、病情的变化、机体正邪盛衰的转化，将慢性乙型肝炎分为 3 个阶段辨证论治，即初期以清热利湿、疏肝理气为主，中期以疏肝理气、健脾运化为主，后期以补气养阴、疏肝通络为主。治疗过程中虽以疏肝贯穿始终，但强调重视养肝、护肝，切勿一味开破攻伐，其经验值得临床推广应用。

第四节　慢性乙型肝炎的调护

一、合理安排休息和活动

一般不需要绝对卧床休息，只有在谷丙转氨酶增高、慢性肝炎复发时才需卧床休息，好转后可适当活动，以不疲劳为度，可缓慢散步、做操、打太极拳、练气功等，肝功能恢复正常、自我症状消失后需休息3个月，然后过渡到半日工作1~3个月，再逐步过渡到全日工作，不宜参加重体力活动，保证足够的睡眠。

二、合理饮食

（1）饮食结构要合理，补充足够的维生素和纤维素，低脂肪、低糖、高蛋白（高蛋白要包括植物蛋白和动物蛋白，各半搭配）；肝功能失代偿期，饮食中蛋白质不宜过高，因为蛋白质在肠道被细菌分解产生氨气，而氨是导致肝昏迷的重要因素之一。

（2）食量要恰当，少食多餐，进食过饱易导致消化不良，也会加重肝脏负担，以八成饱为宜。

（3）饮食宜清淡，少放油，少食生冷、煎炸、刺激性食物，禁酒。

三、合理用药

目前慢性乙型肝炎尚无特效治疗办法，一些不法之徒利用部分患者缺乏医学知识，有病乱投医的心态，打着秘方、新药的幌子欺骗患者，所以不要一味地追求转阴，切不可听信虚假广告、街头传单的宣传，到处乱投医、乱吃药。因许多药物的分解都要经过肝脏，更易使肝脏受损。由于慢性乙型肝炎病情迁延，时好时坏，所以应该在医生指导下依据患者的具体情况和疾病阶段，有计划、按疗程服药。

四、保持乐观向上的心态

中医认为怒伤肝，愤怒、激动、悲伤都对健康不利，向患者说明情绪对疾病恢复的重要性，让患者保持乐观情绪，树立战胜疾病的信心；当出现焦虑、悲伤、压抑等不良情绪反应时，可找亲朋好友倾诉、听音乐来排遣，家人也要多体谅，避免不良刺激。

五、养成良好生活习惯

绝对禁酒、禁烟，酒精可促进肝细胞变性、坏死，导致严重的肝损害和酒精性肝硬化，吸烟可使肝脏负担加重，影响肝脏功能。肝炎患者免疫力下降，不要经常到公共场所以免传染上其他疾病，室内经常通风，并注意保暖，特别是季节交替时，要及时增减衣服，以免受凉感冒而加重肝脏负担。注意个人卫生，防止血液污染周围环境感染他人；生活中有可能沾染患者血液的生活用品应该尽量分开，如牙刷、口杯、毛巾、刮面刀等用品要专用。

六、定期复查相关指标

定期复查肝功能、血常规、乙肝两对半定量、乙肝DNA定量、甲胎蛋白、凝血功能、肝脏B超等，及时了解病情进展，如有不适，应及时到医院诊治。

（廖　媛）

参考文献

[1] 王贵强，段钟平，王福生，等.慢性乙型肝炎防治指南（2019年版）[J].实用肝脏病杂志，2020，23（1）：9-32.

[2] 中华中医药学会肝胆病专业委员会，中国民族医药学会肝病专业委员会.慢性乙型肝炎中医诊疗指南（2018年版）[J].中西医结合肝病杂志，2019，29（1）：后插1-后插6.

第十三章

肝脓肿

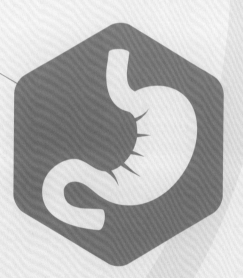

第一节 现代医学对肝脓肿的认识

Ⅰ.细菌性肝脓肿

细菌性肝脓肿由化脓性细菌引起，又称化脓性肝脓肿。肝脏有门静脉和肝动脉双重血液供应，肝脏内胆道系统与肠道相通，增加了感染的可能性。引起细菌性肝脓肿最常见的致病菌是大肠杆菌和金黄色葡萄球菌，其次为链球菌、类杆菌属等。细菌性肝脓肿的感染途径以胆道为主，门脉系统及全身血液循环系统次之。肝毗邻感染病灶的细菌可循淋巴系统侵入。外伤时，细菌亦可从创口直接侵入肝脏引发脓肿。隐源性肝脓肿的发生可能与肝内已存在隐匿性病变有关。

细菌侵入肝脏后，引起局部炎症，形成单个或多个小脓肿。随着病情的发展，小脓肿扩大、融合成一个或多个较大的脓肿；同时，毒素大量吸收入血造成毒血症。当脓肿转为慢性时，脓肿周边肉芽组织增生、纤维化。肝脓肿可向肝内或邻近脏器浸润导致严重的感染并发症。

一、临床表现

（一）寒战、高热

寒战、高热是最常见的症状。体温可为高热，热型为弛张热，伴大量出汗、心率增快等感染中毒症状。

（二）肝区疼痛

肝区疼痛呈持续性钝痛或胀痛，可伴有右肩放射痛或胸痛。

（三）全身症状

可有恶心呕吐、食欲减退、全身乏力、体重下降等全身症状。

（四）体格检查

肝区压痛、肝脏增大为最常见的体征。肝区及右下胸有叩痛。严重时局部皮肤红肿、皮温升高。

二、实验室检查

（一）血常规

白细胞计数和中性粒细胞百分比明显升高。

（二）生化检查

血清转氨酶可升高。

三、辅助检查

（一）X 线检查

肝阴影增大，右侧膈肌抬高，可伴有反应性胸膜炎或胸腔积液。

（二）腹部 B 超

测定脓肿部位、大小及距体表深度为首选检查方法。B 超显示脓肿壁厚呈强回声，内壁不光滑，内部为无回声液性暗区，病变后方回声增强。

（三）腹部 CT

平扫时可见单个或多个圆形或卵圆形低密度病灶，病灶边缘多数模糊，其中心区域 CT 值略高于水。增强后脓腔密度无变化，腔壁有密度不规则增高的强化，称为"环月征"或"日晕征"。

（四）腹部 MRI

T_1 加权像呈圆形或卵圆形低信号；T_2 加权像脓腔呈高信号。

四、并发症

①脓肿穿破胆道形成胆瘘。②右肝脓肿向膈下穿破可形成膈下脓肿。③脓肿穿破膈肌形成脓胸，甚至支气管胸膜瘘。④脓肿同时穿破胆道，形成支气管胆瘘。⑤左肝脓肿可穿入心包，发生心包积脓，甚至心脏压塞。⑥脓肿破溃入腹腔形成腹膜炎。⑦少数脓肿穿破入胃、肠，甚至门静脉、下腔静脉等；若脓肿同时穿破门静脉和胆道，大量血液经胆道入十二指肠，可出现上消化道出血表现。

五、治疗

（一）非手术治疗

对于急性期肝局限性炎症，脓肿尚未形成或多发小脓肿时，应选择非手术治疗。

（1）积极治疗原发病灶。

（2）应用抗生素：在明确病原菌前，可先用广谱抗生素，然后根据细菌培养及抗生素药物敏感试验结果，及时调整抗生素。

（3）全身对症支持治疗：保证充分营养和能量供给。

（4）单个较大的脓肿可在 B 超引导下穿刺引流，尽可能吸尽脓液并反复冲洗脓腔。可以多次进行，必要时置管引流。

（二）手术治疗

1.脓肿切开引流　对于较大的肝脓肿，估计有穿破可能，或已穿破并引起腹膜炎、脓胸的，以及胆源性肝脓肿需同时处理胆道疾病的，或慢性肝脓肿非手术治疗无效的，在全身应用抗生素的同时，应积极进行脓肿外科切开引流术。

2.肝叶、段切除术　该术式适用于慢性厚壁肝脓肿和脓肿切开引流后脓肿壁不塌陷、留有无效腔或窦道长期不愈及胆瘘或存在肝内胆管结石等其他肝脏疾病需要切除累及的肝叶或段的情况。

Ⅱ.阿米巴肝脓肿

阿米巴肝脓肿是肠道阿米巴感染的并发症，绝大多数为单发脓肿。

一、临床表现

（一）长期发热

起病多缓，有长期不规则发热、盗汗等症状，发热以间歇型或弛张型居多，有并发症时体温可达39℃以上。

（二）肝区痛

为本病重要症状，常呈持续性钝痛，深呼吸及体位改变时更明显。

（三）全身症状

有食欲缺乏、腹胀、恶心呕吐等全身症状。慢性病例呈衰竭状态，消瘦、贫血、水肿，发热反不明显。

（四）体格检查

肝大和压痛，肝区叩痛。部分晚期患者肝大，质地坚硬，局部隆起，易误诊为肝癌。

二、实验室检查

（1）血常规：急性期白细胞总数中度升高。病程较长时白细胞总数大多接近正常或减少，贫血较明显。

（2）红细胞沉降率增快。

（3）粪便检查：少数患者粪便中可检出溶组织阿米巴。

（4）生化：碱性磷酸酶增高常见。胆固醇、白蛋白多降低。

（5）血清学检查：阿米巴抗体阳性率可达90%以上。

三、辅助检查

（1）腹部 B 超：可测定脓肿部位、大小及距体表深度，但与其他液性病灶鉴别较困难。若肝穿刺抽出典型脓液，或脓液中找到阿米巴滋养体，即可确诊阿米巴肝脓肿。

（2）X 线检查：可见右侧膈肌抬高，运动减弱。

四、治疗

（一）非手术治疗

1.抗阿米巴治疗　以组织内杀阿米巴药为主，辅以肠内杀阿米巴药以根治。目前大多首选甲硝唑，剂量 1.2 g/d，疗程 10～30 天。

2.早期选用有效药物治疗　不少肝脓肿已无穿刺的必要。对经过恰当的药物治疗 5～7 天、临床情况无明显改善，或肝局部隆起显著、压痛明显，有穿破危险者采用穿刺引流。穿刺最好于抗阿米巴药物治疗 2～4 天后进行。穿刺最好在超声波探查定位下进行。每次穿刺应尽量将脓液抽净。

3.抗生素治疗　有混合感染时，视细菌种类选用适当的抗生素全身应用。

（二）手术治疗

1.经皮肝穿刺置管引流　该术式适用于多次穿刺吸脓未见缩小者。

2.手术切开引流　该术式适用于经抗阿米巴药物治疗及穿刺引流后高热不退或脓肿破溃入胸腹腔并发脓胸或腹膜炎者。

3.肝叶、段切除术　该术式适用于慢性厚壁肝脓肿和脓肿切开引流后脓肿壁不塌陷、留有无效腔或窦道长期不愈者。

第二节　肝脓肿的中医诊治进展

一、肝脓肿的病因病机

肝脓肿是较常见的消化道疾病，是脓肿发生于肝脏的病症。本病归于中医学"肝痈"范畴。肝痈属内痈，最早文献见于《素问·大奇论》："肝痈，两胁满，卧则惊，不得小便。"肝痈是因邪热虫毒等瘀积于肝，致气血腐败，酿成痈脓，是以急起发热、右胁痛、右胁下肿块等为主要表现的内脏痈病类疾病。患者感受了暑、湿、燥、火、瘀血流注，或其他热毒，或过食膏粱厚味，或湿热痢失治、误治，湿热火毒从内而生，致使营卫不和，经络阻遏，气血为毒邪壅滞，着于胁下，腐而成脓肿，发为肝痈。湿热瘀毒是本病的主要病因。

二、肝脓肿的分期

一般可分为四期，即初期、成痈期、溃疡期、恢复期。

（一）初期

此期的特点是湿热偏盛，发病前多有胆道、腹腔及呼吸道的急性感染或腹泻病史。因阿米巴性肝脓肿与细菌性肝脓肿的发病机制不同，故临床症状及治疗也有所不同。

1.湿热下注型　临床上见于阿米巴性肝脓肿初期，多发于夏秋季节，有饮食不洁史或酗酒史，湿热蕴结于肠中，大肠传导失司，湿郁热蒸，化为脓血而成痢。症见：腹部疼痛，下痢脓血或红白软冻大便，肛门灼热，有里急后重感。热重于湿者，可用白头翁汤加金银花、赤芍、丹皮、地榆、苦参等，治以清热解毒燥湿。湿重于热者可用胃苓汤燥湿清热。

2.热毒蕴肝型　本型多见于细菌性肝脓肿初期，多继发于胆道感染或其他化脓性疾病，毒邪炽盛，人体脏腑功能低下，正不胜邪，热毒蕴结于肝。症见：高热寒战，口苦咽干，面红目赤，肝区胀满灼热，或右期门穴处隐隐作痛，或见黄疸，便结尿黄，舌质红，苔黄，脉弦数。治以清肝火、解热毒，可用柴胡疏肝散合五味消毒饮。热重者，加黄连、金银花；黄疸明显者，加茵陈、龙胆草等。

（二）成痈期

成痈期是本病严重阶段，此期的特点是热毒壅盛兼夹瘀血，表邪不解，内传入里，或病久气血阻滞，化火生热，热壅血瘀于肝，蕴酿成痈，脓肿开始形成。症见：寒战，高热不止，右胁肋饱满隆起，疼痛拒按，触之痛不可忍，甚至呼吸不利，肝大，食欲减退，口干舌燥，小便黄赤，舌质红，苔黄腻，脉滑数或弦数。治宜透脓托毒，可用透脓散合大柴胡汤加败酱草、紫花地丁；呕吐甚者，加佩兰、竹茹；纳少者，加白术、准山药。

（三）溃疡期

此期的主要特点是湿热瘀毒俱盛，是肝脓肿由初期、成痈期进入溃疡期阶段。临床可分为四型论治。

1.肝胆湿热型　本型是临床上常见证型，为湿热之邪蕴结于肝所致。症见：发热恶寒，午后热甚，汗出热不解，右胸胁胀痛，恶心或呕吐，右上腹肌紧张，肝区疼痛，按之痛甚，口苦口干，或见黄疸，大便稀溏，小便短黄，舌质红，苔黄腻，脉弦数。治以清利肝胆湿热，方用龙胆泻肝汤加茵陈、滑石、皂角刺等。

2.热盛血郁型　本型多见于细菌性肝脓肿，为热邪炽盛、毒瘀郁结于肝所致。症见：持续高热寒战，右胁肿痛，或有跳痛，皮肤红紫，肝大，压痛明显，口渴汗多，纳差乏力，便结溲赤，舌质红，苔黄或焦干，脉弦数或滑数。治以清热解毒、活血排脓，方用五味消毒饮加黄连、柴胡、穿山甲、桃仁、赤芍等。

3.气滞血瘀型　本型为肝郁气滞、湿热瘀毒内蕴于肝所致。症见：肝区持续性刺痛或胀痛，触之痛不可忍，转侧不能，肝大，压痛明显，发热口渴，面色暗，口唇紫，纳差，大便偏结，小便不畅，舌质暗或暗红，或边有瘀点，苔薄黄，脉弦或弦涩。治以疏肝理气、活血通络，方用复元活血汤加薏苡仁、皂角刺等。

4.寒湿郁滞型　本型临床少见。症见：畏寒肢冷，肌肤甲错，纳减，右胁肋痛，热度不高，时起时伏，日久不愈，或不发热，口淡不渴，舌淡苔白，脉沉弦。治以温阳散寒、祛瘀排脓，方用薏苡附子败酱散加川芎、穿山甲、当归、香附、皂角刺。

（四）恢复期

见于肝脓肿后期，经过适当的治疗，脓液逐渐排尽或吸收，脓腔缩小或消失，热毒瘀血渐除，病情趋于好转，但因热毒内蕴，瘀血阻滞经络，日久大多耗气伤津，气阴亏损，正虚瘀毒未净，是恢复阶段中常见的证型。

1.阴虚内热型　病久机体阴液亏损所致。症见：低热不退，形体消瘦，失眠盗汗，手足心热，面色潮红，右胸胁隐痛，口干纳差，头昏乏力，大便偏结，小便短赤，舌质红，苔少，脉细数。治以滋阴清热。方用青蒿鳖甲汤加麦冬、地骨皮、龟板、石斛等。

2.气血亏虚型　病久正虚瘀毒未净。症见：面色苍白或萎黄，头晕乏力，气短懒言，纳差，右胁肋隐痛，低热或不发热，小便清长，大便偏稀或正常，舌质淡，苔薄白，脉细弱或细涩。治以补益气血、化瘀解毒，方用八珍汤加生黄芪、首乌、连翘、薏苡仁等。

三、肝脓肿的证候演变与转归

根据临床观察阿米巴肝脓肿，起病前患者多有饮食不洁、酗酒、营养障碍、肝区外伤等，其他感染削弱人体抵抗力时，也可诱发本病，但临床症状较轻、其转变过程缓慢和持久，多在发生腹泻 1 个月后，亦可发生于数月至数年后，脓腔开始形成，进入成痈阶段，右胁肋饱满隆起，肝脏逐渐肿大，疼痛拒按。脓成转溃疡后，临床多见高热、寒战，右上腹持续性钝痛或胀痛，按则痛剧，此时正邪相争，湿热瘀毒俱盛，如不及时治疗，脓肿可逐渐增大，并发反应性胸膜炎及胸腔积液。本病用中药及甲硝唑、氯喹等药，以及肝穿抽脓治疗，预后较好。

细菌性肝脓肿常继发于胆道感染或其他化脓性疾病，初期起病较急，症状较重，多为全身细菌性感染，细菌侵入肝脏，如患者抵抗力弱，发生肝脓肿，经过数日或数月后，转入成痈阶段并很快进入溃疡期，若治疗不及时，可出现脓毒败血症，本病中药及抗生素、肝穿刺抽脓治疗有效，但容易复发。

四、肝脓肿的治疗注意事项

（一）清热利湿是治疗肝脓肿的主要方法

因为湿热毒邪是本病主要病因，故临床常用五味消毒饮、龙胆泻肝汤、甘露消毒丹、大柴胡汤等方加减，以清热解毒、利湿排脓，临床疗效满意，清热可以抗炎，促使炎症尽快吸收，利湿可以托毒排脓，促使脓腔逐渐消失，清热利湿法是治疗肝脓肿的主要方法。

（二）重视活血化瘀法对肝脓肿的治疗作用

本病为湿热瘀毒侵袭人体，郁于肝脏，影响肝之经络循行，以致气血凝滞，而成肝痈，形成"留血""恶血"等。因此，运用活血化瘀法，通达经络，排脓止痛，应是肝脓肿溃疡期的重要治法。

第三节 吕永慧教授治疗肝脓肿的经验心得

一、病案举例

病案一：王某，女，42 岁，2014 年 8 月初诊。反复发热寒战 7 天，伴胸胁疼痛，自觉口苦、纳差，恶心欲呕，心烦易怒，眠差，大便不通，小便黄赤，午后及夜间热甚痛剧。在外院诊断为肝脓肿，住院予抗生素治疗和经皮肝穿刺置管引流术治疗。现为行中医治疗，来我院门诊就诊。症见：痛苦病容，面色晦暗，结膜中度黄染，眼睑红赤，右上腹疼痛拒按，大便干结，小便黄，纳眠差，舌质暗红，苔白厚腐而干，脉弦滑数。中医诊断：

肝痈（热毒壅盛兼夹瘀血）。治疗：通腑泄热，活血消痈。处方：生大黄（后下）20 g，蒲公英 15 g，连翘 12 g，青黛 3 g，败酱草 15 g，乳香 8 g，没药 8 g，穿山甲 6 g，皂角刺 10 g，北柴胡 6 g，生地 15 g，甘草 6 g。水煎服，每日 1 剂。共 3 剂。

二诊：热退痛减，大便每日 3 次，量多臭秽，小便利，舌质红，苔黄腻，脉弦滑略数，药以中病，蕴毒有分消之势，守方再服 3 剂。

三诊：精神疲倦，午后低热，腹痛减轻，面色潮红，纳眠较前好转，大便色褐质黏，量多，小便清长，舌质红，苔薄黄，脉弦滑。火毒之势折其大半，瘀热从大便而解。上方去青黛，减生大黄为 10 g，加当归 10 g，薏苡仁 30 g，枳壳 10 g，连服 7 剂。

四诊：症状较前好转，大便溏，小便清长，脉弦细，舌淡红，苔白腻。考虑热毒减轻，气血亏耗。上方去乳香、没药、生大黄，加黄芪 20 g，服 14 剂。

五诊：面色华润，结膜黄染消失，舌质红，苔薄黄，二便如常，纳眠可。患者症状好转，加当归 12 g，鸡内金 10 g，鳖甲（先煎）20 g，续服 14 剂。

六诊：B 超复诊肝内液化脓区完全吸收，肝切面呈较密光点，分布不均匀。拟一贯煎加黄芪 12 g，淮山药 15 g，白术 10 g，鳖甲（先煎）20 g，鸡内金 10 g。调治 30 天，以资固本。随访 1 年，无特殊。

病案二：郑某，男，61 岁，2017 年 10 月 11 日无明显诱因出现发热，最高体温 39 ℃，伴畏寒，后患者出现皮肤及巩膜黄染，腹痛，至外院查腹部增强 CT，诊断为"肝脓肿"，外院予抗感染治疗和经皮肝穿刺置管引流术治疗。经治疗，患者体温恢复正常，但仍有腹痛、纳差。为求中西医结合治疗，后患者至我科门诊就诊。症见：右胁胀痛且活动后加重，皮肤及巩膜轻度黄染，小便色黄，大便不成形，纳眠差，舌质淡红，苔白根厚，脉沉滑。中医诊断：肝痈（脾虚兼有湿热）。治法：补气健脾，清热利湿解毒。处方：生黄芪 40 g，党参 15 g，茵陈 15 g，金钱草 15 g，炒白术 15 g，茯苓 15 g，苍术 10 g，白及 10 g，白蔹 10 g，野菊花 15 g，郁金 10 g，姜黄 10 g，败酱草 15 g，生甘草 10 g。每日 1 剂，水煎服，早晚分服。共 14 剂。

二诊：自述时有大便不成形，余无明显不适。处方：生黄芪 40 g，党参 15 g，葛根 15 g，山药 20 g，香附 10 g，砂仁 5 g，郁金 12 g，炒白术 15 g，茯苓 15 g，白及 12 g，茜草 10 g，白茅根 15 g，浙贝母 10 g，败酱草 20 g，姜黄 10 g，生甘草 10 g。间断服用次方。

三诊：复查肝功能正常，患者时有右胁不适。处方：生黄芪 30 g，党参 15 g，茯苓 15 g，苍术 10 g，炒白术 15 g，八月札 10 g，郁金 12 g，连翘 15 g，白及 10 g，苦地丁 10 g，姜黄 10 g，水蛭 3 g，白蔹 10 g，生甘草 6 g。

患者坚持服用中药半年左右，携外院复查结果前来就诊，提示肝脓肿已完全吸收。

二、分析及治疗心得

（一）辨证立法

肝体阴而用阳，内寄相火，曲直之性不遂，郁而化火；营阴亏耗，营血凝滞，络脉瘀阻，火毒内蕴，结聚成痈，"不通则痛"，患者本虽虚但邪实，握住热、毒、瘀、实病机特点，结合"肝与大肠相通，肝病宜疏大肠"，以通腑降泄瘀积、活血消痈逐脓为法，使热毒瘀积有畅解之路。

（二）遣方用药

病案一方中生大黄为君药，大苦大寒，泻火毒，泄瘀积，蚀脓消痈，推陈致新，蒲公英、连翘、青黛泻火毒，消痈肿；乳香、没药、穿山甲活血散瘀止痛为臣药，柴胡疏肝；皂角刺透达，行气消痈，引药直达病所；生地凉血滋阴，甘草解毒，调和诸药，共为佐使；全方共奏泻火解毒、降泄瘀积、蚀脓消痈、活血散瘀止痛之效。三诊火毒之势已减，去青黛，大黄减量，加当归养血和血，薏苡仁、枳壳健脾化浊，协助脓液吸收；四诊热毒去大半，伴现虚象，去大黄、没药，加黄芪益气生血，托毒排脓，助正于祛邪之中；五诊脉静身凉，加鸡内金健脾助运化。最后再以一贯煎加黄芪、淮山药、白术、鸡内金、鳖甲，滋养肝肾之阴精，补益脾胃之元气，补而不燥，滋而不腻，以复根本。

（三）生黄芪的使用

《本草新编》云："黄芪，味甘，气微温，气薄而味浓，可升可降，阳中之阳也，无毒。专补气。入手太阴、足太阴、手少阴之经。"治疗肝脓肿时重用黄芪，取其补气以托脓外出的功效，黄芪补气亦能生血，血充则肉长，故可生血生肌，为疮痈圣药。除此之外，黄芪补气从而推动血行，活血化瘀，防止脓毒长时间瘀阻停滞。

（四）健运脾胃的重要性

党参可培补元气。炒白术可加强补养中气之用，健脾胃，助运化。茯苓可健脾渗湿。甘草生用可清热解毒，调和诸药。在肝脓肿的治疗过程中，以此四药合以大剂量黄芪扶助正气、健脾渗湿、解毒托脓而出。通过舌脉合参先辨病证虚实，虚者往往以补养为重，如四君子汤的化裁应用，多强调正气的重要性；实者则以解毒消痈为主，如不同清热解毒药的灵活运用。《金匮要略》云"见肝之病，知肝传脾，当先实脾"，病邪在肝，但同时兼顾对脾胃之气的补提，使正能胜邪，更有利于脓毒的排出。

（五）清热解毒药的选用

在肝脓肿的治疗中，清热解毒、消痈排脓是基本治则，但清热解毒药也不可长期使用，需根据患者体质及疾病的不同阶段进行选用。一方面是为了防止清热解毒药物过于苦寒伤及脾胃；另一方面是为了减少药物毒性及耐药性。临床常选用白花蛇舌草、蒲公英、苦地丁、野菊花、紫草等清热解毒，茵陈、金钱草等清热利湿、解毒退黄，白茅根、茜草、黄芩、丹皮、赤芍等清热凉血、活血解毒。常用药对为白及与白蔹的配伍，取白及收敛止血、消肿止痛生肌之功，加白蔹清热解毒、消痈散结、生肌止痛之效，使脓毒渐化，疮痈渐消，从而达到托疮生肌的功效。

（六）配合用药的原则

临床治疗肝脓肿时，在消痈排脓的基础上，需根据患者的不同体质和病证进行辨证施治。其一，行气止痛必不可少。肝脓肿患者往往可症见右胁疼痛，这多是由于肝气不舒，气滞不通，不通则痛，所以在清热解毒的同时需配合理气药的使用，气机得畅，疼痛易消。常选用姜黄活血行气，通经止痛；八月札疏肝理气，活血散瘀止痛；郁金活血行气止痛，利胆退黄；白芍平肝缓急止痛等。其二，活血化瘀必行之趋。肝脓肿患者病久日长，往往会有血瘀之势。瘀毒得清，脓毒易消，正气得复，疾病向愈，因此在解毒消痈的同时配合活血化瘀之药可加快肝脓肿的消散和吸收。常选用桃仁活血化瘀，润肠通便；红藤解毒消痈，活血止痛；地龙清热息风通络；水蛭破血逐瘀消癥等。其三，固护正气治病之本。肝脓肿患者久病多虚，所以扶助正气尤为重要，正气得复，脓毒易散，常重用黄芪，以及加减应用四君、四物等。

第四节 肝脓肿的调护

一、一般护理

（一）饮食

一般进易消化、高热量、高维生素和膳食纤维的饮食，保证足够的液体摄入量，养肝的首选食物为谷类（如糯米、黑米、高粱、黍米）；其次为红枣、桂圆、核桃、栗子；还有鱼类，如鲫鱼等对肝也有保健作用。

（二）有效控制感染，注意高热护理

（1）患者应注意休息，减少活动，以卧床休息为主。保持病室空气新鲜，定时通风，维持室温于 18～22 ℃，湿度为 50%～70%。患者衣着适量，床褥勿盖过多，及时更换汗湿的衣裤和床单，以保持清洁和舒适。

（2）观察：加强体温的动态观察。

（3）摄水量：除须控制入水量者，保证高热患者每日至少摄入 2000 mL 液体，以防缺水。

（4）物理降温：头枕冰袋、乙醇擦浴、灌肠（4 ℃生理盐水）等。

（三）引流管护理

（1）固定：妥善固定引流管，防止滑脱。

（2）体位：置患者于半卧位，以利于呼吸和引流。

（3）严格遵守无菌原则：每日用生理盐水多次持续冲洗脓腔，观察和记录引流液的色、质、量。

（4）防止感染：每日更换引流瓶。

（5）拔管：当脓腔引流液少于 10 mL 时，可拔除引流管，改为凡士林纱条引流，适时换药，直至脓腔闭合。

二、病情观察

加强对生命体征和腹部体征的观察，注意囊肿是否破溃引起腹膜炎、膈下脓肿、胸腔内感染等严重并发症。囊肿若继发脓毒血症、急性化脓性胆管炎或出现中毒性休克征象时，可危及生命，应立即抢救。

三、用药护理

遵医嘱正确合理使用抗菌药，并注意观察药物不良反应，对长期应用抗菌药者应警惕假膜性肠炎及继发双重感染。药物降温时，必要时可使用解热镇痛药，如安乃近、柴胡等。

四、心理护理

做好患者及家属的解释安慰工作，稳定患者情绪，介绍相关的疾病知识，提高其认识并配合治疗和护理，帮助患者勇敢面对疾病，增强战胜疾病的信心和勇气。

五、健康指导

介绍肝脓肿预防和治疗的一般知识，指导患者遵守治疗和护理的要求，解释引流管的意义和注意事项，嘱患者出院后加强营养，如有不适及时复查。

（廖　媛）

参考文献

[1] 李祺，颜玉 . 细菌性肝脓肿的临床研究进展 [J]. 牡丹江医学院学报，2021，42（1）：127-131.

[2] 丁彤晶，刘敏 . 中医辨治肝脓肿经验探讨 [J]. 环球中医药，2019，12（10）：1596-1598.

[3] 祁志娟 . 中医治疗肝脓肿疗效探讨 [J]. 中外医疗，2016，35（13）：173-174.

第十四章

脂肪肝

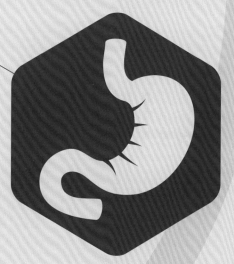

第一节　现代医学对脂肪肝的认识

随着经济的发展、生活水平的提高，人们的膳食结构和生活方式有了很大改变，脂肪肝的发病率也呈现逐年上升的趋势。目前脂肪肝已经成为发达国家及一些发展中国家慢性肝病的最主要病因及临床研究的热点。近年来，随着彩超等非创伤性检查手段的普及，脂肪肝的检出率大大升高，目前该病患病率仅次于病毒性肝炎，已经成为我国第二大肝病，相信不久将会取代病毒性肝炎而成为我国乃至全球的第一大肝脏疾病，严重危害人们的健康。

脂肪肝是一种临床病理综合征，主要表现为肝腺泡3区大泡性或以大泡为主的混合性肝细胞脂肪样变，伴或不伴有肝细胞的气球样变、肝小叶内的混合性炎性细胞浸润及窦周纤维化。本病是由于多种原因导致脂肪过度地沉积在肝细胞内而形成的，根据患者是否过量饮酒而分为酒精性脂肪肝和非酒精性脂肪肝。脂肪肝初期表现为单纯性脂肪肝，可逐渐演变成脂肪性肝炎、脂肪性肝纤维化、脂肪性肝硬化，甚至是肝癌。目前大都认为该病的发病机制与胰岛素抵抗、遗传易感性密切相关。

目前对于脂肪肝的治疗尚无特效的方法及药物，酒精性脂肪肝以戒酒为首要任务，而非酒精性脂肪肝的治疗则多以保肝、降酶、降脂为主，然而大多数药物不良反应多，相比而言，中医药在治疗脂肪肝上有一定优势，研究前景广阔。

第二节　脂肪肝的中医诊治进展

（一）病名

脂肪肝在传统中医学中并无相应的中医病名，《难经》中所记录的"肝之积，名曰肥气"，是关于这一疾病最早的记载。脂肪肝患者的临床症状大部分都不明显，部分患者会出现疲倦乏力、腹部不适、纳呆、恶心等临床表现。而《脉经》亦有相关记载："诊得肝积，脉弦而细，两胁下痛，邪走心下，足胫寒，胁痛引小腹。"由此可见，肝积为胁下肿块，可伴两胁痛、心下胃脘处痛，此症状与脂肪肝临床表现的肝区、胁肋不适或隐痛相似，因此中医学多将脂肪肝归属为以下中医学疾病的范畴，如"胁痛""肝癖""肥气""积聚"等。李军祥等认为，目前临床上我们接触的脂肪肝患者疾病轻重不等，部分患者并无明显的临床症状，因此探讨脂肪肝的中医病名时，应该从病因病机出发去进行综合分析，考虑到痰瘀阻滞肝络这一病机贯穿本病的始终，故李教授建议以"肝癖"来命名脂肪肝。

（二）病因病机

人们现大多以肥甘厚腻之品为主，"饮食自倍，脾胃乃伤"，长期饮食不节，脾胃受损，失其运化。清代王孟英提出"过逸则脾滞，脾气因滞而少健运，则饮停聚湿也"，因此认为过于安逸，乏于运动，则亦可致脾失其健运，则聚湿生痰。而随着工作和生活压力的增大，情志因素在脂肪肝的发病过程中也至关重要，情志失调，肝失疏泄，气机阻滞，血脉不通，则瘀血内生。痰湿、瘀血互结积聚于肝则发为脂肪肝。

中医中的肝为刚脏，属木，喜条达，主疏泄，可调节情志，调畅全身气机。而脾胃属土，处于中焦，为后天之本，脾脏的主要功能是主运化水谷精微，并将其进行转输以营养全身，为气血生化之源。脾主运化功能正常有赖于机体气机的调畅，如《黄帝内经》中记载："土得木而达之。"《神农本草经疏》中记载："饮啖过度，好食油面猪脂，浓厚胶固，以致脾气不利，壅滞为患，皆痰所为。"由此可见，过食肥甘厚味，积于中焦脾胃，脾胃功能受损，脾气不升，胃气不降，脾之运化功能失司，水谷精微未能输布，则聚而为痰、为湿、为饮，阻滞于肝络则为本病。因此，目前大都认为非酒精性脂肪肝的主要病因是饮食不节、劳逸失调、情志不畅，而酒精性脂肪肝则以长期大量饮酒为主要病因，肝、脾二脏功能失调为脂肪肝的关键病机。

柳涛等认为，脂肪肝主要是由于脾阳受损，脾主散精功能失调，水谷精微不能正常布散，故而停聚成痰，留于肝脏而成。张冀萃等临床经验总结发现脂肪肝的形成是由于过食肥甘厚腻，脾胃受损或情志不畅，肝失疏泄，气机阻滞，痰、湿、瘀三种病理产物互结于肝络而成。许兵华等认为患者平素饮食不节，调摄不慎，损伤脾胃，脾胃失其健运，痰、湿、浊、饮等病理产物应运而生，加之情志失调，气血运行不畅，则痰浊、气滞、血瘀阻滞肝络，从而形成脂肪肝。陆定波认为本病辨其病因需明辨内外，素体脾胃虚弱，肝气郁结为其内因，饮食不节，脾胃失其健运，痰湿内生为其内因。王晓素教授认为，脂肪肝的基本病机为肝郁脾虚、痰瘀互结，痰、瘀为其标，病性属本虚标实，病位在肝、脾。

综合各位医家的观点，脂肪肝主要是由于脾失健运，肝失疏泄，肾阳不足，水谷不化，精微不布，气血不畅，痰浊、血瘀沉积于肝络而成。本病病位在肝，与脾、肾相关，病性为本虚标实，本虚以脾、肾虚为主，标实以肝郁、气滞、血瘀、痰浊为主。

（三）中医治疗

1. 单味中药　白芍总苷是白芍的有效成分之一，郑琳颖等研究发现白芍总苷可以降低脂肪肝大鼠的谷丙转氨酶、谷草转氨酶、总胆固醇、三酰甘油水平，提高高密度脂蛋白的含量，具有良好的降脂保肝作用，而此作用可能与改善了大鼠抗氧化能力及胰岛素抵抗相关。虎杖具有活血化瘀、化痰降脂等功效，是中医临床上治疗肝病的要药。张霖等发现虎杖中含有的重要成分虎杖苷对非酒精性脂肪肝大鼠有良好的治疗作用，主要是通过改善其胰岛素抵抗，提高大鼠对胰岛素的敏感性，减少脂肪的动员，减轻或解除肝细胞氧化超载等方式来实现的。三七归肝、胃经，现代药理学及动物实验均表明三七可能通过改善胰岛素抵抗与抗氧化应激等途径，从而达到防治非酒精性脂肪性肝病的目的。刘月丽等的研究表明决明子提取物可有效抗脂肪肝，具有增强脂肪肝大鼠肝组织抗氧化能力的作用，防治脂肪肝向肝炎、肝纤维、肝硬化的发展。中药丹参性微寒、味苦，具有活血化瘀、调经止痛、养血安神等功效，现代研究发现其可以有效改善肝脏的微循环，从而增加血流量。

2. 传统方剂　乔成安等研究发现，逍遥散可以有效降低非酒精性脂肪肝患者的血脂、肝功能，并改善其症状。王晖等认为治疗非酒精性脂肪肝应标本同治，对于痰湿型脂肪肝患者，临床拟香砂六君子汤进行治疗，可有效改善患者临床症状。曹福岭予柴胡疏肝散治疗非酒精性脂肪肝，结果表明柴胡疏肝散具有明显的保肝降酶、降脂、抗纤维化作用，并能有效改善非酒精性脂肪肝患者的肝脏组织学病变程度。刘慕运用茵陈五苓散治疗非酒精性脂肪肝，结果表明茵陈五苓散对"湿热瘀阻"型脂肪肝有良好的治疗效果，可改善患者的临床症状、体征，并能改善肝功能，降低血脂水平。范震等研究发现，逍遥散合当归芍药散治疗非酒精性脂肪肝的效果显著，不仅能有效地改善患者的症状、体征，且能降低血脂水平，改善肝功能，无不良反应，值得临床推广及应用。

3. 中药复方　黄鸿娜研究发现，运用祛瘀化浊颗粒治疗非酒精性脂肪肝效果好，该药通过改善实验大鼠的胰岛素抵抗，从而增强肝脏糖代谢水平，减少脂质的沉积，结果显示该药可以有效降低胰岛素抵抗指数、血脂、转氨酶等指标。张文秀等运用自拟的疏肝调脂汤（柴胡、郁金、泽泻、白芥子、瓜蒌、水蛭、丹参、决明子）治疗脂肪肝，总有效率为96.2%，结果表明此方对患者的症状、体征、肝功能、血脂、肝胆彩超均有良好的改善作用。王朝霞等用自拟降脂汤治疗脂肪肝，结果显示其可有效改善患者肝功能、血脂，总有效率为80.6%，高于口服脂必妥片的对照组。常占杰认为本病且临床多以脾虚痰瘀型居多，自拟消木丹颗粒以健运脾胃、泄痰消脂。药物组成：茯苓、白术、柴胡、陈皮、泽泻、姜黄、山楂、决明子、丹参、炙甘草等。史晓伟等自拟清肝祛湿活血方（夏枯草10g，密蒙花10g，青葙子10g，茵陈10g，垂盆草10g，丹参15g，郁金10g，干姜10g）用于治疗非酒精性脂肪肝，研究结果表明，此自拟方能显著改善脂肪肝患者的临床症状，并能降低患者的体重指数、腰围、血脂，还能有效改善肝功能及胰岛素抵抗指数。

第三节 吕永慧教授治疗脂肪肝的经验心得

一、经验

现代医学对脂肪肝的认识发现，其发展主要分为以下几个阶段：单纯性脂肪肝、脂肪性肝炎、脂肪性肝纤维化、脂肪性肝硬化。吕教授认为脂肪肝的中医治疗应辨证论治，经验总结发现脂肪肝不同发展阶段，其对应的中医证型分布也有一定的差异。

酒精性脂肪肝治疗应以戒酒为首要任务，长期嗜酒，痰湿内阻，阻滞肝络，故中药当治以健脾化痰祛湿。而非酒精性脂肪肝主要病因是饮食不节，嗜食肥甘厚腻，致脾胃功能受损，脾失健运，不能运化水湿、痰饮，致痰浊阻滞于肝，从而形成脂肪肝，此阶段多见于单纯性脂肪肝，治疗当以健脾化痰为法，药多选用党参、白术、茯苓、陈皮、白扁豆、砂仁、薏苡仁、豆蔻、苍术、甘草等。患者情志失调，气机不畅，肝失疏泄，木郁乘土，亦可导致脾之运化功能失调，酿生痰湿，随着疾病的发展，肝气郁滞，"气为血之帅"，气滞不能行血，则形成瘀血，痰浊、瘀血两者互结，阻滞于肝络，此阶段多见于脂肪性肝炎、脂肪性肝纤维化，治疗当以疏肝健脾、化痰祛瘀为法，药多选用柴胡、黄芩、白芍、赤芍、丹参、枳壳、木香、香附、泽泻、半夏、当归、山楂、麦芽等。中医学认为肝肾同源，疾病继续进展，日久则致肝肾两虚、阴阳不足，此阶段多见于脂肪性肝硬化，治疗当以补益肝肾、调和阴阳为法，药多选用桑椹、山药、熟地黄、山茱萸、枸杞子、牛膝、鳖甲、墨旱莲等。肝、脾两脏在脂肪肝的发病过程中起主导作用，而痰浊、瘀血既是本病的致病因素，也是本病主要的病理产物，痰浊、瘀血两者贯穿于脂肪肝疾病的始终。而疾病后期，多兼见肾虚，治疗不忘补益肝肾。综上所述，吕教授认为本病的主要病机是肝脾不和、痰瘀互结，治疗上强调疏肝理气、健脾化痰、活血通络，肝硬化阶段需兼顾肝肾。

二、病案举例

病案一：邓某，男，66岁，以"反复右侧胁肋部胀闷1年余，加重伴隐痛1周"为主诉就诊。病史：患者于1年前饮酒及食用叉烧后出现右侧胁肋部胀闷不适，伴嗳气，少许胸闷，无胸痛心悸，无腹痛腹泻，无恶心呕吐，自行口服保济丸后症状稍缓解，此后症状反复出现，情绪波动及睡眠不佳时明显。1周前患者与家人吵架后感右侧胁肋部胀闷加重，伴隐痛，频嗳气，嗳气后稍舒，时呃逆，口苦口干，头部昏沉感，遂至我院就诊。时症见：右侧胁肋部胀闷，时感隐痛，伴嗳气，稍恶心，无呕吐，偶有胸闷，胃纳一般，眠差，多梦，小便调，大便1~2次/日，质偏稀烂。查体：腹平软，右侧胁肋部压痛，无反跳痛，腹部未扪及包块，Murphy征阴性，肝区无叩击痛，肠鸣音正常，舌暗红，苔白腻，脉弦滑。既往体健，偶有饮啤酒，1个月1~2次，每次约500 mL，平素嗜食肥甘厚腻，急躁易怒。外院胃镜示慢性浅表性胃炎。我院肝胆脾胰彩超提示轻度脂肪肝。血脂四项：TC 6.05 mmol/L，TG 2.35 mmol/L，LDL-C 3.96 mmol/L，HDL-C 1.28 mmol/L。肝功能：GGT 108 U/L，AST 38 U/L，ALT 42 U/L。中医诊断：胁痛（肝郁脾虚证）。西医诊断：非酒精性脂肪肝。中医治以疏肝解郁，健脾化痰。处方：北柴胡15 g，黄芩10 g，香附15 g，党参15 g，茯苓20 g，白术15 g，泽泻10 g，薏苡仁30 g，丹参15 g，半夏10 g，陈皮10 g，白豆蔻10 g，石菖蒲10 g，甘草6 g。水煎服，每日1剂，早晚饭后温服。嘱患者清淡饮食，忌辛辣、油腻、生冷、难消化等食物，每日运动1小时，避免过于劳累。

二诊：患者服药1周后，胁肋部疼痛缓解，仍时感右侧胁肋部胀闷，进食后嗳气，纳一般，无恶心呕吐，无头部昏沉感，仍诉口干口苦，眠差，大便1次/日，质细软，舌暗红，苔白稍腻，脉弦滑。上方去石菖蒲、白豆蔻，加白芍15 g，砂仁10 g（后下），麦芽30 g，佛手15 g。

三诊：患者无胁肋部疼痛、胀闷，时嗳气，纳可，稍口干，无口苦，眠改善，大小便正常。继续予上方加减治疗1个月后，患者复诊无诉不适，二便调，复查肝功能正常。嘱患者继续加强运动锻炼，清淡饮食，三餐规律，注意调畅情志。半年后复查肝胆脾胰彩超，未见明显异常。

按语：本案患者胁肋部胀闷、隐痛，伴嗳气、口干口苦、头部昏沉、大便稀烂、纳一般、眠差、舌暗红、苔白腻、脉弦滑。符合中医学胁痛（肝郁脾虚证）的诊断，治以疏肝解郁、健脾化湿，辨证拟方进行加减，方中柴胡苦平，入肝、胆经，可升发阳气，疏泄气机之郁滞，为君药；黄芩苦寒，清热燥湿、泻火除烦，两者一升一降，共奏疏肝解郁、清肝泻火之效；香附疏肝行气，与柴胡、黄芩同用，疏肝理气，可助肝之条达，木郁不达致脾虚不运，故以党参、白术、茯苓、甘草、薏苡仁健脾益气，实土以御木侮，且使营血生化有源，共为臣药；泽泻渗湿泄热，白豆蔻化湿行气，半夏、陈皮同用可燥湿化痰、理气健脾，石菖蒲祛湿浊而醒头目，丹参活血祛瘀、除烦安神，共为佐药；甘草尚能调和诸药，兼为使药。君臣佐使，诸药合用，标本同治，共奏疏肝健脾、理气化湿之功。患者二诊无胁肋痛，无头部昏沉，无恶心呕吐，仍感胀闷，口干口苦，纳眠一般，故去石菖蒲、白豆蔻，加砂仁化湿行气，白芍养血敛阴柔肝，麦芽疏肝解郁、健胃消食，佛手疏肝解郁、理气和中、燥湿化痰。本例患者依从性高，除了药物因素以外，饮食控制、体育锻炼、情绪调节等多方面共同配合，方能达到最大治疗效果。

病案二：王某，女，52岁，以"右上腹胀闷不适1月余"为主诉就诊。病史：患者于1个月前无明显诱因出现右上腹胀闷不适，伴纳差，乏力，进食后时嗳气反酸，无烧心，无腹痛，无恶心呕吐，无胸闷气促等不适，未予重视及诊治，近1个月症状反复发作，遂至我院就诊。时症见：精神焦虑，右上腹胀闷不适，伴嗳气，时反酸，疲倦乏力，口甜，咽部异物感，纳差，眠一般，小便调，大便1次/日，便溏，排便不尽感。查体：腹平软，无压痛，无反跳痛，腹部未扪及包块，Murphy征阴性，肝区无叩击痛，肠鸣音正常，4～5次/分。舌暗红，苔厚腻稍黄，脉弦滑。既往体健，否认吸烟饮酒史。我院肝胆脾胰彩超提示脂肪肝。肝功能、血脂四项均正常。中医诊断：肝癖（气滞湿阻证）。西医诊断：非酒精性脂肪肝。中医治以疏肝健脾，祛湿化痰。处方：北柴胡15 g，黄芩10 g，陈皮10 g，法半夏10 g，苍术15 g，厚朴15 g，枳壳15 g，香附10 g，川芎10 g，青皮10 g，茯苓20 g，白术15 g，栀子10 g，甘草10 g。水煎服，每日1剂，早晚饭后温服。嘱患者清淡饮食，忌辛辣、油腻、生冷等食物，并嘱患者保持心情愉悦，知足常乐。

二诊：患者服药1周后，右上腹胀闷不适、疲倦乏力症状较前改善，仍诉纳差，咽部异物感，口淡，眠一般，大便1～2次/日，质黏腻，舌暗红，苔白腻，脉弦滑。上方去青皮、栀子，加豆蔻 10 g，莱菔子 10 g，山药 15 g，薏苡仁 20 g，桔梗 10 g。嘱患者适当锻炼。

三诊：服用上方 1 周后，患者无腹部胀闷，活动后时感乏力，症状较前缓解，纳改善，无咽部异物感，眠可，大便 1 次 / 日，质软成形，小便正常，舌暗红，苔薄白，脉弦。上方去黄芩、桔梗、苍术、厚朴，加丹参 15 g，砂仁 10 g，党参 15 g。

四诊：治疗 1 周后，患者复诊诉无特殊不适，纳眠可，二便调，要求停服中药。嘱患者加强饮食控制，饮食宜易消化为主，调畅情志，适当锻炼。

按语：本案患者右上腹胀闷，伴嗳气，疲倦乏力，咽部异物感，纳差，口甜，便溏，舌红，苔厚腻稍黄，脉弦滑，符合中医肝癖（气滞湿阻证）的诊断，治以疏肝健脾，祛湿化痰，辨证拟方进行加减，方中北柴胡苦平，入肝胆经，疏泄气机之郁滞，为君药；黄芩、栀子苦寒，清热燥湿、泻火除烦；香附疏肝行气，川芎活血行气，二药相合，可助柴胡以解肝经之郁滞，并增行气活血之效，共为臣药。陈皮、枳壳理气行滞，青皮归肝、胆、胃经，具疏肝破气、消积化滞之效；白术、茯苓健脾益气；苍术归脾、胃经，健脾燥湿，厚朴燥湿消痰、下气除满，法半夏燥湿化痰，木香行气止痛、健脾消食共为佐药；甘草调和诸药。患者二诊诉右上腹胀闷不适、疲倦乏力症状改善，仍诉纳差，咽部异物感，大便质黏腻，舌苔厚腻亦较前改善，热证较前减轻，故去栀子；上腹胀闷、情绪焦虑情况改善，仍有疲倦乏力症状，故去青皮；咽部异物感，加桔梗利咽，纳差、大便黏腻，则加豆蔻化湿行气、莱菔子消食除胀、山药益气健脾、薏苡仁渗湿健脾。三诊患者症状较前改善，无明显热证，去黄芩，苔薄白，大便成形，去祛湿之苍术、厚朴，并加党参助白术、茯苓益气健脾，丹参活血祛瘀、除烦安神。四诊患者症状缓解，可停服中药。诸药合用，共解肝胆经之郁滞，恢复脾胃运化之功能，气滞、痰浊解除，则患者症状可有效缓解。

病案三：周某，男，39 岁，以"反复右上腹胀痛 2 年余，加重半个月"为主诉就诊。病史：患者于 2 年前开始出现右侧上腹部胀痛，伴恶心无呕吐，无胸闷胸痛，曾至外院行胃镜检查提示慢性浅表性胃炎伴糜烂。肝胆脾胰彩超提示中度脂肪肝。肝功能检查提示转氨酶升高（具体报告未见），服用制酸护胃、护肝等药物治疗后症状较前改善，自诉后复查肝功能恢复正常，但此后右上腹胀痛症状反复发作，进食不慎后多见。近半个月，患者感右上腹胀痛较前加重，夜间明显，右侧卧位时加重，遂至我院就诊。症见：右侧上腹部胀痛，进食后加重，夜间明显，时伴刺痛，右侧卧位时加重，胃脘部灼热感，纳眠差，多梦易醒，伴恶心欲吐，小便黄，大便不规律，时一日数次，时数日一行，便质多黏腻，无黑便血便。查体：面色晦暗，腹部膨隆，质软，右侧上腹部压痛，无反跳痛，腹部未扪及包块，肝脾肋下未触及，Murphy 征阴性，肝区无叩击痛，肠鸣音正常，舌质暗红，舌体胖大，舌边见齿痕，苔白腻，脉弦滑。平素嗜食烟酒，嗜食肥甘厚腻，起居不规律，长期熬夜。外院胃镜：慢性浅表性胃炎伴糜烂。肝胆脾胰彩超：中度脂肪肝。我院查血脂四项：TC 6.93 mmol/L，TG 3.01 mmol/L，LDL-C 4.11 mmol/L，HDL-C 1.98 mmol/L。肝功能：GGT 136 U/L，AST 63 U/L，ALT 58 U/L。中医诊断：胁痛（肝郁脾虚、痰瘀互结证）。西医诊断：非酒精性脂肪肝。中医治以疏肝健脾、化痰祛湿、活血通络为法。处方：党参 15 g，黄芪 15 g，柴胡 15 g，黄芩 10 g，赤芍 10 g，泽泻 15 g，木香 6 g（后下），丹参 15 g，当归 10 g，茯苓 15 g，猪苓 10 g，香附 15 g，鳖甲 20 g（先煎），炙甘草 6 g。水煎服，每日 1 剂，早晚饭后温服。嘱患者清淡饮食，戒烟酒，忌辛辣、油腻、生冷、难消化等食物，每日运动 1 小时。

二诊：患者服药 2 周后，右上腹疼痛较前减轻，发作多见于夜间，进食后伴上腹胀闷、嗳气，纳较前改善，无恶心呕吐，眠一般，难入眠，大便 1~2 日 1 次，质软成形，夹少许黏液，无脓血。仍有吸烟，饮酒量较前减少。舌暗红，苔白腻，脉弦滑。上方加半夏 10 g，焦山楂 10 g。

三诊：上方服药 2 周后，患者无腹痛、腹胀，稍嗳气，纳可，眠改善，大小便正常，舌暗淡，苔薄白，脉弦。上方去鳖甲、猪苓、赤芍，加白芍 10 g，白术 15 g，加减治疗 2 个月，患者复诊无诉不适，二便调。复查肝功能：GGT 67 U/L，AST 40 U/L，ALT 39 U/L。血脂四项：TC 5.68 mmol/L，TG 1.75 mmol/L，LDL-C 3.24 mmol/L，HDL-C 1.86 mmol/L。复查肝胆脾胰彩超提示轻度脂肪肝。嘱患者戒烟酒，加强运动锻炼，清淡饮食，忌油炸、肥腻、动物内脏、难消化等食物。

按语：本例患者中度脂肪肝，血脂、肝功能异常，处于脂肪性肝炎阶段，以右上腹胀痛为主要症状，夜间明显，伴刺痛，纳眠差，大便质黏腻，辨证符合中医学胁痛（肝郁脾虚、痰瘀互结证）的诊断，治疗以疏肝健脾、化痰祛湿、活血通络为法，辨证拟方进行加减。方中柴胡苦平，入肝、胆经，升发阳气，疏泄气机之郁滞，党参、黄芪益气健脾，使营血生化有源，共为君药；黄芩苦寒，清热燥湿、泻火除烦，与柴胡一升一降，共奏疏肝解郁之效；香附疏肝行气，与柴胡、黄芩同用，疏肝理气，可助肝之条达。茯苓、猪苓、泽泻健脾渗湿，泽泻兼可泄热；鳖甲活血祛瘀、软坚散结，丹参活血祛瘀、除烦安神，赤芍清热凉血活血，当归养血活血通络，木香行气止痛，共为佐药；甘草尚能调和诸药，兼为使药。君臣佐使，诸药合用，标本同治，共奏疏肝健脾、化痰祛湿、活血通络之效。患者二诊腹痛减轻，上腹胀闷，纳一般，苔白腻，加半夏燥湿化痰泄浊，焦山楂消食积、散瘀血。三诊患者症状缓解，无腹痛腹胀，舌暗淡、苔薄白，去渗湿之猪苓，活血之鳖甲、赤芍，加白芍养血敛阴柔肝，白术益气健脾。经治疗，本例患者复查彩超提示轻度脂肪肝，嘱其戒烟酒，继续加强体育锻炼及饮食控制，定期复查血脂四项、肝功能。

对脂肪肝早期进行干预，可有效改善患者症状，提高生存质量，阻断其向肝纤维化、肝硬化、肝癌的进展。中医药防治脂肪肝疗效好，配以针灸、拔罐、穴位贴敷等，内外合治，副作用小，有很好的前景。

第四节　脂肪肝的调护

脂肪肝属于代谢性疾病，关于其调护，首先应从生活方式上干预，尤其是饮食，定期对血脂、肝功能、血糖、尿酸、腹部彩超等进行监测。对于无症状表现的早期单纯性脂肪肝患者，一般不需要特殊药物进行治疗，主要从生活方式进行干预，通过调节饮食、加强锻炼，减轻体质量后一般可以恢复。脂肪性肝炎、脂肪性肝纤维化、脂肪性肝硬化患者，除了生活方式的干预，需要辨证诊治，配合药物积极治疗，防止疾病进一步发展。而对于合并糖尿病、高血压、高尿酸血症等疾病的脂肪肝患者，应积极治疗基础病，控制好血糖、血压等。脂肪肝并非形成于一朝一夕之间，日久饮食不节，病情逐渐发展。患者自身的调护关键在于找出病因，对症采取相关措施。酒精性脂肪肝患者以戒酒为主，而非酒精性脂肪肝患者的发病主要与饮食不节、过食肥甘厚腻、过逸等密切相关，故其关键在于饮食和运动两大方面。

饮食方面，首先应当三餐规律，合理饮食，避免过饥过饱，控制好每日的总量，调整饮食结构，控制糖类的摄入，提倡高蛋白质、高维生素、低糖低脂饮食，减少食用油炸食品、甜食、动物内脏等，适当摄入足够的膳食纤维。食物中的鱼肉、瘦肉、鸡肉、牛奶、鸡蛋等蛋白质含量较高，且以优质蛋白为主，每餐可适当添加进行搭配。新鲜的蔬菜、水果中含有人体所需的多种维生素，建议每人每日至少摄入新鲜蔬果约 500 g。饮食整体应荤素搭配，保证食物的多样性，以补充人体所需要的各种营养。患者平时还可以通过中药泡茶配合调理，如决明子、山楂、荷叶等。

运动方面，建议以有氧运动为主，适当配合无氧运动。有氧运动如快走、慢跑、骑自行车、跳绳、游泳、仰卧起坐、俯卧撑、篮球、网球等。以运动时脉搏为 100～160 次 / 分钟为宜，每次持续 20～30 分钟。运动应先从小运动量开始，循序渐进，并应持之以恒，加强脂肪的消耗。对于合并有心脑血管疾病的患者，运动应量力而行，避免剧烈运动，可选择打太极、八段锦等适当进行锻炼。

（何润明）

参考文献

[1] 李军祥，陈润花，苏冬梅，等 . 中医药治疗非酒精性脂肪性肝病研究述评 [J]. 世界华人消化杂志，2010，18（14）：1443-1451.

[2] 柳涛，唐志鹏，季光 . 温阳化气论治非酒精性脂肪性肝病 [J]. 中西医结合学报，2011，9（2）：135-137.

[3] 张冀萃，刘文全 . 脂肝消治疗非酒精性脂肪肝的临床观察 [J]. 天津中医药，2008，25（2）：113-114.

[4] 许兵华，程井军 . 健肝消脂汤治疗非酒精性脂肪肝的临床观察 [J]. 湖北中医杂志，2007，29（8）：31-32.

[5] 朱茂龙，陆定波 . 陆定波治疗非酒精性脂肪肝经验 [J]. 湖北中医杂志，2016，38（11）：27-29.

[6] 汤莉伟，唐东旭，等 . 王晓素教授治疗脂肪肝经验介绍 [J]. 陕西中医，2018，39（9）：1295-1297.

[7] 郑琳颖，潘竞锵，吕俊华 . 白芍总苷对脂肪肝大鼠增强胰岛素敏感性及抗脂肪肝作用 [J]. 中国中药杂志，2008，33（20）：2385-2390.

[8] 张霖，陈育尧，孙学刚，等 . 虎杖苷对非酒精性脂肪肝大鼠保护作用及机制研究 [J]. 陕西中医，2010，31（6）：756-758.

[9] 赵兴国，李丽 . 三七总皂苷对大鼠非酒精性脂肪肝模型胰岛素抵抗及瘦素受体表达的影响 [J]. 中西医结合心脑血管病杂志，2008，6（6）：675-677.

[10] 刘月丽，陈依雨，吕俊华 . 决明子对脂肪肝大鼠肝组织抗氧化能力的影响 [J]. 海南医学院学报，2014，20（12）：1617-1618.

[11] 安益国，李笑春 . 丹参粉针治疗非酒精性脂肪肝的临床观察 [J]. 安徽医药，2011，15（7）：885-886.

[12] 乔成安 . 逍遥散加减治疗非酒精性脂肪 30 例 [J]. 陕西中医，2010，31（9）：

1118-1119.

[13] 王晖，杨玉龙.香砂六君子汤治疗非酒精性脂肪肝临床观察 [J].山西中医，2013，29（3）：13-14.

[14] 曹福岭.柴胡疏肝散治疗非酒精性脂肪肝的疗效观察 [J].光明中医，2015，30（4）：746-749.

[15] 刘慕.茵陈五苓散治疗非酒精性脂肪肝疗效观察 [J].现代中西医结合杂志，2016，25（6）：636-638.

[16] 范震.逍遥散合当归芍药散治疗非酒精性脂肪肝临床观察 [J].亚太传统医药，2017，13（4）：139-140.

[17] 黄鸿娜，黄晶晶，陈松林.祛瘀化浊颗粒对非酒精性脂肪肝胰岛素抵抗的影响 [J].实用中西医结合临床，2013，13（4）：3-4.

[18] 张文秀，孙亚民，高仲录.自拟疏肝调脂汤治疗脂肪肝 80 例 [J].现代中医药，2011，31（3）：12-13.

[19] 王朝霞，赵静，罗华彬，等.中药降脂汤治疗脂肪肝 98 例临床观察 [J].中医药导报，2012，18（9）：116-117.

[20] 刘亚珠，席奇，宋粉莉，等.常占杰教授应用"健脾泄痰法"治疗非酒精性脂肪肝的经验 [J].广西中医药，2016，39（4）：55-57.

[21] 史晓伟，王一强，张玉香，等.清肝祛湿活血方治疗非酒精性脂肪肝的疗效评价 [J].中国实验方剂学杂志，2016，22（15）：181-184.

第十五章

肝硬化

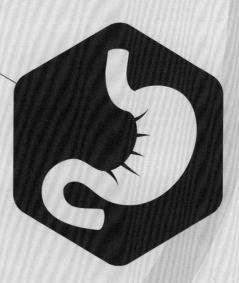

第一节　现代医学对肝硬化的认识

　　肝硬化是临床上慢性肝病发展的晚期阶段，起病多隐匿。各种病因反复作用导致弥漫性肝损伤，发生肝细胞变性坏死、残存的肝细胞结节性再生、纤维结缔组织增生、假小叶形成，逐渐形成肝纤维化而发展为肝硬化。肝硬化早期发展较为缓慢，且早期肝硬化由于肝脏代偿可无症状或症状轻微，并无特异性，而后期肝硬化临床表现明显，常出现上消化道出血、肝性脑病、脾功能亢进、腹水、感染、癌变等并发症。引起肝硬化的病因有很多，在我国主要以病毒性肝炎为主，其中以乙型病毒性肝炎及丙型病毒性肝炎多见，而欧美国家则多以酒精性肝病多见，除了以上两种，还包括非酒精性脂肪肝、自身免疫性肝病、血吸虫病、遗传代谢性疾病如肝豆状核变性等。

　　肝硬化病情复杂，出现并发症时预后极差，病死率高，严重威胁患者的生存质量及生存期。然而目前现代医学仍无特效的治疗，主要以护肝、对症支持治疗为主，其关键在于早期诊断，早期针对病因进行相应治疗，防止肝硬化进一步发展，后期则以防治并发症为主。近年来中医药在防治肝硬化方面取得了很好的疗效，近期生存率及生存质量都得到一定的提高，较西医治疗具有较大的潜力及临床优势。

第二节　肝硬化的中医诊治进展

　　（一）病名

　　传统中医学中并无"肝硬化"这一病名，但根据患者常见的临床表现及体征，可将其归为"胁痛""积聚""黄疸""鼓胀"等中医疾病的范畴。肝硬化代偿期常归属"胁痛、积聚"，而失代偿期因常伴有腹水征象而归属"鼓胀"等疾病范畴。中医学很早对本病即有一定的认识。如《灵枢·水胀》篇记载："臌胀何如？岐伯曰：腹胀，身皆大……色苍黄，腹筋起，此其候也。"文中比较详细地描述了鼓胀的临床特征。喻嘉言在《医门法律·胀病论》中提到："凡有癥瘕、积块、痞块，即是胀病之根，日积月累，腹大如箕斗，腹大如瓮是名单腹胀。"由此认识到鼓胀的形成多由腹部肿块日久积聚所致。中医治疗以固本扶正，后行祛邪，攻补兼施，行健脾益气、活血柔肝、化瘀利水之法。肝硬化属中医之"癥瘕""鼓胀"范畴，属中医临床四大难治疾病之一。

（二）病因病机

《景岳全书·肿胀》中提到"纵酒无节，多成水臌"，由此表明嗜酒是引起鼓胀的一大病因。《医门法律》中关于鼓胀病机的论述认为"不外水裹、气结、血瘀"。目前大多学家认为肝硬化是由于肝、脾、肾三脏功能受损，气滞、血瘀、水停于腹中所致，病理性质属本虚标实，虚实夹杂，治疗多以行气、活血、利水、健脾、补肾等为主。李佃贵强调肝硬化是由浊、毒、虚三者共同致病，而"浊邪"既为病因又为病理产物，在整个致病过程中占据重要地位，其认为肝硬化是由于正气虚衰、浊毒内侵所致。关幼波认为鼓胀的形成是由肝气郁结、气滞血瘀、湿热内蕴，久则凝聚成痰，痰瘀阻滞血络，病久则致肝、脾、肾三脏功能失调，水湿不化，积而成胀。梁保丽认为瘀血蕴结是本病的主要病机，肝气郁结，饮食不调，感受邪毒，他病转归等导致脉络瘀阻而成。侯丽颖等认为肝硬化是由多种原因导致肝失疏泄，肝脾同病，久则必虚且入络，正虚血瘀是其基本病机。尹常健认为肝硬化的基本病机为本虚标实，本虚主要涉及肝、脾、肾三脏，标实则包括气滞、血瘀、水饮等。邢登洲认为肝硬化主要是由于肝、脾、肾功能失调，湿热内蕴，饮食不调，肝气郁结，瘀血阻滞而成。徐列明通过临床观察和研究认为，肝硬化的基本病机为正虚血瘀，因此采用扶正活血法可有效改善患者临床症状。

（三）中医治疗

1. 单味中药　刘素丽等研究发现泽泻能有效减少肝硬化患者的门静脉血流量，降低门静脉压力，增加患者尿量，且无明显毒副作用。胡志伟研究发现红花提取物能明显减轻肝硬化引起的肝细胞损伤，有效抑制肝硬化引起的氧化应激，并能明显减轻肝硬化引起的肝线粒体损伤。周慧芬运用丹参注射液治疗肝硬化失代偿期患者，结果表明其可有效改善患者的凝血功能及肝功能，抑制纤维组织增生。

2. 传统方剂　康武宏在西药治疗的基础上加用加味胃苓汤治疗脾虚湿阻证型肝硬化腹水患者，结果显示其比单纯西药治疗有效率高，腹水复发率低，不良反应小，远期效果理想。徐敬江等运用实脾饮联合四君子汤加减治疗肝硬化腹水，结果表明其能有效改善患者肝功能、纠正低蛋白血症、降低腹水量。裴建锋运用五苓散合鳖甲煎丸治疗肝硬化腹水，其有效率 93.1% 优于单纯西药对照组有效率 82.1%。周小军等运用疏肝健脾法治疗肝硬化腹水，方予四逆散合四君子汤加减，其有效率为 92.68% 优于西药对照组，对患者的腹水量、尿量、肝功能均有良好的改善作用。夏婷等运用一贯煎加减治疗肝硬化腹水患者，统计结果表明，此传统方剂可有效改善证属肝肾阴虚肝硬化患者的临床症状及体征，并能改善肝功能，值得临床推广及进一步扩大样本进行研究。

3. 自拟方剂　孙建光自拟滋肾化纤饮治疗早期肝硬化，临床总有效率为 80.0%，对患者的临床症状、体征、肝功能、肝纤维化、门静脉压力等方面均有较好的改善作用。陈广梅自拟养阴活血利水方（北沙参、太子参、薏苡仁、白术等）治疗肝硬化腹水，结果显示该方在改善肝功能、缩短凝血时间、减少腹水量等方面均明显优于西药对照组。赵文霞等运用健脾补肾利水方治疗肝硬化患者，与西医对照组相比，其可有效减轻肝硬化腹水患者体重、缩小腹围，以及降低肝前、脾肾间隙、肝肾间隙、下腹部腹水量，从而提高患者的生存质量。刘海艳运用自拟的疏肝利水方治疗肝硬化腹水患者，结果发现该方可有效改善患者腹胀、水肿、乏力、情绪等方面，且效果优于西药对照组，表明此方值得临床推广运用。金实教授认为肝硬化系瘀血内结日久而成，肝硬化腹水虽病在水而其源在血，"血不利则为水"，因此活血化瘀法在肝硬化腹水治疗过程中至关重要，需持之以恒，贯穿其治疗的始终，金老根据患者症状体征辨证拟方，其活血常选用丹参、赤芍、泽兰、桃仁之品，化瘀散结喜用三七、鳖甲之类研磨内服。

4. 外治法　许文君等自拟清肝利肠方（生大黄、生地、厚朴、赤芍、蒲公英、茵陈），通过灌肠治疗湿热蕴结型肝硬化腹水患者，结果显示治疗组总有效率（87.5%）明显优于对照组（63.2%），能有效改善患者肝功能、缩短凝血时间，并降低腹水量。汤少玲采用瓜蒂散 0.3 ~ 0.5 g 鼻腔给药、复方猫眼草膏敷脐两种外治法交替治疗肝硬化，治疗 2 ~ 3 个疗程，临床显效率达 85.9%。国凤杰等在内科治疗的基础上，配合针灸透穴（如中脘透水分、水分透气海、气海透中极等）、中药贴敷肚脐（麝香与甘遂按 1 ：100 的比例研末，用葱白 10 g 捣烂，与药粉 5 g 混合后敷脐部），其治疗肝硬化腹水的总有效率达 96%。张文文等对运用芒硝外敷治疗肝硬化腹水的疗效进行了系统评价，结果显示芒硝外敷肚脐可以有效改善肝硬化患者的临床症状，减少腹水量、缩小腹围，并对肝功能有一定的改善作用。

综上所述，中医药治疗肝硬化有一定的优势，治疗方法多样，可有效改善患者的症状体征，改善预后，提高生活质量。与西医治疗相比，中医药治疗疗效显著，且不良反应小，值得临床推广。但目前肝硬化的病因、辨证分型缺乏统一的标准，且缺乏大样本、多中心的临床观察研究，中药药理研究单一，且相关研究仍偏少，在今后的研究中需不断进行改善，以提高中医药治疗肝硬化的疗效。

第三节　吕永慧教授治疗肝硬化的经验心得

一、经验

吕教授从医多年，治疗肝病有丰富的临床经验，认为肝硬化腹水病机为肝气郁滞，肝络壅盛，致气滞血瘀，肝木郁克脾土，脾失健运，水湿内停，肝脾日虚，伤及于肾，肾阳虚，无以温养脾土，使脾阳亦虚，肾阴虚，阴伤气不化津，二者加重水湿内停。肝体阴而用阳，赖肾水以滋养，肾阴不足，肝失其滋荣，肝肾阴虚，其水将涸，邪火旺盛，关门不利，瘀结水停。因此，肝、脾、肾功能障碍，导致气滞、血瘀、水湿停聚于腹中，形成鼓胀。肝、脾、肾三脏俱虚为本，气滞、血瘀、水湿为标，本病具有本虚标实、虚实错杂的特点。临床上多见脾肾阳虚型和肝肾阴虚型，因此治疗宜温补脾肾、化气行水、佐以行瘀，或滋补肝肾、养阴利水、佐以行瘀。肝体阴而用阳，应用温阳利水之品，需防其滋腻而助湿，利水宜选淡渗利水之药，切忌用温阳利水或峻下逐水之品而伤阴。在肝硬化晚期，患者凝血功能差，尽管有瘀血阻滞之证，也需慎用活血化瘀药，以防诱发出血。通过益气健脾，脾健则气血得以化生，气为血之帅，气行则血行。通过养阴，使其枯竭的阴津得以输布，不致形成瘀滞。通过利水，使其水道通畅，而不至于湿瘀内阻，从而达到祛瘀的目的。

除了内治法，吕教授总结多年的临床经验后，拟定了中药灌肠方，全方由大黄、黄连、赤芍、川芎、桃仁、生地、生牡蛎、茯苓、厚朴组成，方中大黄、黄连泻下攻积、清热解毒；赤芍、川芎、桃仁活血祛瘀；生地黄清热凉血、养阴生津；生牡蛎平肝潜阳、软坚散结、收敛固涩；茯苓利水渗湿、健脾安神；厚朴燥湿、行气、消积、平喘。临床研究表明，此经验方煎水灌肠可有效改善肝硬化患者的生存质量。中药经结肠途径治疗肝硬化不仅保持了传统中药的特点，又结合了现代医学的方法，使药物能更好地吸收，不但能改善肝硬化患者的腹部症状、活动能力，对调节患者的情感，缓解焦虑等方面也有一定的帮助。

二、病案举例

病案一：林某，男，65 岁，以"腹胀、双下肢水肿 1 个月，加重 1 周"

为主诉就诊。病史：患者于 1 个月前无明显诱因开始出现腹胀，伴双下肢水肿，未予重视及诊治，此后症状持续存在。1 周前，患者出现腹胀、双下肢水肿较前加重，伴身目黄染、疲倦乏力、头晕，遂至我院就诊。症见：腹胀、双下肢水肿，进食后腹胀加重，疲倦乏力、头晕，小便偏黄，量少，大便 3~4 次 / 日，质稀烂，每次量少，纳差，眠一般。查体：神清，精神疲倦，面色晦暗，全身皮肤、巩膜黄染，手掌殷红，前胸壁见蜘蛛痣，蛙腹，腹肌稍紧张，全腹部无压痛，无反跳痛，移动性浊音阳性。舌淡红，舌体胖大，苔薄白，脉沉。患者有乙肝病史多年，未规律复查，既往未行抗病毒治疗。乙肝三对：HBsAg（＋）、HBeAb（＋）、HBcAb（＋）。HBV-DNA $5.18×10^5$ IU/mL。肝功能：AST 172 U/L、ALT 98 U/L、GGT 50 U/L、TB 49.2 μmol/L、DB 34.8 μmol/L、ALB 24.0 g/L。肝胆脾胰彩超示：肝硬化，胆囊多发结石，脾大，大量腹水。中医诊断：鼓胀（脾肾阳虚证）。西医诊断：乙型肝炎后肝硬化。中医治以温补脾肾、化气利水为法。处方：制附子 6 g，干姜 10 g，肉桂 6 g，厚朴 10 g，大腹皮 10 g，桂枝 10 g，炒白术 15 g，茯苓 20 g，黄芪 30 g，炙甘草 6 g，山药 15 g，泽泻 10 g，猪苓 10 g。水煎服，每日 1 剂，早晚饭后温服。西医治疗予恩替卡韦 1 粒，每日 1 次，以抗乙肝病毒；呋塞米 20 mg，每日 2 次，螺内酯 40 mg，每日 2 次，利尿消肿；谷胱甘肽护肝。并嘱患者卧床休息，进食易消化食物，少食多餐，禁辛辣、煎炸、油腻、干硬食物，禁盐，控制饮水量。

二诊：患者服药 2 周后，腹胀、双下肢较前有所缓解，小便量较前增多，皮肤、巩膜黄染较前消退，仍诉疲倦乏力，纳差，大便仍偏稀烂，大便次数增多。舌淡红，舌体胖大，苔薄白，脉沉。上方加党参 15 g，砂仁 10 g（后下）。

三诊：上方服药 2 周后，患者腹胀缓解，双下肢轻度水肿，大便次数较前减少，质时软时稀烂，纳一般，眠可，小便量可，舌暗淡，苔薄白，脉沉。上方加白芍 15 g，丹参 15 g，焦山楂 10 g。

四诊：此方继续加减治疗 2 个月，双下肢水肿消退，无明显腹胀，大便成形，小便调，纳改善。复查肝功能：AST 56 U/L，ALT 48 U/L，GGT 32 U/L，TB 19.7 μmol/L，DB 10.3 μmol/L，ALB 27.0 g/L。肝胆脾胰彩超：肝硬化，胆囊多发结石，脾大，少量腹水。

按语：本例患者腹胀、双下肢水肿、身目黄染、疲倦乏力、纳差，舌淡红，舌体胖大，苔薄白，脉沉，符合中医之鼓胀（脾肾阳虚证）诊断，治疗以温补脾肾、化气利水为法，辨证拟方进行加减。考虑本病病机属本虚标实，故温补脾肾以治本虚，化气利水以治标实。方中制附子、干姜、肉桂入脾、肾经，制附子大辛大热，居温阳药之首，具有温阳散寒、补益脾肾之功；茯苓、猪苓甘淡，健脾渗湿；泽泻甘咸，入肾、膀胱经，利水而泄肾浊，合茯苓、猪苓共奏通调水道之效；大腹皮行气利水消肿；黄芪大补肝脾胃之气，炒白术益气健脾，益土以制水；桂枝辛甘而温，乃温阳化气之要药，"大气一转，其气乃散"；山药补益脾阴，兼能固肾；炙甘草益气健脾，兼可调和诸药。二诊，患者腹胀、水肿较前缓解，小便量增多，大便次数多，仍偏稀烂，纳差、疲倦乏力，加党参以增强益气健脾，砂仁温中止泻、化湿行气。三诊患者腹胀缓解，双下肢轻度水肿，大便次数较前减少，纳食一般，加焦山楂消食积、散瘀血，丹参活血化瘀，白芍养血敛阴柔肝。上方诸药配伍，具温补脾肾、化气利水之效。同时配合饮食调护、西药治疗，可有效改善患者的症状、体征，并降低腹水量。

病案二：孔某，女，51 岁，以"反复腹胀 1 年余，加重 4 天"为主诉就诊。病史：患者有慢性乙型病毒性肝炎 5 年余，目前规律口服替诺福韦酯抗乙肝病毒治疗，1 年前患者开始出现腹胀，至外院就诊，予利尿消肿、护肝等治疗后症状可缓解，但仍时有反复。4 天前，患者开始出现腹胀加重，伴胁肋部胀痛，双下肢水肿，身目黄染，口干口苦，遂至我院就诊。症见：腹胀、双下肢水肿，胁肋部胀痛，口干口苦，小便黄，量少，大便秘结难解，纳差，眠差。查体：神清，精神一般，皮肤、巩膜黄染，未见肝掌、蜘蛛痣，蛙腹，腹肌紧张，中上腹轻压痛，无反跳痛，移动性浊音阳性。舌红，苔黄腻，脉弦数。乙肝三对：HBsAg（＋），HBeAb（＋），HBcAb（＋）。HBV-DNA 4.18×10^2 IU/mL。肝功能：AST 98 U/L，ALT 79 U/L，GGT 40 U/L，TB 31.6 μmol/L，DB 20.0 μmol/L，ALB 29.7 g/L。上腹部 CT：肝硬化，胆囊炎。腹水 B 超：大量腹水。中医诊断：鼓胀（水热蕴结证）。西医诊断：乙型肝炎后肝硬化。中医治以清热利湿、攻下逐水为法。处方：白术 10 g，炙甘草 6 g，猪苓 10 g，姜黄 10 g，茯苓 20 g，泽泻 10 g，陈皮 10 g，砂仁 10 g（后下），黄连 10 g，法半夏 10 g，厚朴 15 g，枳实 10 g，茵陈 15 g，黄芩 10 g，知母 15 g。水煎服，每日 1 剂，饭后温服。另处方予大黄 30 g，赤芍 30 g，生地 30 g，生牡蛎 30 g，茯苓 30 g，桃仁 30 g，川芎 15 g，黄连 15 g，厚朴 15 g。煎药灌肠治疗，每日 1 剂。西医治疗继续予替诺福韦酯抗乙肝病毒，呋塞米 20 mg，每日 2 次，螺内酯 40 mg，每日 3 次，利尿消肿。嘱患者卧床休息，禁辛辣、煎炸、油腻、干硬食物，禁盐，控制饮水量。

二诊：患者服用上方1周后，腹胀、双下肢水肿较前稍减退，仍诉胁肋部胀痛，口干口苦，小便黄，量较前增多，大便1~3日1次，质干结难解，纳眠差，舌红，苔黄腻，脉弦滑。继续予中药灌肠。内服汤剂在上方基础上，加薏苡仁30 g，延胡索15 g，木香10 g（后下）。

三诊：上方服药2周后，患者胁肋部疼痛缓解，腹胀减轻，双下肢轻度水肿，口干多饮，纳差，眠改善，小便量可，大便1~3日1次，质干结，排便费力，舌红，苔少，脉弦细。上方去半夏、猪苓、泽泻、茵陈、厚朴，加生地黄15 g，白芍10 g，石斛10 g。西医治疗方面，利尿药呋塞米减量至20 mg，每日1次，螺内酯20 mg，每日1次。继续服用乙肝抗病毒药物。

加减治疗3个月后，患者症状消失，纳眠可，小便调，大便1~2日1次，质时软时干硬。复查肝功能：AST 40 U/L，ALT 32 U/L，GGT 38U/L，TB 22.8 μmol/L，DB 9.6 μmol/L，ALB 30.2 g/L。

按语：本例患者腹胀、双下肢水肿，胁肋部胀痛，口干口苦，小便黄，量少，大便秘结难解，纳差，眠差，舌红，苔黄腻，脉弦数。符合中医之鼓胀（水热蕴结证）诊断，治疗以清热利湿、攻下逐水为法，辨证拟方进行加减。方中法半夏燥湿行水而消痰，与陈皮合用，可理气健脾、除湿化痰；黄连、黄芩苦寒，清热除湿，解毒泻火；砂仁化湿行气，和胃醒脾；知母治阳明独胜之火，兼可滋养肾阴；厚朴归脾、胃、肺、大肠经，可燥湿除痰，下气除满；枳实健脾润肠，破攻积滞，解毒祛瘀；厚朴、枳实两者合用可行气散满；白术益气健脾；猪苓、茯苓、泽泻利水渗湿泄浊；茵陈清热利湿，利胆退黄；炙甘草益气健脾，兼可清热解毒，调和诸药。二诊患者腹胀、下肢水肿较前有所减退，但仍伴胁肋部疼痛，加延胡索、木香活血通络、行气止痛，苔仍厚腻，小便黄，纳差，加薏苡仁以助茯苓、猪苓、泽泻利水渗湿。三诊患者胁肋部疼痛缓解，腹胀、下肢水肿减轻，出现口干多饮，舌红，苔少，脉弦细，考虑利水太过导致伤阴，故去半夏、猪苓、泽泻、茵陈、厚朴，并加生地黄、白芍、石斛养阴生津，同时减少西药利尿药的用量。对于湿热内蕴之肝硬化腹水患者，在西医治疗的基础上，加用清热利水渗湿中药内服，并配合泻下攻积、清热解毒之中药灌肠，内外合治，可有效改善患者腹胀、下肢水肿的症状。

病案三：何某，男，68岁，以"反复腹胀3年余，加重伴纳差半个月"为主诉就诊。病史：患者长期饮酒史，3年前开始出现腹胀、双下肢，至外院就诊，完善相关检查后诊断为"酒精性肝硬化"，予护肝、利尿消肿、输注人血白蛋白等治疗后症状好转出院。出院后患者仍未戒酒，反复出现腹胀、双下肢水肿，多次于我院及外院治疗，予腹腔穿刺置管引流术、利尿消肿等治疗后症状可缓解。半个月前，患者腹胀再发加重，伴双下肢水肿，纳差，口干口苦，遂至我院就诊。症见：腹胀、双下肢水肿，口干口苦，时有牙龈出血，小便量少，大便数日1次，质干结，无黑便血便，纳差，眠差，多梦，烦躁易怒。查体：神清，精神疲倦，面色晦暗，胸前区可见蜘蛛痣，蛙腹，腹壁静脉曲张，腹肌紧张，无压痛，无反跳痛，移动性浊音阳性。舌绛红，镜面舌，脉细数。肝胆脾胰彩超：肝硬化，脾大，大量腹水。中医诊断：鼓胀（肝肾阴虚证）。西医诊断：酒精性肝硬化。中医治以滋肾柔肝、养阴利水。方予六味地黄丸合一贯煎加减。处方：柴胡15 g，白芍15 g，生地黄15 g，熟地黄15 g，北沙参10 g，麦冬10 g，当归10 g，枸杞子15 g，泽泻6 g，大腹皮15 g，陈皮10 g，山茱萸15 g。水煎服，每日1剂，饭后温服。西医治疗加予呋塞米20 mg，每日1次，螺内酯40 mg，每日2次，利尿消肿；静滴人血白蛋白以纠正低蛋白血症。嘱患者戒酒，卧床休息，禁辛辣、煎炸、油腻、干硬食物，禁盐，控制饮水量。

二诊：患者服用上方1周后，腹胀、双下肢水肿较前减退，口干口苦，小便量较前增多，大便2~3日1次，质干结，纳眠差，舌绛红，苔少，脉细数。内服汤剂在上方基础上，北沙参加量至15 g，加桑椹15 g，女贞子15 g，墨旱莲10 g，鳖甲15 g（先煎）。继续口服西药利尿药。

三诊：上方服药1周后，患者腹胀、双下肢水肿较前减退，口干，无口苦，纳一般，眠改善，小便量增多，色偏黄，大便2~3日1次，质干结，舌红，苔少，脉细。上方去大腹皮，加石斛10 g，知母15 g。继续口服利尿药。上方加减治疗1个月后，患者腹胀缓解，双下肢轻度水肿，大便1~3日1次，质偏干。嘱患者继续上方加减口服1个月，腹胀、下肢水肿症状消失，时有口干。

按语：本例患者腹胀、双下肢水肿，口干口苦，牙龈出血，小便量少，大便数日1次，质干结，纳眠差，多梦，烦躁易怒，舌绛红，镜面舌，脉细数。符合中医之鼓胀（肝肾阴虚证）诊断，治疗以滋肾柔肝、养阴利水为法。方中生地黄、熟地黄两者合用，以滋阴补肾、填精益髓；山茱萸补益肝肾；当归、枸杞子养血滋阴柔肝；柴胡疏肝解郁，白芍养血敛阴柔肝、缓急止痛，两者合用，以补养肝血、条达肝气，使柴胡升散而不耗伤阴血；麦冬、北沙参滋养肺胃，养阴生津，从而佐金平木；泽泻利湿而泄肾浊，并防熟地黄之滋腻碍脾；大腹皮行气利水；陈皮理气健脾。全方总以滋补肝肾之阴、滋水涵木为主，肝体得养而阴血渐复。二诊患者腹胀、下肢水肿减退，小便量增加，仍有口干口苦，苔少，加桑椹、女贞子、墨旱莲、鳖甲以滋补肝肾。三诊患者尿量增多，小便黄，口干，水肿消退，去大腹皮，加石斛益胃生津、滋阴清热，知母滋肾阴。

第四节 肝硬化的调护

　　肝硬化患者除了积极的药物治疗，日常的调护也至关重要。

　　（1）运动方面，肝硬化患者需要劳逸结合，起居有常，保证充足的睡眠。肝功能受损严重阶段，应当尽量卧床休息，减少运动，以免加重身体的负担。病情缓解阶段，可适当增加运动量，但避免剧烈运动，可以太极拳、八段锦、养生操等为主，切忌过于劳累。

　　（2）饮食方面，绝对禁酒，忌用对肝功能有损伤的药物。平时应以高热量、低盐低脂、优质蛋白、高维生素和易于消化饮食为宜，三餐应定时、定量。血氨偏高或者肝功能较差时，应适当限制蛋白质摄入，以免发生肝昏迷。出现大量腹水时，严格限制水、盐的摄入，以无盐或低盐饮食为主，每日摄入钠盐 500 ~ 800 mg，进水量限制在 500 ~ 1000 mL/d。食管静脉曲张患者，饮食忌辛辣刺激、过热、坚硬、粗糙多纤维，以免损伤食管静脉而引起消化道出血。

　　（3）情志方面，患者应保持豁达乐观的心态，遇事避免情绪激动、精神紧张，保持心平气和，积极对待病情，消除心理负担，适当培养兴趣爱好。

　　（4）注意观察有无黑便、牙龈出血、紫癜、发热、神志改变等，一旦出现上述症状，应及时告知医生并尽快就诊。

　　（5）注意监测腹围及尿量。

　　（6）保持大便通畅，以每日 1 ~ 2 次为宜，适当补充维生素、益生菌。

（何润明）

参考文献

[1] 李佃贵，李刚，刘金里，等. 李佃贵以"浊毒"立论治疗肝硬化经验 [J]. 陕西中医，2006，27（11）：1394–1395.

[2] 刘敏，李献平. 关幼波治疗肝硬化腹水的经验 [J]. 中医药通报，2006，5（4）：11–12.

[3] 梁保丽，王荣琦．肝硬化的中医辨证治疗 [J]．河北医药，2005，27（1）：17-18.

[4] 侯丽颖，刘友章，季幸姝，等．从肝脾相关理论论治肝硬化 [J]．新中医，2009，41（8）：114-116.

[5] 张永．尹常健教授治疗肝硬化腹水经验选介 [J]．中华中医药学刊，2011，29（4）：696-697.

[6] 邢登洲．肝硬化中医辨治的临床体会 [J]．甘肃医药，2008，27（3）：26-27.

[7] 徐列明．肝纤维化或肝硬化"正虚血瘀"中医病机的临床观察和研究 [J]．世界科学技术—中医药现代化，2016，18（9）：1465-1469.

[8] 刘素丽，冯志杰，吕艳春，等．泽泻对肝硬化门脉高压血流动力学影响的临床研究 [J]．临床肝胆病杂志，2006，22（2）：119-120.

[9] 胡志伟．红花提取物对大鼠肝硬化的抑制作用及其机制研究 [D]．武汉：武汉大学，2016.

[10] 周慧芬．丹参注射液治疗肝硬化失代偿期 17 例 [J]．中国中医急症，2010，19（12）：2137-2138.

[11] 康武宏．加味胃苓汤治疗肝炎后肝硬化腹水临床观察．现代中西医结合杂志，2009，18（21）：2542.

[12] 徐敬江，朱永钦．实脾饮联合四君子汤治疗乙型肝炎肝硬化腹水临床观察 [J]．山西中医，2018，34（11）：15-17.

[13] 裴建锋．五苓散合鳖甲煎丸治疗肝硬化腹水 29 例 [J]．中国中医药，2010，8（12）：221.

[14] 周小军，林子玲，孔梅，等．疏肝健脾法治疗肝硬化腹水的临床疗效观察 [J]．中国中医急症，2010，19（11）：1851-1852.

[15] 夏婷，尹剑雄．一贯煎加减治疗肝硬化腹水的疗效观察 [J]．医学信息，2019，32（6）：166-168.

[16] 孙建光．滋肾化纤饮治疗早期肝硬化 50 例临床观察 [J]．山东中医药大学学报，2006，30（1）：50-52.

[17] 陈广梅，赵红兵，何晶，等．养阴活血利水方治疗阴虚型肝硬化腹水的临床疗效观察 [J]．四川中医，2013，31（2）：68-69.

[18] 赵文霞，张丽慧，梁浩卫．健脾补肾利水方降低肝硬化腹水患者腹水量的临床研究 [J]．中西医结合肝病杂，2019，29（1）：23-25.

[19] 刘海艳．自拟疏肝利水方治疗乙肝肝硬化腹水的临床观察 [J]．光明中医，2018，33（20）：3023-3024.

[20] 金实，赵新敏．"扶正消臌汤"治疗肝硬化腹水 65 例疗效观察 [J]．江苏中医，

1992，13（4）：10.

[21] 许文君，李秀惠，勾春燕，等 . 清肝利肠方灌肠治疗肝硬化腹水 40 例临床观察 [J]. 北京中医药，2013，32（7）：522-523.

[22] 汤少玲，刘俊峰 . 复方猫眼草膏加瓜蒂散治疗肝硬化 64 例报告 [J]. 实用中西医结合杂志，1996，9（1）：44.

[23] 国凤杰，肖卫敏 . 针灸配合中药敷脐治疗肝硬化腹水 50 例 [J]. 四川中医，2012，30（7）：124-125.

[24] 张文文，祁兴顺，郭晓钟 . 芒硝敷脐治疗肝硬化腹水的 Meta 分析 [J]. 临床肝胆病杂志，2015，31（6）：947-949.

第十六章

急性胰腺炎

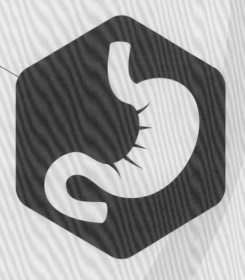

第一节 现代医学对急性胰腺炎的认识

一、胰腺的形态结构与功能

胰腺位于腹上区和左季肋区。胃和腹膜后面约平第1腰椎椎体处，横卧于腹后壁，为一长条状腺体。胰腺分头、颈、体、尾四部分，这几部分之间并无明显界限。其右侧端为胰头部分，被十二指肠所环抱，后面与胆总管、门静脉和下腔静脉相邻。胰颈为头、体之间的移行部，其前上方为十二指肠上部和幽门，其后面有肠系膜上静脉和脾静脉合成门静脉。胰体较长，为胰的中间大部分，其前面隔小网膜囊与胃后壁相邻，后面与左肾和左肾上腺等相接。胰尾为胰体向左逐渐移行变细的部分，与脾门相邻。胰腺分泌的胰液中的几种消化酶对食物的消化（尤其是对脂肪的消化）有重要作用，同时胰腺还含有多种功能的内分泌细胞，这些细胞分泌激素除了参与消化吸收物质之外，还负责调节全身生理功能。如果这些细胞病变所分泌的物质过剩或不足，都会出现病症。

二、胰腺的生理功能

1.外分泌功能　胰腺的腺泡细胞和小导管管壁细胞会分泌胰液，胰液中有胰淀粉酶、胰脂肪酶、胰蛋白酶，经胰管排入十二指肠，有中和胃酸，分解糖类、脂肪、蛋白质的功能。

2.内分泌功能　胰腺内的胰岛主要分泌胰岛素和胰高血糖素，直接进入血液，调节血糖代谢。

三、胰腺炎是胰腺因胰蛋白酶的自身消化作用而引起的疾病

临床上胰腺炎分为急性胰腺炎和慢性胰腺炎。急性胰腺炎是多种病因引起的胰酶激活，继以胰腺局部炎症反应为主要特征，临床以急性上腹痛、恶心、呕吐、发热和血清胰淀粉酶增高等为特点，伴或不伴有其他器官功能改变的疾病。急性胰腺炎又分为轻症急性胰腺炎与重症急性胰腺炎两类。重症急性胰腺炎患者胰腺出血坏死，常继发感染、腹膜炎和休克等多种并发症。

四、急性胰腺炎的病因及诊断

（一）病因

1.胆石症与胆道疾病　胆石症仍是我国急性胰腺炎的主要病因，胆石嵌顿使胆汁返入胰管，引起胰腺炎。同时胆石会造成细胞膜的破坏，造成水肿、血管受损或坏死。胆道感染或胆道蛔虫也可能引起胆道梗阻，从而诱发胰腺炎。

2.高三酰甘油血症　高三酰甘油血症性胰腺炎的发病率呈上升态势，其机制可能与三酰甘油分解的游离脂肪酸对胰腺本身的毒性作用及其引起的胰腺微循环障碍有关。当血清三酰甘油浓度 ≥ 11.3 mmol/L 时，极易发生急性胰腺炎，当三酰甘油浓度 < 5.65 mmol/L 时，发生急性胰腺炎的危险性减少。

3.暴饮暴食和酗酒　这两种因素都会刺激胰液分泌，同时会使胰管出现引流不畅现象，进而导致胰胆系统内的胰液压力增高，让高浓度的蛋白酶出现排泄障碍，最终让胰腺泡破裂而致病。

4.胰管梗阻　胰管肿瘤、结石和胰管狭窄等均可引起胰管阻塞，导致胰液排出受阻，胰内压力升高，引发胰腺腺泡破裂，胰液溢入胰实质而引起急性胰腺炎。

5.胰腺外伤或手术　腹腔手术特别是胰胆或胃手术、腹部钝挫伤等可直接或间接损伤胰腺组织与胰腺的血液供应，引起胰腺炎。

6.内分泌与代谢障碍　任何引起高钙血症的原因如甲状旁腺肿瘤、维生素 D 过多等，均可引起胰管钙化、管内结石导致胰液引流不畅，甚至胰管破裂，高血钙还可刺激胰液分泌增加和促进胰蛋白酶原激活。

7.感染及全身炎症反应　在全身炎症反应时，作为受损的靶器官之一，胰腺也可有急性炎性损伤。

8.药物性　某些药物如噻嗪类利尿药、硫唑嘌呤、糖皮质激素、四环素、磺胺类等可直接损伤胰腺组织，可使胰液分泌或黏稠度增加，引起急性胰腺炎。

（二）诊断

1.临床表现　腹痛是急性胰腺炎的主要症状,多为急性发作,呈持续性,少数无腹痛。典型的腹痛位于上腹或左上腹,可放射至背部、胸部和左侧腹部,多为钝痛或锐痛,但腹痛的程度和部位与病情严重度缺乏相关性。其他伴随症状包括恶心和（或）呕吐、黄疸、腹胀及发热等。

（1）轻症急性胰腺炎：具备急性胰腺炎的临床表现和生化改变，不伴有器官功能衰竭及局部或全身并发症，通常在1~2周内就可恢复，不需要反复的胰腺影像学检查，病死率极低。

（2）中度重症急性胰腺炎：具备急性胰腺炎的临床表现和生化改变，伴有一过性的器官衰竭（48小时内可以恢复），或伴有局部或全身并发症。对于有重症倾向的急性胰腺炎患者，要定期监测各项生命体征并持续评估。

（3）重症急性胰腺炎：具备急性胰腺炎的临床表现和生化改变，必须伴有持续(超过48小时)的器官功能衰竭，如果后期合并感染则病死率极高。

2.体征　上腹部突然剧痛为本病的主要表现，可向腰背部呈带状放射，同时引起恶心和呕吐。有些患者也可能会出现腹肌紧张、脐周和腰部肿胀、肠麻痹及肠梗阻的表现，严重者会出现休克征象。

3.实验室检查　血清酶学：血清淀粉酶和（或）脂肪酶升高3倍以上时，要考虑急性胰腺炎。血清标志物：血清CRP是反映全身炎症反应综合征或感染的重要指标，发病72小时后的血清CRP≥150 mg/L提示急性胰腺炎病情较重。持续升高的BUN＞7.5 mmol/L、升高的血细胞比容＞44%、肌酐进行性上升也是病情重症化的指标。血钙降低通常提示胰腺坏死严重。降钙素原水平的升高也是作为有无继发局部或全身感染的参考指标。

4.辅助检查

（1）胰腺CT平扫有助于急性胰腺炎起病初期的明确诊断，胰腺增强CT可精确判断胰腺坏死和渗出的范围，并判断胰腺外是否存在并发症，通常建议起病5~7天后进行。

（2）在部分特发性胰腺炎患者，超声内镜有助于明确有无胰腺微小肿瘤、胆道微结石及慢性胰腺炎。

5.鉴别诊断　常见的急性胰腺炎，可根据诱因、临床表现、实验室检查和CT检查结果，做出明确诊断。但要注意上腹痛、恶心、呕吐应与急性阑尾炎、急性胆囊炎、急性胃炎相鉴别。急性胰腺炎常有暴饮暴食或饮酒史，有上腹部突发剧痛，可向腰背部呈带状放射，同时引起恶心和呕吐。血清淀粉酶和（或）脂肪酶可以升高到3倍以上，胰腺CT平扫可看到胰腺水肿或胰周渗出积液。

6.治疗原则　治疗原则包括：①禁食；②抑酶；③抑酸；④液体复苏；⑤对症处理。

（三）西医治疗方法

1.一般治疗　主要是禁食和肠胃减压，目的是减少胰液分泌，使胰腺得到休息。

　　轻型者可进少量清淡流汁，忌食脂肪、刺激性食物，重症者需严格禁饮食，以减少或抑制胰液分泌。病情重或腹胀明显者，应行胃肠减压，可抽出胃液，减少胃酸刺激十二指肠产生促胰液素、胆囊收缩素等，使胰液分泌减少，还可防治麻痹性肠梗阻。

　　2. 防治休克，改善微循环　应积极补充液体、电解质和热量，以维持循环的稳定和水电解质平衡。

　　3. 解痉止痛　腹痛剧烈者可予哌替啶 25 mg，肌内注射；使用盐酸消旋山莨菪碱（654-2）5 mg，肌内注射（需在无肠麻痹情况下使用）。一般止痛无效时，可用哌替啶 50 ~ 100 mg，肌内注射。注意不可使用吗啡，以防导致 Oddi 括约肌痉挛症状。

　　4. 抑制胰酶活性，减少胰液分泌　抑肽酶可抑制蛋白酶、糜蛋白酶和血清素，20 万 ~ 50 万 U/d，分 2 次溶入葡萄糖液静脉滴注。氟尿嘧啶减少胰液分泌，每日 500 mg，加入 5% 葡萄糖液 500 mL 中静滴。加贝酯可抑制蛋白酶、血管舒缓素、凝血酶原、弹力纤维酶等，开始每日 100 ~ 300 mg，溶入 500 ~ 1500 mL 葡萄糖盐水，以 2.5 mg/（kg·h）速度静滴。2 ~ 3 日后病情好转，可逐渐减量。生长抑素可抑制胰酶分泌，250 μg/h 静滴。生长抑素的类似物奥曲肽为 25 ~ 50 μg/h，持续静脉滴注，疗程 3 ~ 7 天。

　　5. 抑酸治疗　静脉给 H_2 受体拮抗剂或质子泵抑制剂，通过抑制胃酸而抑制胰液分泌，兼有预防应激性溃疡的作用。

　　6. 实施抗生素治疗　在重症胰腺炎伴有胰周或者胰腺坏死时，可选择性经肠道或者静脉使用抗生素，避免因肠道菌群移位引起细菌感染。轻症急性胰腺炎用甲硝唑和氟喹诺酮类，重症急性胰腺炎采取阶梯性抗生素治疗。

　　7. 支持治疗　对于禁食的患者，禁食期间应予输液、补充热量、营养支持。每日输液应根据液体的出入量及热量需要计算，按计划供给，保证水电解质平衡，纠正低血钙、低镁、酸中毒和高血糖等。必要时可给予全胃肠外营养以维持水电解质和热卡供应。

　　8. 手术治疗　病情严重的患者应立即实施手术治疗，如有继发性胰腺感染、诊断不确定胰腺炎、伴有胆道病症等，以及通过合理治疗后，病情没有缓解，且临床症状持续恶化者。

第二节 急性胰腺炎的中医诊治进展

中医学中并无"胰腺炎"这一病名，根据其临床症状可将其归属于"胃脘痛""腹痛""脾心痛""胰瘅"等范畴。《素问·厥论》云："腹胀胸满，心尤痛甚，胃心痛也……痛如以锥针刺其心，心痛甚者，脾心痛也。"《素问·六元正纪大论》载："木郁之发，民病胃脘当心而痛，上支两胁，膈咽不通，食饮不下。"《素问·五常政大论》云："少阳司天火气下临，肺气上从……心痛，胃脘痛。"《伤寒杂病论》则从不同方面论述了本病的临床特点，如《伤寒论·辨太阳病脉证并治下》记载："从心下至少腹，硬满而痛，不可近者，大陷胸汤主之。"金元时期朱丹溪则进一步指出了本病的辨证施治及饮食宜忌，如《丹溪心法·心脾病》云："假如心痛，有因平日喜食热物，以致死血留于胃口作痛，用桃仁承气汤下之。"

一、病因病机

急性胰腺炎病位主要在肝、胆、脾、胃，与心、肺、肾、脑、肠密切相关，其病因主要包括外邪侵袭、饮酒、暴饮暴食、蛔虫内扰、情志失调、胆道石阻等。湿、热、瘀、毒蕴结中焦导致脾胃升降功能失职、肠传化功能失常、肝疏泄功能失调为本病发生的病机关键。急性胰腺炎初期多属实证、热证、里证，多见肝胆疏泄失调，湿郁热结蕴于中焦。若救治不及时，病情进一步发展，实热阻滞肝脾，热盛化热成毒入里，深入营血，血与热相搏，重伤脏腑则化腐成脓，形成胰周脓肿、胰腺脓肿；若毒邪入血，耗血动血、迫血妄行，伤及胃络，则会导致血证的发生（消化道出血）。病情再进一步发展，则为本病的危急重症，主要表现为内闭外脱、亡阴亡阳诸证。若病情得到控制，进入恢复期，则可演变为气阴两虚或湿热留恋等证。

二、急性胰腺炎的中医治疗

（一）分型辨证治疗

1.急性期

（1）肝郁气滞型

症状：脘腹胀痛，或向左季肋部、左背部放射痛，腹胀、矢气则舒，可无发热，情志抑郁，急躁易怒，善太息，恶心或呕吐，嗳气呃逆，大便不畅，舌淡暗，苔薄白或薄黄，脉弦紧或弦数。

治法：疏肝理气通腑。

用药：柴胡疏肝散合清胰汤加减。柴胡 12 g，香附 10 g，炒枳壳 12 g，白芍 12 g，陈皮 10 g，川芎 10 g，生大黄 6 g（后下），法半夏 6 g，黄芩 10 g，延胡索 12 g，郁金 10 g，丹参 15 g，檀香 6 g，砂仁 6 g（后下），甘草 3 g。每日 1 剂，水煎服。

随证加减：湿热重有黄疸者，加茵陈、金钱草、龙胆草；疼痛甚者，加川楝子、枳实、佛手；兼痰湿郁阻者，加苍术、浙贝母清化痰湿；兼血瘀者，加桃仁、红花活血化瘀；气郁化热者，加栀子、金银花、连翘清解郁热；因胆道蛔虫病引起者，加乌梅、苦楝根皮。

（2）肝胆湿热型

症状：脘腹胀痛，胸闷不舒，发热，身目发黄，黄色鲜明，烦渴引饮，大便黏滞不畅，小便短黄，舌质红，苔黄腻或薄黄，脉弦数。

治法：清肝利胆湿热。

用药：茵陈蒿汤合龙胆泻肝汤或清胰汤加减。茵陈 15 g，龙胆草 3 g，大黄 6 g（后下），栀子 10 g，柴胡 12 g，枳实 12 g，木香 10 g（后下），黄连 6 g，延胡索 15 g，车前子 10 g（包煎），通草 3 g，生地黄 10 g，当归 12 g。每日 1 剂，水煎服。

随证加减：黄疸明显者，加虎杖、金钱草利胆退黄；热重者，加蒲公英、败酱草、金银花；食积者，加焦三仙、莱菔子；便秘者，加芒硝；血瘀者，合失笑散；恶心呕吐明显者，加竹茹、陈皮、枇杷叶清热止呕；有结石者，加金钱草、海金沙、鸡内金利胆排石。

（3）腑实热结型

症状：腹痛剧烈，腹满硬痛拒按，胸脘痞塞，恶心呕吐，日晡潮热，口臭，大便干结不通，小便短赤，舌质红，苔黄厚腻或燥，脉洪大或滑数。

治法：清热通腑攻下。

用药：大柴胡汤合大承气汤加减。柴胡 12 g，枳实 12 g，半夏 6 g，黄芩 10 g，生大黄 10 g（后下），芒硝 12 g（冲），白芍 12 g，栀子 10 g，连翘 10 g，桃仁 6 g，红花 6 g，厚朴 10 g，黄连 6 g。每日 1 剂，水煎服。

随证加减：表现为结胸里实证者，加甘遂、芒硝；口渴明显者，可加生地黄、玄参；腹痛剧烈者，加蒲黄、五灵脂、延胡索通络止痛；呕吐重者，加紫苏梗、竹茹；若高热不退，可合用五味消毒饮。

（4）瘀热（毒）互结型

症状：腹部刺痛拒按，痛处不移，或可扪及包块，皮肤青紫有瘀斑，发热夜甚，躁扰不宁，口干不渴，大便燥结不通，小便短涩，舌质红或有瘀斑，脉弦数或涩。

治法：清热泻火，祛瘀通腑。

用药：泻心汤或大黄牡丹皮汤合膈下逐瘀汤加减。大黄10 g，黄连6 g，黄芩10 g，当归12 g，川芎10 g，桃仁6 g，红花6 g，赤芍15 g，延胡索15 g，生地黄10 g，丹参15 g，厚朴12 g，炒五灵脂6 g，牡丹皮10 g，水牛角15 g（先煎），芒硝10 g（冲）。每日1剂，水煎服。

随证加减：瘀重者，加三棱、莪术；便血或呕血者，加三七粉、茜草根；毒热重者，酌情合用黄连解毒汤、犀角地黄汤、清胰解毒汤、安宫牛黄丸。

（5）内闭外脱型

症状：意识模糊不清，呼吸喘促，肢冷抽搐，大汗出，大便不通，小便量少甚或无尿，舌质干绛，苔灰黑而燥，脉微欲绝。

治法：通腑逐瘀，回阳救逆。

用药：小承气汤合四逆汤加减。生大黄6 g（后下），厚朴10 g，枳实10 g，熟附子3 g，干姜6 g，甘草3 g，葛根10 g，赤芍10 g，红花6 g，生晒参10 g（另炖），代赭石12 g（先煎），生牡蛎15 g（先煎）。每日1剂，水煎服。

随证加减：便血或呕血者，加三七粉，茜草根；大便不通者，加芒硝；汗多亡阳者，加煅龙骨、煅牡蛎。

2. 恢复期

（1）肝郁脾虚型

症状：上腹部或胁部胀满，进食后明显，善太息，便溏，纳呆，恶心，舌苔薄白或白腻，脉弦缓。

治法：疏肝健脾，和胃化湿。

用药：柴芍六君子汤加减。人参6 g，炒白术10 g，茯苓12 g，陈皮6 g，半夏6 g（姜制），炙甘草6 g，柴胡10 g，白芍10 g，钩藤10 g。每日1剂，水煎服。

随证加减：食积者，加焦三仙、莱菔子；腹胀明显者，加莱菔子、木香；痛甚者，加乳香、没药活血定痛；兼痰湿郁阻者，加苍术、浙贝母清化痰湿；兼血瘀者，加桃仁、红花活血化瘀；气郁化热者，加栀子、金银花、连翘清解郁热。

（2）气阴两虚型

症状：少气懒言，神疲，胃脘嘈杂，饥而不欲食，口燥咽干，大便干结，舌淡红少苔或无苔，脉沉细数。

治法：益气生津，养阴和胃。

用药：生脉散或益胃汤加减。人参 10 g，麦冬 12 g，五味子 6 g，沙参 10 g，生地黄 10 g，玉竹 10 g。每日 1 剂，水煎服。

随证加减：口渴明显者，加玄参、天花粉；余热未清者，加知母、黄柏；食后脘胀者，加陈皮、神曲以理气消食；痛甚夹瘀者，加丹参、三七、桃仁六君子汤。

（二）中成药治疗

脾失健运，水谷不化，食积停滞者可用六味安消胶囊口服，每次 3 粒，每天 3 次。出现神昏谵语者，可用安宫牛黄丸口服，每次 1 丸，小儿 3 岁以内一次 1/4 丸，4～6 岁一次 1/2 丸，每日 1 次。

（三）外治法

1. 中药灌胃、肠　生大黄 15 g，胃管内灌注或直肠内滴注，每日 2 次。可有效防止肠功能衰竭及细菌移位，提高临床疗效，减少并发症，降低死亡率。其他常用药物有芒硝、甘遂、丹参、牡丹皮、赤芍、栀子、柴胡、黄芩等。

2. 外敷治疗　腹部外敷，芒硝、金黄散（金黄膏），每日 2 次，必要时增加次数。可以保护胰腺，减少渗出。

第三节　吕永慧教授治疗急性胰腺炎的经验心得

急性胰腺炎病因多归为外感六淫、七情内伤、饮食失宜、素体肥胖或亏虚、胆石、诸虫、创伤等，近年来通过临床回顾性研究发现胆道疾病、饮食失宜及素体肥胖为本病主要病因。本病病位在脾，与肝、胆、胃有密切联系，可涉及脑、肺、心、肾、肠。急性胰腺炎的基本病机为腑气不通，不通则痛。外感六淫，或情志内伤，或饮食失宜，或胆石内积等阻滞肝胆脾胃气机，使气滞、湿阻、热郁、瘀结、邪毒蕴于中焦，致脾胃升降失常、肝失疏泄、肠失传化而发为本病。

古代医书中与急性胰腺炎相关的论述较散乱，无固定、统一的命名及辨证分型，我国从中医角度论治急性胰腺炎的共识形成比较晚，故一直以来各个医家多根据自己的理论基础、临床实践经验进行辨证论治。吕教授根据多年的临床经验总结急性胰腺炎主要分三期：初期多为肝郁气滞证；进展期主要是肝胆湿热证及热结腑实证；恢复期则多是气阴两虚证。吕教授根据以上证型加以施治，获得了满意的临床效果，现将其治疗经验心得总结如下。

一、急性胰腺炎中经常使用的单味中药

（一）生大黄

生大黄主要成分为大黄酸、大黄素、鞣质、芦荟等，性寒，味苦，具有泻下攻积、清热泻火、凉血解毒、逐瘀通经的功效。现代研究发现，生大黄不仅可通过降低血液、腹水中炎性细胞因子的水平而减轻胰腺病理损伤，对重症急性胰腺炎起到治疗作用外，还具有抑制胰蛋白酶、胰脂肪酶等胰酶的分泌，促进肠蠕动，改善和消除肠道麻痹，促进肠道内毒素排泄，改善微循环，防止微血栓的作用等。

（二）姜黄

姜黄，性辛温，味苦，具有活血行气、通经止痛的功效。姜黄素是提取自姜黄的一类天然酚性物质，能够抑制核因子κB（NF-κB）活化，调节控制细胞因子活性，增加抗炎因子白细胞介素-4、白细胞介素-10表达，从而抑制炎症反应，并通过抑制丝裂原活化蛋白激酶及TAT3信号通路调控肠道内的单核细胞浸润、急性炎症反应等。吴际等的研究显示，采用西医常规治疗结合中药姜黄灌肠的治疗组腹部体征消失时间、肠道功能恢复时间、血淀粉酶恢复正常时间和住院时间明显低于单用西医治疗的患者，佐证了姜黄灌肠对急性胰腺炎患者的疗效，值得在临床上进行推广。李晓萍等认为姜黄素对重症急性胰腺炎具有良好的保护作用，能降低血清淀粉酶、减轻胰腺病理损伤程度，同时还推测姜黄素能够抑制趋化因子人上皮中性粒细胞活化肽-78的表达，减少炎症介质释放，从而改善大鼠重症急性胰腺炎胰腺组织损伤。

（三）黄连

研究发现，黄连的有效成分小檗碱在多种动物模型中被证实对肠屏障功能具有保护作用。梁鸿寅等采用3%牛磺胆酸钠逆行胰胆管注射建立大鼠重症急性胰腺炎模型，并予小檗碱进行干预，结果显示其对模型动物肠屏障功能具有保护作用，有助于减轻急性胰腺炎的症状，缓解其病情，改善其预后。

二、中药复方治疗急性胰腺炎

常用方为清胰汤加减、大柴胡汤加减、大承气汤加减。

（一）清胰汤

本方剂主要构成包括柴胡、胡黄连、木香、黄芩、延胡、白芍、芒硝、赤芍、大黄（后下）、丹参。其中柴胡退热、疏肝解郁功效，赤芍、白芍有祛瘀消肿、止痛等功效，延胡索止痛抗炎，芒硝润燥软坚，黄芩祛火解毒，大黄有抗感染、泻下、抑制胰酶活性等作用。以上药物从祛除热、毒、瘀病因着手，具有清热利湿、消肿止痛、改善循环等功效。因此该方多用于急性胰腺炎的进展期。研究发现该方剂能降低 ABP 患者血 D-二聚体水平，表明机体微循环障碍得到了改善。此外，其衍生方有清胰利胆汤方（柴胡、金银花、茵陈、金钱草、虎杖、川楝子、郁金、大黄、黄芩、川芎、法半夏、胡黄连、生甘草）、利胆清胰汤（柴胡、桃仁、大黄、郁金、茵陈、白芍、木香、芒硝、黄芩、红花、胡黄连、延胡索）。该方有活血养肝、清热、理气、镇痛的功效，可调节胆汁酸，促进胆囊运动，从而干预结石的形成，还有抗炎、改善循环的功效。该方多用于急性胰腺炎的进展期，尤其是热毒内结型。

（二）大柴胡汤

本方剂源于《金匮要略》，原方为柴胡、生大黄、黄芩、半夏、枳实、白芍。急性胰腺炎初期症状多为腹痛、恶心呕吐、舌红苔黄等，胆胃俱热，符合少阳阳明合证或阳明腑实证，予该方可疏肝解郁、通腑泄热、和解少阳。方中黄芩、柴胡可解少阳之热邪，枳实、大黄可行气消痞、泄阳明之热，半夏可解毒消肿、缓解恶心呕吐、通阳明，白芍柔肝、缓解疼痛、养血敛阴。临床应用时，可根据患者病情适当地进行加减，如发热严重或腹胀腹痛严重时，加用芒硝泄热，增强解热之力；选加厚朴、莱菔子、陈皮行气消胀，助于和胃，促进胃肠动力恢复，加快内毒素的排解；加用川芎既可活血化瘀又可行气；选加金钱草、蒲公英、夏枯草、连翘加强湿热清除；选加茵陈、郁金、车前子可清热退黄，疏肝利胆；加入甘草调和诸药，缓急止痛。有研究显示生大黄对胰酶具有明显的抑制作用,阻止胰酶对胰腺的自身消化，改善胰腺的循环，还可降低血管通透性，防休克。其所含的番泻苷可促进肠蠕动，加速胃肠排空。

（三）大承气汤

本方剂为治阳明腑实证而立，主要构成为大黄、枳实、芒硝、厚朴。急性胰腺炎患者初期及进展期若表现为腑气不通，如腹痛、腹胀、排便困难等，属阳明腑实证，可结合患者病情表现，辨证后对该方进行加减。同时，进展期急性胰腺炎患者出现腹部包块或见皮肤青紫、有瘀斑等，为瘀毒互结证。病机为热毒致血败肉腐，致胰腺内形成痈，治疗应该在清热解毒时，并用消痈之药。吕教授指出此时应予大承气汤合薏苡附子败酱散治疗，可在大承气汤的基础上加用败酱草、薏苡仁以清热解毒消痈。

长期致力胰腺疾病研究的吕教授提出急性胰腺炎病位在胰，与肝胆、肠腑、脾胃关系密切，源头在于肝胆，应从肝论治，注重利胆通腑。蕴热期的肝郁气滞型，予大黄、青皮、虎杖、丹参、陈皮、郁金、黄芩、厚朴，清热凉血兼顾疏肝、导滞之功效。湿热期的肝胆湿热型，予生大黄、蒲公英、薏苡仁、生地黄、厚朴、砂仁、豆蔻仁、半夏、柴胡、猫爪草、枳实。如高热不退，加用栀子、连翘、夏枯草。热毒期的热毒血瘀型，予水牛角（先煎）、牡丹皮、丹参、赤芍，达凉血、清热、解毒、活血之功效。恢复期多为气阴两虚型，注重补气、滋阴、养血、和胃。吕教授治疗此病的用药有太子参、黄芪、茵陈、生地黄、白芍、枳壳、何首乌、枸杞子、生山楂、青皮、陈皮。

三、病案举例

病案一：许某，男，42 岁。患者于 2 个月前因过食肥腻之品后出现上腹剧烈疼痛，伴呕吐，至我院住院治疗，查血淀粉酶升高，达 856 U/L，行 CT 明确诊断为急性胰腺炎；予以禁食、胃肠减压、抑制胰酶分泌、扩容补液、营养支持等积极处理；患者急性胰腺炎缓解后出院。出院 1 个月后进食各种滋补药膳，出现上腹隐痛，无呕吐，口渴，胃纳下降，体重较前减轻，在当地医院复查血淀粉酶 100 U/L，尿淀粉酶 705 U/L，复查彩超胰腺未见异常，并有空腹血糖轻度升高，经在他院中西药等治疗后，血糖未降，尿淀粉酶仍在 600 U 以上。遂返我院就诊，门诊症见患者口渴喜饮，饮多则胃胀不适，大便较硬难解，诊其舌红、苔微黄腻，脉细。详问病史得知患者居住在一楼，环境较潮湿，平素喜食辣味以祛风湿。

辨证分析：急性胰腺炎属中医学"胰瘅""腹痛"等范畴。由过食肥甘，暴饮暴食，损伤脾胃而致，且患者居处潮湿，又喜食辣味，加之出院后饮食不节，恣食滋补药膳，导致胃热炽盛，脾湿留滞。治则：清除胃热，运化脾湿。处方：石膏 30 g（先煎），蒲公英 30 g，广金钱草 15 g，知母 15 g，苍术 15 g，川朴 15 g，莪术 15 g，赤芍 15 g，枳壳 15 g，黄连 6 g，丹参 20 g，大黄 5 g（后下）。每日 1 剂，水煎温服。

方解：患者素有中焦积热，又因久处湿地，脾受湿困，气机被阻，运化失权，以致阳明胃热亢盛，太阴脾湿留恋，上下隔阻，腑气不通，故拟石膏、蒲公英、黄连等清胃热，苍术辈以化脾湿，药证合拍。

二诊：1 周后复诊，无上腹疼痛，口渴明显缓解，大便较前通畅，胃纳增，血糖降至正常，尿淀粉酶 250 U。

三诊：3 周后血糖正常，尿淀粉酶正常，无其他不适。

病案二：梁某，男，52 岁，农民。患者因上腹部持续性胀痛伴阵发性加剧 1 天，于 2018 年 12 月 15 日 10 时入院。患者于 12 月 14 日午饭后突然出现上腹部持续性胀痛，伴恶心呕吐多次，均为胃内食物，无发热。无暴饮暴食、饮酒及进食肥腻食物史。自服用胃药未缓解，12 月 12 日晚上仍持续性上腹部疼痛，至当地医院急诊就诊，诊断为"急性胰腺炎"，经禁食、抑酸护胃、抑制胰酶分泌后腹痛无明显改善，反逐渐加重，故今早来我院治疗。入院症见：上腹胀痛剧烈，连及腰背部，腹部拒按，时反酸，口干口苦明显，喜冷饮，大便 3 日未解，禁食，时有胸闷心慌，夜寐欠佳。查体：体温 37.5 ℃，脉搏 102 次 / 分，呼吸 24 次 / 分，血压 130/75 mmHg，神志清，形体肥胖，精神疲倦，被动体位，腹部稍膨隆，腹肌较紧，上腹压痛明显，拒按，可疑反跳痛，移动性浊音阴性，肠鸣音减弱。舌红苔黄腻，脉弦滑。急查血淀粉酶 520 U/L，尿淀粉酶 1236 U/L；血常规：白细胞 25.4×10^9/L，中性粒细胞 91.5%。CT 示胰腺炎、胆囊结石。

辨证分析：患者素体有胆石之疾，体态肥胖，有肝胆失疏，三焦不畅，脾失健运，痰湿、湿热蕴结，水饮内停之机。肝胆气郁化热，与水饮互结，弥漫腹腔上下，故见腹痛、拒按、胸闷；水饮凌心则心悸；肝木曲直作酸则反酸；胆火上炎伤津则口苦口干喜冷饮；水热阻结，腑气不通则不大便。

治则：通腑泄热逐水。处方：方用大陷胸汤和大柴胡汤加减。大黄 15 g（水煎），芒硝 10 g（烊化），甘遂末 1 g（冲服），柴胡 10 g，黄芩 10 g，芍药 10 g，半夏 10 g，枳实 10 g，生姜 15 g，大枣 3 枚。

方解：大陷胸汤方中甘遂峻下逐饮，大黄泄热荡实，芒硝软坚破结，合用共奏通腑泄热之功。大柴胡汤方中重用柴胡为君药，配臣药黄芩和解清热，以除少阳之邪；大黄配枳实以内泄阳明热结，行气消痞，亦为臣药。芍药柔肝缓急止痛，与大黄相配可治腹中实痛，与枳实相伍可以理气和血，以除心下满痛；半夏和胃降逆，配伍大量生姜，以治呕逆不止，共为佐药。大枣与生姜相配，能和营卫而行津液，并调和脾胃，功兼佐使。

二诊：3 剂服完，自觉腹痛较前减轻，欲进食，可自行行走，大便 6 次，仍如水样，量不多，中上腹压痛明显。舌红、苔白腻微黄，脉弦滑。辨证分析：互结之水饮邪热得以顿挫，肝胆仍有湿热、热结于内。治则：清利肝胆，内泄热结。处方：方用大柴胡汤加味。柴胡 10 g，黄芩 15 g，大黄 6 g，大枣 3 枚，生姜 4 片，法半夏 10 g，白芍 15 g，枳实 15 g，槟榔 10 g，郁金 10 g，炒谷芽 15 g，焦山楂 30 g。

方解：方中柴胡、黄芩和解清热，大黄、枳实泄热散结，行气消痞，白芍柔肝缓急止痛，半夏和胃降逆，大枣、生姜调和脾胃，槟榔、郁金行气解郁，麦芽、焦山楂化瘀散积，以此诸药清肝之郁热，泄胆之湿邪。

三诊：服药 7 剂，腹痛消失，轻微压痛，血、尿淀粉酶正常。嘱患者可少量饮水和进食米汤。再服 5 剂后压痛消失。复查 CT，胰腺基本正常。

第四节　急性胰腺炎的调护

严禁暴饮暴食，禁饮酒，忌辛辣食品如芥末、胡椒等。限制脂肪的食用量，每日不超过 50 g（正常人每日需 60～70 g），以预防再发作（至少坚持 6 个月）。急性胰腺炎患者在频繁呕吐或禁食后，常会出现电解质紊乱，如钾、钠、氯化物、镁、钙等含量下降。因此，在有利于患者恢复的前提下，鼓励患者多吃含无机盐丰富的蔬菜和水果，如红枣白糖汤、胡萝卜汁和西红柿汁加糖等。

急性胰腺炎患者的饮食调配如下。

（1）急性胰腺炎发作期，应禁止饮食 1～3 天。因为食物及酸性胃液进入十二指肠后，可刺激胰腺分泌消化酶，加重病情。此阶段营养主要靠胃肠外供给。

（2）病情缓解，呕吐、腹痛、腹胀基本消失后，饮食可从少量流质开始，无脂肪低蛋白饮食，如米汤、菜汤、蜂蜜水、绿豆汤、藕粉、果汁等。采取少量多次的进餐方法，以每次 100～150 mL 为宜。

（3）随着病情的稳定，食欲与消化功能逐渐恢复，可改为低脂、高糖流质饮食，如豆浆、面糊、大米粥、小米粥、杏仁茶、蒸或煮的水果等。每日进餐 5～6 次，每次 250～300 mL，以便逐步适应。

（4）禁食肉汤、鸡汤、鱼汤、鲜牛奶等，因为这些食物含脂肪较多，不易消化，并能促进胆汁分泌，而胆汁能激活胰液中的消化，使病情反复。

（5）患者恢复期可采用低脂半流饮食或软饭，如面条、薄面片、小馄饨、软米饭、馒头、面包、瘦肉、鱼虾、鸡蛋、豆制品及新鲜蔬菜和水果。

（6）平时的饮食烹调方法以蒸、煮、烩、炖菜肴为主，少用或不用烹调油。每日脂肪摄入量以 30～40 g 为佳，每日进餐 4～5 次，每餐吃八分饱。

（7）禁食花生、桃核、肥肉等含脂肪高的食物。在进餐中应随时注意患者的消化吸收情况，如患者发生疼痛或腹泻等消化道症状，说明对脂肪消化吸收还不能耐受，饮食中脂肪量还要减少，必要时饮食中的蛋白质还要减少。

（詹原泉）

参考文献

[1] 中华中医学会脾胃病分会.消化系统常见病急性胰腺炎中医诊疗指南（基层医生版）[J].中华中医药杂志，2020，35（4）：1906-1913.

[2] 中华医学会消化病学会胰腺疾病学组，《中华胰腺病杂志》编委会，《中华消化杂志》编委会.中国急性胰腺炎诊治指南（2019，沈阳）[J].临床肝胆病杂志，2019，35（12）：2706-2711.

[3] 陈高品.什么是胰腺炎？如何治疗？[J].幸福家庭，2019，（15）：62.

[4] 蒲克.急性胰腺炎患者如何自我保健[J].家庭医学，2020，（2）：63.

[5] 黄英华，林格荣.急性胰腺炎综合治疗[J].健康必读（中旬刊），2012，11（7），242-243.

[6] 覃雁，刘熙荣，李生发，等.急性胰腺炎的中医药研究进展[J].2021，37（1）：164-167.

[7] 龚福林.急性胰腺炎病因与其严重度的临床分析[J].天津医药，2017，45（11）：1195-1198.

[8] 庄海舟，王志飞，谢雁鸣，等.基于医院信息系统数据库的急性胰腺炎患者临床特征分析[J].中医杂志，2014，55（19）：1688-1691.

[9] ZHENG Y M，ZHOU Z，LI H C，et al. A multicenter study on etiology of acute pancreatitis in Beijing during 5 years[J]. Pancreas，2015，44（3）：409-414.

[10] 孟秋菊，吕冠华.急性胰腺炎的病机演变与中医证治思路探析[J].浙江中西医结合杂志，2014，24（2）：116-118.

[11] 赵静，刘顺庚.生大黄与免煎生大黄高位保留灌肠治疗重症急性胰腺炎的疗效比较[J].中国中医急症，2013，22（8）：1406-1407.

[12] 侯英利.EF24对重症急性胰腺炎大鼠肠道损伤的影响[D].石家庄：河北医科大学，2016.

[13] 吴际，刘君君，李艳，等.中药姜黄灌肠对急性胰腺炎患者的疗效研究[J].中国医药科学，2018，8（12）：36-38.

[14] 李晓萍，张志坚，屈纪富.姜黄素对大鼠重症胰腺炎的干预效应研究[J].

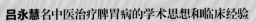

第三军医大学学报，2013，35（8）：759-763.

[15] 梁鸿寅，李诗思，闫洪涛，等．黄连素对重症急性胰腺炎大鼠肠屏障功能的保护作用 [J]. 解放军医药杂志，2014，26（7）：1-3，15.

[16] 丁丽，邹宇，李智永．大黄的药理与临床应用 [J]. 中国现代药物应用，2011，5（4）：165-166.

第十七章

慢性胰腺炎

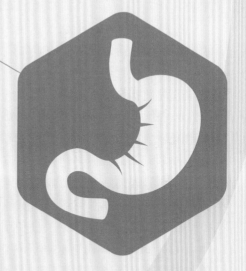

现代医学对慢性胰腺炎的认识

一、定义

胰腺炎是胰腺因胰蛋白酶的自身消化作用而引起的疾病。慢性胰腺炎是一种由遗传、环境等因素引起的胰腺组织进行性慢性炎症性疾病，其病理特征为胰腺腺泡萎缩、破坏和间质纤维化。临床以反复发作的上腹部疼痛，胰腺内、外分泌功能不全为主要表现，可伴有胰管结石、胰腺实质钙化、胰管狭窄、胰管不规则扩张、胰腺假性囊肿形成等情况。

二、慢性胰腺炎的病因及诊断

（一）病因

1. 胆石症与胆道疾病　胆石症也是慢性胰腺炎的主要病因，胆石嵌顿使胆汁返入胰管，引起胰腺炎。同时胆石会造成细胞膜的破坏，造成水肿、血管受损或坏死。胆道感染或胆道蛔虫也可能引起胆道梗阻，从而诱发胰腺炎。

2. 遗传因素　目前认为遗传因素在慢性胰腺炎发病中起重要作用，常见易感基因包括 *PRSS1*、*SPINK1*、*CTRC* 和 *CFTR* 等。

3. 高三酰甘油血症　高三酰甘油血症性引起的胰腺微循环障碍，同样会导致慢性胰腺炎。

4. 暴饮暴食和酗酒　这两种因素都会刺激胰液分泌，同时会使胰管出现引流不畅现象，进而导致胰胆系统内的胰液压力增高，让高浓度的蛋白酶出现排泄障碍，最终让胰腺泡破裂而致病。

5. 胰腺外伤或手术　腹腔手术特别是胰胆或胃手术、腹部钝挫伤等可直接或间接损伤胰腺组织与胰腺的血液供应，引起胰腺炎。

6. 内分泌与代谢障碍　任何引起高钙血症的原因如甲状旁腺肿瘤、维生素 D 过多等，均可引起胰管钙化、管内结石导致胰液引流不畅，甚至胰管破裂，高血钙还可刺激胰液分泌增加和促进胰蛋白酶原激活。

7. 自身免疫性　若胰腺成为自身免疫系统攻击的靶器官，胰腺损伤可能会导致慢性胰腺炎。

8. 胰腺先天性异常　如果胰腺有先天的解剖异常，也容易导致胰管阻塞，发生慢性胰腺炎。

（二）诊断

1. 临床表现　腹痛是慢性胰腺炎患者的主要临床症状，典型表现为发作性上腹部疼痛，常因高脂饮食或饮酒诱发，随着胰腺外分泌功能下降，疼痛程度会减轻，甚至消失。外分泌功能不全患者早期无特殊症状，后期可出现脂肪泻、消瘦及营养不良表现。内分泌功能不全患者早期出现糖耐量异常，后期表现为糖尿病症状，如合并胆道梗阻、十二指肠梗阻、胰腺假性囊肿、胰源性门静脉高压及胰源性胸腹水等并发症，则有相应临床表现。

2. 体征　上腹部压痛，急性发作时可有腹膜刺激征。由于消化吸收功能障碍可导致消瘦、营养不良，青少年患者可影响发育。当并发巨大胰腺假性囊肿时，腹部可扪及包块。当胰头显著纤维化或假性囊肿压迫胆总管下段时，可出现黄疸。

3. 实验室检查　胰酶测定、血清淀粉酶测定是最广泛应用的诊断方法。血清淀粉酶增高在发病后 24 小时内可被测出。血清淀粉酶明显升高 > 500 U/dL（正常值 40 ~ 180 U/dL，Somogyi 法），其后 7 天内逐渐降至正常。尿淀粉酶测定也是诊断本病的一项敏感指标。尿淀粉酶升高稍迟，但持续时间比血清淀粉酶长。尿淀粉酶明显升高（正常值 80 ~ 300 U/dL，Somogyi 法）具有诊断意义。淀粉酶的测值越高，诊断的正确率也越高。但淀粉酶值的高低，与病变的轻重程度并不一定成正比。血清脂肪酶明显升高（正常值 23 ~ 300 U/L）是诊断急性胰腺炎较客观的指标。其他项目包括白细胞计数增高、高血糖、肝功能异常、低血钙、血气分析及 DIC 指标异常等也可辅助诊断。

4. 辅助检查

（1）X 线：部分患者可在 X 线下见胰腺区域的钙化灶、阳性结石影。

（2）腹部超声可见胰腺区伴声影的高回声病灶、胰管形态变化等。因其敏感性不高，仅作为慢性胰腺炎的初筛检查。此外，对于假性囊肿等慢性胰腺炎并发症具有一定的诊断意义。

（3）CT/MRI/MRCP：CT 检查的典型表现为胰腺钙化、胰管扩张、胰腺萎缩，其诊断的敏感性及特异性分别为 80%、90% 以上。CT 是显示胰腺钙化的最优方法，平扫 CT 检查可显示胰腺微小钙化灶。常规 MRI 扫描慢性胰腺炎的诊断价值与 CT 相似，对胰腺实质改变检测敏感，但对钙化和结石的显示不如 CT。MRCP 主要用于检查胆、胰管的病变，如主胰管扩张、胰腺先天变异、胆管扩张或狭窄等。

（4）超声内镜（EUS）：主要表现为胰腺实质异常及胰管异常，如胰管结石或胰腺钙化、胰管狭窄、胰管扩张等。EUS 诊断慢性胰腺炎的敏感性高，对早期慢性胰腺炎的诊断具有优势。EUS 引导下的细针穿刺抽吸活组织检查（EUS-FNA）主要用于肿块型慢性胰腺炎与胰腺癌的鉴别。

（5）经内镜逆行胆胰管造影（ERCP）：ERCP 是诊断慢性胰腺炎的重要依据，但因其为有创性检查，目前仅在诊断困难或需要治疗操作时选用。

5. 鉴别诊断　常见的慢性胰腺炎，可根据诱因、临床表现、实验室检查和 CT 检查结果，做出明确诊断。但要注意上腹痛、恶心、呕吐应与急性阑尾炎、急性胆囊炎、急性胃炎相鉴别。慢性胰腺炎常有暴饮暴食或饮酒史，有上腹部突发剧痛，可向腰背部呈带状放射，同时引起恶心和呕吐。血清淀粉酶和（或）脂肪酶可以升高到 3 倍以上，胰腺 CT 平扫可看到胰腺水肿或胰周渗出积液。

6. 治疗原则　①去除病因；②控制症状；③改善胰腺功能；④治疗并发症和提高生活质量；⑤对症处理。

三、西医治疗方法

（一）一般治疗

患者需禁酒、戒烟，避免过量高脂、高蛋白饮食，适当运动。

（二）急性发作期治疗

治疗原则同"急性胰腺炎"。

（三）糖尿病治疗

改善生活方式，合理饮食。怀疑存在胰岛素抵抗的患者，排除禁忌后可选用二甲双胍治疗，其他口服降糖药物不良反应显著，不作首选；口服药物效果不佳时改为胰岛素治疗。对于合并严重营养不良患者，首选胰岛素治疗。由于慢性胰腺炎合并糖尿病患者对胰岛素较敏感，应注意预防低血糖的发生。

（四）止痛治疗

止痛治疗遵循世界卫生组织提出的疼痛三阶梯治疗原则，止痛药物选择由弱到强，尽量口服给药。第一阶梯治疗首选对乙酰氨基酚，其消化道不良反应较非甾体类抗炎药的发生率低；第二阶梯治疗可选用弱阿片类镇痛药如曲马朵；第三阶梯治疗选用阿片类止痛药，但应注意肠麻醉综合征。胰酶制剂、抗氧化剂及生长抑素对疼痛缓解也可能有效。

（五）外源性胰酶替代治疗（pancreatic enzyme replacement therapy，PERT）

首选含高活性脂肪酶的肠溶包衣胰酶制剂，于餐中服用。疗效不佳时可加服 PPI、H_2RA 等抑酸剂。营养不良的治疗以合理膳食 +PERT 为主，症状不缓解时可考虑补充中链三酰甘油。脂溶性维生素缺乏时可适当补充维生素 D。

（六）内镜治疗

慢性胰腺炎内镜治疗的主要适应证为胰管结石、胰管狭窄、胰腺假性囊肿、胆管狭窄等，有利于缓解胰源性疼痛，改善患者生活质量。

（七）外科手术治疗

（1）保守治疗或者内镜微创治疗不能缓解的顽固性疼痛。

（2）并发胆道梗阻、十二指肠梗阻、胰腺假性囊肿、胰源性门静脉高压伴出血、胰瘘、胰源性腹水、假性动脉瘤等，不适于内科及介入治疗或治疗无效者。

（3）怀疑恶变者。

（4）多次内镜微创治疗失败者。

第二节　慢性胰腺炎的中医诊治进展

对于胰腺，中医书籍中虽没有明确记载，但古代称之为"脺"，即"脺脏"，《难经》称之为"散膏"，《本草纲目》称之为"肾脂"。《难经·四十二难》曰："脾重二斤三两，扁广三寸，长五寸，有散膏半斤。"《本草纲目》记载："肾脂，生于两肾之间，似脂非脂，似肉非肉，乃人物之命门，三焦发源处也……盖颐养赖之，故称之颐……亦作胰。"对慢性胰腺炎中医文献也没有专门的论述，但其在中医属于"腹痛""胃脘痛""胁痛""泄泻""胰胀"等多个疾病范畴。

慢性胰腺炎的病理机制为气滞血瘀、肝脾不和、瘀血阻滞等，中医辨证给予行气活血、清肝利胆、温中健脾、消食通腑、清热除湿等治疗。不同证型采用不同药方，对症治疗，达到通而不痛的目的，治标更治本。

（一）分型辨证治疗

1.脾胃虚弱型

症状：脘腹胀满或隐痛，劳累或食后加重，倦怠乏力，大便溏薄，食欲缺乏，纳谷不化，肠鸣辘辘，面色萎黄，消瘦，舌质淡胖或有齿痕，舌苔薄白或厚腻，脉缓或虚弱。

治法：补气健脾，理气和胃。

用药：参苓白术散或（香砂）六君子汤合升阳益胃汤加减。莲子肉12 g，薏苡仁15 g，砂仁6 g，桔梗6 g，白扁豆15 g，茯苓15 g，人参10 g，炙甘草3 g，白术10 g，山药15 g。或：党参10 g，白术12 g，茯苓15 g，半夏6 g，陈皮6 g，广木香6 g，砂仁6 g（后下），炙甘草3 g。每日1剂，水煎服。

随证加减：泄泻甚者，加肉豆蔻、诃子；脾虚甚者，加黄芪，以红参易党参；血虚者，加当归、熟地黄；胸闷、纳呆、身重倦怠、舌苔白腻兼有湿浊者，加藿香、苍术、厚朴；腹痛甚者，加白芍、甘草，缓急止痛；血瘀内停者，加红花、川芎；若兼食积，合保和丸健脾助运、消补兼施。

2.肝胃不和型

症状：脘腹胀满或窜痛，一侧或双侧胁痛拒按，疼痛多与情志不畅相关，恼怒常使病情加重，嗳气、矢气后痛减，患者平素喜怒或抑郁，倦怠乏力，嗳气，纳呆，恶心呕吐，大便干或溏，舌暗苔薄，脉弦、细或兼涩、数。

治法：疏肝理气，消导和中。

用药：柴胡疏肝散加减。柴胡10 g，白芍12 g，白芥子6 g，郁金10 g，苍术10 g，厚朴12 g，陈皮10 g，延胡索15 g，山楂10 g，大黄6 g，甘草3 g。每日1剂，水煎服。

随证加减：热结较重者，可加黄芩、黄连、芒硝，大黄加量；痛甚者，加乳香、没药活血定痛；血瘀甚者，加红花、桃仁、三棱、莪术活血化瘀散结；食欲缺乏者，加焦神曲、焦麦芽、石菖蒲消食开胃；脾胃亏虚甚者，加党参、白术、山药；肝血虚者，加当归、枸杞子。

3.脾胃虚寒型

症状：上腹隐隐作痛，喜温喜按，形寒肢冷，手足不温，气短懒言，胁下胀满，纳差，呕逆，面色晦暗少华，便溏或便秘，舌质淡、有齿痕，苔薄白，脉沉细弱。

治法：温运脾阳，健胃和中。

用药：黄芪建中汤合理中汤加减。干姜10g，人参6g，白术10g，黄芪12g，桂枝6g，白芍12g，生姜12g，炙甘草6g，大枣3枚，饴糖15g。每日1剂，水煎服。

随证加减：腹痛甚者，可用大建中汤温中散寒；腹痛拒按、大便秘结、脉弦紧者，为寒实结滞，合大黄附子汤，以温脾散寒，导滞止痛；若大便溏薄，加山药、莲子肉健脾止泻；形寒肢冷、阳虚重者，改用理中汤温补脾阳；痰瘀内结者，加陈皮、枳壳、砂仁、半夏、瓜蒌皮、丹参、延胡索等运脾燥湿化痰活血。

4.气阴亏虚型

症状：发热，手足心热，腹满，口渴咽干欲饮，全身乏力，气短懒言，消瘦，脐腰隐痛，夜尿多，食少纳差，大便秘结，舌质暗红，有裂纹，少苔，脉沉细或细数。

治法：补气养阴，理气和胃。

用药：四君子汤合一贯煎。人参10g，茯苓12g，白术12g，炙甘草6g，北沙参10g，麦冬10g，当归10g，生地黄10g，枸杞子12g，川楝子3g。每日1剂，水煎服。

随证加减：口渴甚者，加葛根、玉竹养阴生津；阴虚夹湿型加知母、玄参、西洋参，兼有肝肾阴虚者，可合六味地黄丸滋补肝肾；若便秘明显，予生脉饮合增液承气汤；瘀血内阻者，加丹参、莪术、延胡索、郁金、皂角刺等以活血化瘀散结。

（二）中成药治疗

饮食不化、脘闷嘈杂、恶心呕吐、腹痛便溏、不思饮食、体弱倦怠者可用人参健脾丸。丸剂：每次2丸（6g），每日2次。片剂：每次4片，每日2次。脾虚溏泄、呕吐吞酸、腹胀腹痛可用柴芍六君丸，口服，每次9g，每日2次。脾胃虚寒、脘腹冷痛、呕吐泄泻、手足不温者可用附子理中丸（片）。浓缩丸：每次8~12丸，每日3次。袋装丸剂：每次1袋（6g），每日2~3次。大蜜丸：每次1丸，每日2~3次。片剂：每次6~8片，每日1~3次。有发热，手足心热，口渴咽干欲饮，全身乏力，气短懒言，消瘦，脐腰隐痛，夜尿多，食少纳差，大便秘结，舌质暗红，有裂纹，少苔，脉沉细或细数等情况，可口服参麦颗粒，每次1袋，每日3次。

（三）外治法

1.六合丹外敷治疗 生大黄、黄柏、白及、乌梅、薄荷、白芷、木炭粉、陈小粉（陈小麦粉，可用淀粉炒焦存性代用）、乌金散，打碎再配以蜂蜜调和外敷左上腹，发病后2日左右开始，8～10小时更换1次，持续到症状消失。六合丹具有软坚散结、清热解毒、消肿止痛之效，可用于慢性胰腺炎见腹痛、腹胀、腹部包块等症的患者。

2.双柏散外敷治疗　大黄、黄柏、侧柏叶、蒲公英、泽兰等药物，打细粉，金银花水或水蜜调和，根据疼痛面积用50～150g外敷左上腹或局部炎性包块处，每日1～2次。双柏散具有活血祛瘀、清热凉血、行气止痛之效，适用于慢性胰腺炎腹痛患者。

第三节　吕永慧教授治疗慢性胰腺炎的经验心得

慢性胰腺炎在中医学上属"腹痛""胁痛""胃心痛""脾心痛"等范畴。其病因涉及情志不遂、胆石症、饮食不节、创伤、虫积或感受六淫之邪等因素。病机为各种病因导致的肝、脾气机郁滞，使脾胃升降功能失调，气机升降不利，脾失运化，湿热内生，或外感湿热之邪，湿热阻于中焦而发病。

吕教授认为慢性胰腺炎的病因主要为食、热、痰、酒、虫聚积于内，外邪侵袭、七情不遂，扰乱中焦脏腑气机功能所致。《难经·四十二难》云："脾重二斤三两，扁广三寸，长五寸，有散膏半斤。"此"散膏"即指胰，故胰腺疾病当属中医"脾病"的范畴。《素问·宝命全形论》言："土得木而达。"《金匮要略·脏腑经络先后病脉证》曰："见肝之病，知肝传脾，当先实脾。"由此可见肝与脾在生理、病理上关系极为密切，因此调治肝脾是本病治疗的关键。慢性胰腺炎的病程迁延难愈，久病入络，气病及血，气滞则血瘀，因此该患者常见上腹部瘀血疼痛表现。《素问·阴阳应象大论》载"湿盛则濡泄"，王清任在《医林改错》中提出"泻肚日久，百方不效，是总提瘀血过多"，可见慢性胰腺炎之久泻多以脾肾阳虚和瘀阻肠络为主。慢性胰腺炎的病位在胰、脾，与肝、肾密切相关，治疗总则为健脾化湿疏肝、化瘀行气止痛。吕教授为广东省名中医，长期致力于中医药治疗脾胃、肝胆疾病，在治疗慢性胰腺炎方面取得良效。现将其治疗经验心得总结如下。

一、从"脾胃"论治

中医认为"脾即胰"。李东垣描述脾为"脾长一尺，掩太仓；太仓者，胃之上口，即中脘穴也"，这里的"脾长"即指胰腺。王清任在《医林改错》中指出"脾中有一管，体像玲珑，易于出水，故名珑管，脾之长短与胃相等"，认为胰腺为脾之珑管。中医的"脾主运化"，主要是"转输""散精"功能，即把饮入于胃的水谷精微，通过肺的气化作用散布全身。西医中胰脏分泌的胰酶可促进食物淀粉、脂肪、蛋白质的消化，胰岛素控制着蛋白质、糖、脂肪三大营养物质的代谢和贮存。不难看出胰的作用是囊括于脾的"转输"和"散精"功能之中的。

脾主运化，主四肢肌肉。脾主升清，胃主降浊，脾胃斡旋中焦气机。然而脾胃虚弱，中焦气机不调，水谷不化出现脘腹疼痛、纳差、消瘦、大便溏泄、食而不化等症状。所以胰腺的病症应属于中医的脾病范畴。

吕教授指出慢性胰腺炎病程长，症状多见腹痛、泄泻、水谷不化等，均为脾胃虚弱所致，治疗慢性胰腺炎的方法贵在运脾。方可选用香砂六君子汤或参苓白术散治疗脾虚型慢性胰腺炎泄泻效果显著。

二、从"郁"论治

朱丹溪首创了"六郁"理论，张介宾将"郁"分为广义、狭义，广义的"郁"是指以气机升降出入失常为基本病机的证候；而狭义的"郁"是指以心情抑郁、胸脘痞闷、胁肋胀痛，或易怒欲哭，或咽中有异物感等为主要表现的疾病。"郁"不仅可引起郁证，而且也是临床诸多疾病的症结所在。正如郑守谦所说："郁非一病之专名，乃百病之所由起也。"

"郁"分六郁，而慢性胰腺炎多由"气郁"所致。"郁"多由肝生，肝气郁结，气机不利，升降失调，气滞而郁。《金匮要略》曰："见肝之病，知肝传脾，当先实脾。"肝为病，必犯脾。肝主疏泄，脾主运化，脾胃运化有赖于肝胆的疏泄，若肝气郁滞，脾胃升降失司，运化水谷失常，湿邪内生则生脾病。

肝气郁结，气机不利，升降失调，临床可见情志不舒、胁腹胀痛、口苦纳呆等慢性胰腺炎的症状。肝病犯脾则可见脘腹胀满，纳差便溏，消瘦乏力。吕教授认为慢性胰腺炎乃肝气郁结、气机失调而引起的一系列病理变化，治疗宜疏肝理气健脾，通络止痛，方以柴胡疏肝散加减。

三、从"痰"论治

中医的"痰"有广义和狭义之分，广义之痰为无形之痰，又称为内痰，是由津液和水谷精微停滞、凝聚在机体上下、内外、脏腑、四肢等任何部位而成，无形且变幻多端。狭义之痰为有形之痰，又称为外痰，指能咳出体外，形物可见。痰既是水液代谢障碍的病理产物，又是多种疾病的致病因素。古代医家认为"百病多由痰作祟"。现代研究亦表明,痰与脂肪、能量代谢障碍,血液流变、基因表达异常及免疫功能紊乱等有关。

《诸病源候论》曰:"劳伤之人,脾胃虚弱,不能克消水浆,故为痰饮也。"这为后世创立"脾为生痰之源"提供了理论依据。由于多种原因,脾胃功能受损,脾失健运,水液运化、输布失常,而致清者难升,浊者难降,水液不能正常敷布,进而停而为湿,聚而为饮,凝而为痰。痰湿壅堵中焦,水津不能输布,日久脾土更虚,运化无权,痰浊聚甚。故"痰"既是脾病的病理产物,又是脾病的致病因素。

因嗜食膏粱厚味或外感六淫之湿,夹湿生痰,痰浊瘀阻中焦,运化不利,损伤胰络,故可见上腹疼痛、腹胀、腹泻、纳差、厌食油腻等慢性胰腺炎的症状。其病机在于痰,水湿停滞,聚而成痰,痰阻中焦,水津不布,周而复始,形成痰疾。

吕教授根据数十年的经验用化痰活血散结汤达到了很好的临床疗效。方拟二陈汤配蒲公英消肿散结、丹参活血化瘀等。

四、病案举例

病案:刘某,男,52岁。有慢性胰腺炎病史多年,多次在外院住院治疗后可缓解。但易于饮食诱发,经常发作。近期患者不慎饮食后出现脘腹疼痛加剧而来我院就诊。就诊时症见:脘腹疼痛剧烈,固定不移,倦怠乏力,大便干结,3~4日行1次,舌暗淡,苔白腻,脉沉紧。辨证分析:根据脘腹疼痛剧烈,拒按,考虑"大实痛",予桂枝加大黄汤,再根据疼痛固定不移,3~4日行1次,辨为气滞瘀阻证。治则:温阳行气,祛瘀止痛。方药:桂枝加大黄汤加味。桂枝10g,白芍30g,大黄5g(后下),炙甘草6g,生姜10g,大枣12枚,延胡索15g,川楝子8g,党参15g,厚朴15g,枳实15g。5剂。每日1剂,分2次服用。

方解:方以桂枝加大黄汤温阳行气,祛瘀止痛,加延胡索活血通络止痛,川楝子、厚朴、枳实,以行气下气止痛,党参益气补虚止痛。方药相互为用,以治慢性胰腺炎。

预后:腹痛较前减轻,大便变软,1~2日行一次,又以前方治疗15剂,诸证悉除。为了巩固疗效,复以前方变汤剂为丸剂,每次10g,每日分2服,治疗2个月。随访1年,未再复发。

第四节 慢性胰腺炎的调护

（一）饮食禁忌

严禁暴饮暴食，禁饮酒，忌辛辣食品如芥末、胡椒等。限制脂肪的食用量，每日不超过 50 g（正常人每日需 60～70 g）。

（二）药膳调养

1. 左上腹胀痛、大便秘结　膳疗原则：清热解毒，泄浊通腑。将军配公英：生大黄 20 g，蒲公英 30 g，蜂蜜 50 g。将生大黄、蒲公英洗净，入砂锅加清水 600 mL，先大火煮沸，再小火煎煮 15 分钟；滤去药渣，取煎液，晾至温热（50 ℃），调入蜂蜜，当饮料饮用。

2. 长期酗酒所致的慢性胰腺炎　膳疗原则：活血凉血，排湿解毒。红葛薏米汤：红藤 60 g，葛花 15 g，薏米 50 g。先将薏米洗净，入砂锅加水 800 mL，煮成稀粥样；红藤、葛花洗净，入薏米粥中，再煮至薏米软烂，捞出红藤、葛花，吃薏米喝汤。

3. 慢性胰腺炎康复期　膳疗原则：疏肝利胆，和中解毒。柴胡冰糖茶：柴胡 10 g，栀子 10 g，柠檬汁 5 g。将柴胡、栀子洗净，入砂锅加水 500 mL，大火煮沸后，再小火煎 10 分钟；去药渣，药汁中加入冰糖适量，再加入柠檬汁 5 mL，搅匀后代茶频饮，上、下午各饮 1 剂。

4. 胃纳不佳、腹部胀满　膳疗原则：健脾和中，理气消胀。橘砂鱼：活鲫鱼 100 g，橘皮 10 g，砂仁 6 g。将活鲫鱼去内脏，橘皮切细与砂仁用纱布包好，填入鱼腹中；鱼放入砂锅，加料酒、生姜、清水适量，炖半小时，去药包，撒上葱花少许，吃鱼肉喝汤。禁加辣椒、花椒等刺激性调料。

5. 因吃油腻食物致慢性胰腺炎反复发作、经久不愈　膳疗原则：活血化瘀，行气消滞，解油腻，化内积。莱菔山楂粥：生山楂 15 g，莱菔子 30 g，粳米 50 g。将生山楂片洗净，莱菔子淘洗净后炒香，一同入锅，加清水 800 mL，煮成莱菔山楂汁 500 mL；将粳米淘洗净后入锅，加入莱菔山楂汁，煮成粥。代早、晚餐主食食用。

6. 慢性胰腺炎恢复期　膳疗原则：补肾健脾，益气养血，和中缓急。杞枣鸡蛋汤：枸杞子 20 g，大枣 30 g，陈皮 10 g，鲜鸡蛋 1 个。枸杞、大枣洗净，同入砂锅中，加水 500 mL，煎至 300 mL；将鲜鸡蛋打入杞枣汤中，煮至蛋熟即成。吃枣蛋、饮汤。

（詹原泉）

参考文献

[1] 中国医师协会胰腺病专业委员会慢性胰腺炎专委会 . 慢性胰腺炎诊治指南（2018，广州）. 临床肝胆病杂志，2019，35（1）：45–51.

[2] 中华中医药学会脾胃病分会 . 消化系统常见病慢性胰腺炎中医诊疗指南（基层医生版）[J]. 中华中医药杂志，2019，34（12）：5785–5789.

[3] 刘正才，余霞 . 调治慢性胰腺炎药膳 [J]. 2017. 益寿宝典，2017（4）：30–31.

[4] 王颖 . 中医治疗慢性胰腺炎的临床体验 [J]. 黑龙江中医药，2011，40（2）：27–28.

[5] 余在先，贾丽丽 . 中医辨证分型治疗慢性胰腺炎 [J]. 中医中药，2011，1（16）：100–101.

[6] 姜凤元 . 中西医结合治疗慢性胰腺炎 36 例 [J]. 临床和实验医学杂志，2006，5（11）：1714–1715.

[7] 陆敏，王德明，武科选 . 王德明教授从脾分期论治慢性胰腺炎经验 [J]. 中华中医药杂志，2011，26（1）：92–94.

[8] 沈桂祥 . 浅谈脾胰同源 [J]. 中医杂志，2009，50（12）：1141–1142.

[9] 张林国 . 胰腺炎 [M]. 北京：科学技术文献出版社，2001：283–289.

[10] 水楠楠，纪立金，唐元瑜 . 基于中医病、证、治探析胰腺纤维化从脾论治 [J]. 光明中医，2013，28（3）：440–441.

第十八章

急性胃炎

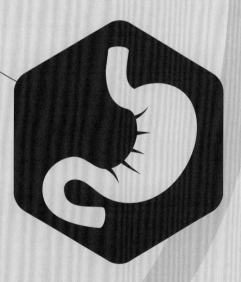

第一节　现代医学对急性胃炎的认识

一、胃的形态结构与功能

胃大致位于腹腔左上方，与食管连接，可分为贲门、胃底、胃体、胃窦和幽门几个部分。贲门是胃的入口处，即胃与食管的连接处，在胃与食管的交接处有条齿状线，起着括约肌的作用，可防止胃内容物向食管反流。幽门是胃的出口，即胃与十二指肠的连接处，幽门对胃内容物的排空和防止十二指肠内容物的反流有一定的作用。一般慢性胃炎多发生在幽门或以此处为重，幽门螺杆菌也常寄生于此处。胃底部位于贲门左侧，是贲门以上的隆起部分。胃体部是胃腔最大的部分，介于贲门和幽门之间。一般胃壁有 5 层，即黏膜层、黏膜肌层、黏膜下层、肌层、浆膜层。与食物直接接触的是黏膜层，人的胃黏膜表面着一层厚度为 0.25～0.5 mm 的黏液层。胃的表面上皮细胞还能分泌重碳酸盐，二者结合形成双重防护屏障，一旦平衡被破坏，就会发生疾病。

二、胃的生理功能

（一）接受功能

食物经口腔、食管而进入胃内，如果胃的贲门功能障碍，食物可能难以顺利进入胃。

（二）储存功能

胃是一个舒缩性很强的器官。当我们进食的食物进入胃内，胃壁随之扩展，以适应容纳食物的需要，这就是胃的储存功能。不仅如此，胃壁还具有良好的顺应性，使胃内压力与腹腔内压力相等，当胃内容量增加到 1500 mL 时，胃腔内的压力和胃壁的张力才有轻度增高，这时就感到基本"吃饱"了。

（三）分泌功能

胃液是由胃黏膜内不同细胞所分泌的消化液，主要成分有壁细胞分泌的消化液，主细胞（胃酶细胞）分泌的胃蛋白酶原，黏膜表面黏液细胞、黏液颈细胞、贲门腺、幽门腺和胃底腺的黏液细胞所分泌的黏液等。

（四）消化功能

胃黏膜分泌的胃酸和胃蛋白酶原的共同作用能使食物中的蛋白质初步分解消化，还能杀灭食物中的细菌等微生物。

（五）运输及排空功能

食物一旦进入胃内可刺激胃蠕动，起始于胃体上部，逐渐向幽门蠕动。胃蠕动使食物与胃液充分混合，使食物形成半液状食糜。食糜进入胃窦时，胃窦起排空作用，将食糜送入十二指肠。

三、胃炎分型

根据黏膜损伤的严重程度，可将胃炎分为糜烂性胃炎和非糜烂性胃炎，也可根据胃累及部位进行分类（如贲门、胃体、胃窦）。根据炎性细胞的类型，在组织学上可将胃炎进一步分为急性胃炎和慢性胃炎。

急性胃炎表现为贲门和胃体部黏膜的中性粒细胞浸润。急性胃炎是一种常见病，主要表现为上腹疼痛、不适，食欲下降，恶心呕吐，有时伴腹泻，严重的急性胃炎还会引起呕血、便血等症状。

四、急性胃炎的病因及诊断

（一）病因

1. 药物　最常见的是非甾体类抗炎药（NSAIDs），如阿司匹林、对乙酰氨基酚、保泰松及含有这类药物的各种感冒药，其他还有抗肿瘤化疗药、洋地黄、氯化钾、铁剂、碘剂等。

2. 应激　有严重创伤、大手术、大面积烧伤、颅内病变、败血症、心力衰竭、呼吸衰竭、肝肾衰竭、代谢性酸中毒及大量使用肾上腺皮质激素等。

3. 酒精　高浓度酒精亲脂性强，直接破坏胃黏膜屏障。

4. 腐蚀　腐蚀剂：强酸（硝酸、盐酸、硫酸），强碱（氢氧化钾和氢氧化钠），实验室用洗液、来苏水、氯化汞、砷、磷及其他一些腐蚀剂。

5. 感染性　多继发于全身性感染。①细菌：由身体其他器官的感染灶通过血循环或淋巴到达胃黏膜。常见的细菌有肺炎球菌、链球菌、伤寒杆菌、白喉棒状杆菌等其他一些细菌。幽门螺杆菌引起急性胃炎少见，慢性胃炎多见。②病毒：在免疫力低下时，有巨细胞病毒和疱疹病毒等。

6. 缺血、缺氧　少见，本病多发于老年患者，主要是由于供应胃的腹腔动脉或肠系膜动脉硬化，导致血栓形成，引发栓塞及脉管炎。

7. 胆汁反流　如幽门关闭不全或行胃大部切除术后。

8. 食物中毒　常见，有以下诱发因素：葡萄球菌外毒素、肉毒杆菌毒素、沙门菌属内毒素及嗜盐杆菌等。

9. 其他　大剂量X线照射后。胃壁的机械性损伤，如留置胃管或食管裂孔疝等。

（二）诊断

1.临床表现　上腹痛、恶心、呕吐、食欲下降。由药物和应激因素导致的急性胃炎常见表现为黑便和呕血，出血大时可引起低血压、休克。食物中毒引起的急性胃炎常与急性肠炎共存，伴有腹泻，可出现脱水，甚至低血压。腐蚀性和感染性急性胃炎常引起上腹剧痛，频繁呕吐、寒战、发热。

（1）急性单纯性胃炎：可因化学物质、物理因素、微生物感染或细菌毒素等引起。其胃黏膜病变主要为充血、水肿，黏液分泌增多，表面覆盖白色或黄色渗出物，可伴有点状出血和轻度糜烂。本病发病多急骤，主要表现为上腹部不适、疼痛、食欲缺乏、恶心呕吐等。因感染而致病者常伴有急性肠炎而有腹泻、脐周疼痛，重者可有发热、失水、酸中毒，甚至休克。

（2）急性糜烂性胃炎：又名急性出血性胃炎，常因服用阿司匹林、保泰松、吲哚美辛、肾上腺皮质激素，或因酗酒、严重创伤、大手术、重要脏器（心、肝、肾）功能衰竭引起。突然起病，临床上以上消化道出血为本病的主要表现，其发生率约占上消化道出血病因的1/4以上，仅次于消化性溃疡出血。轻者仅大便潜血阳性，而多数患者有呕血与黑便。出血随病情反复而呈间歇性发作。通常本病的病情较消化性溃疡出血严重，虽然经过大量输血，但血红蛋白较难升高。除出血外，大多数患者有上腹不适、腹痛、头晕、乏力及食欲缺乏等症状。

（3）急性腐蚀性胃炎：是由于吞服强碱、强酸或其他腐蚀剂而导致的胃黏膜损伤。胃部病变轻者表现为黏膜充血、水肿、糜烂，重者可有急性溃疡、胃壁坏死甚或穿孔。本病在吞服腐蚀剂后即有口腔、咽喉部的烧灼和窒息感、舌水肿、流涎与咽下困难，并有胸骨后和上腹部剧痛，亦可有持续呃逆、呕吐、咳嗽，发热可达38～39 ℃，呼吸困难，严重者呕吐物呈血性，出现虚脱、休克甚至并发食管、胃穿孔而引起纵隔炎、腹膜炎。

（4）急性化脓性胃炎：是胃壁细菌感染引起的化脓性病变，最常见的致病菌为链球菌，其次为葡萄球菌和肺炎双球菌及大肠杆菌。呼吸道感染或其他感染、胃溃疡、胃息肉摘除及胃手术为其诱因。本病起病急骤，临床主要表现为寒战、高热、上腹部剧痛、恶心、呕吐，偶有脓性呕吐物。

2.体征　患者大多数仅有上腹或脐周压痛，肠鸣音亢进。特殊类型的急性胃炎患者，可出现急腹症，甚至休克。

3.实验室检查　有出血者，大便隐血阳性、呕吐物潜血试验阳性。出血多者，可有白细胞升高，出现一过性血尿素氮升高，感染者有白细胞升高。

4.辅助检查　胃镜检查常用，一般多在发病 24～48 小时进行（急诊胃镜），多数可以出现胃黏膜的充血、水肿和糜烂及炎性渗出物，较重的可有弥漫分布的多发性糜烂、出血灶和浅表溃疡。

5.鉴别诊断　常见的急性胃炎，可根据诱因、临床表现和急诊胃镜检查结果，都能做出明确诊断。但要注意上腹痛、恶心、呕吐应与急性阑尾炎、急性胆囊炎、急性胰腺炎相鉴别。急性胃炎常有明显的诱因，腹部压痛位于上腹和脐周，无腹膜刺激征，胃镜主要表现为黏膜的充血、水肿和糜烂，用阿托品类解痉药物能缓解症状。

6.治疗原则　①去除病因；②保护胃黏膜；③合理饮食；④对症处理。

五、西医治疗方法

（一）一般治疗

首先去除外因，即停止一切对胃有刺激的饮食和药物，酌情短期禁食，或进流质饮食。急性腐蚀性胃炎除禁食外，适当禁洗胃、禁催吐，立即饮用蛋清、牛奶、食用植物油等；再去除内因，即积极治疗诱发病，如急性感染性胃炎应注意全身疾病的治疗、控制感染、卧床休息等。

（二）抗菌治疗

急性单纯性胃炎有严重细菌感染者，特别是伴有腹泻者可进行抗菌治疗。常用药：小檗碱 0.3 g 口服，每日 3 次；诺氟沙星胶囊 0.3～0.4 g 口服，每日 2 次。急性感染性胃炎可根据全身感染的情况，选择敏感的抗生素以控制感染。急性化脓性胃炎，应予大量有效的抗生素治疗。急性腐蚀性胃炎亦可选用抗生素以控制感染。

（三）纠正水、电解质紊乱

对于吐泻严重、脱水患者，应当鼓励患者多饮水，或静脉补液等。

（四）抑酸药（H_2RA、PPI）

药物用法：法莫替丁 20 mg，每日 2 次；奥美拉唑 20 mg，每日 1 次；雷贝拉唑 10 mg，每日 1 次等。

（五）保护胃黏膜

硫糖铝混悬液（10 mL 口服，每日 3 次），麦滋林 S 颗粒（1 包，口服，每日 3～4 次）。

（六）止血治疗

急性胃炎导致的消化道出血者属危重病症，可予冷盐水洗胃，或冷盐水 150 mL 加去甲肾上腺素 1～8 mg 洗胃，适用于血压平稳、休克纠正者。

通过胃镜直视下用电凝、激光、冷凝、喷洒药物等方法，迅速止血。对出血量较大者，适量输血。

（七）对症治疗

腹痛者给予解痉药，如颠茄 10 mg，或普鲁苯辛 15 mg，每日 3 次。恶心呕吐者，用甲氧氯普胺 5～10 mg，或多潘立酮 10 mg，每日 3 次。

第二节 急性胃炎的中医诊治进展

一、中医学对急性胃炎病因病机的研究

急性胃炎属中医学"胃脘痛、嘈杂、呕吐"范畴，多由饮食不节、毒邪侵犯胃腑或意识失调而致肝气犯胃，胃肠湿热蕴结，血络瘀滞，胃失和降而成。《素问·五常政大论》载："少阳司天，风行于地……胃脘痛……"《素问·至真要大论》曰："厥阴司天，风淫所胜，民病胃脘当心而痛。"《沈氏尊生书·胃痛》中说："胃痛，邪干胃脘病也……唯肝气相乘为尤甚，以木性暴，且正克也。"上述诸条文说明其病机多为肝失疏泄，气机失调，并贯穿胃脘痛发生、发展的始终。若肝气条达则胃之升降如常，"少阳为中气之枢纽，枢轴运动，则中气得以运行"（《医学求是》），但肝失疏泄，则会影响脾胃功能而致病，"设肝之清阳不升，则不能疏泄水谷，渗泄中满之证在所不免"（《血证论》）。

陈兴权认为肝气不疏、横逆犯胃为胃脘痛的发病重要因素。练慧等认为本病与肝郁关系密切。肝属乙木，喜条达而恶抑郁，以升发为顺，肝郁疏泄不及、气机失调，影响脾胃的纳、化、升、降，以致胃失和降，中焦气机阻滞，胃脘胀痛。范国华认为胃与脾以膜相连，两者同为后天之本，在生理上相互配合，在病理亦相互影响，如劳倦内伤，饥饱无常，每多脾胃同病。曾庆德认为胃痛其病因病机主要为饮食不节，胃黏膜损伤；精神因素致肝气不舒，胃络失养，属标实本虚之证。熊燕子认为频繁的七情刺激，特别是忧思恼怒引起肝胃不和，气滞血瘀，气血失调而易患本病。柴鸿儒等认为情志、饮食等因素导致肝失疏泄，脾失健运，胃失和降而发生胃脘痛，认为本病系本虚标实，脾虚胃弱，升降失常为本，肝郁气滞为标。

二、急性胃炎的中医治疗

（一）分型辨证治疗

1. 外邪犯胃型

症状：突然呕吐、胸脘满闷等。其中伴风寒者有恶寒、发热、无汗；伴暑湿者有发热、汗出、口渴。

治法：疏解表邪，和胃降逆。

用药：伴风寒者用藿香正气散加减。藿香（后下）、紫苏、半夏、茯苓、白术各12g，厚朴10g，陈皮6g。每日1剂，水煎服。伴暑湿者用香薷饮加减：香薷10g（后下），厚朴、连翘、竹茹各12g，扁豆30g（打碎），金银花15g。每日1剂，水煎服。

随证加减：如伴有宿食（见胸闷、腹胀），可加神曲10g，麦芽30g，鸡内金12g以消食导滞；大便不通，可加槟榔15g，大黄10g（后下）以通大便。

2. 湿热内阻型

症状：胃脘胀满作痛，心中烦热，恶心呕逆，或呕吐、大便带血；或便秘，不思饮食，口苦便黄；舌质红，苔黄腻，脉滑数。

治法：清热祛湿，和胃止痛。

用药：三黄泻心汤加减。黄芩、浙贝母（打碎）各12g，黄连、大黄、竹茹各10g，海螵蛸15g。每日1剂，水煎服。

随证加减：伴恶心呕吐者，可加法半夏12g（打碎）以降逆止呕；大便秘结者，可加虎杖15g，大黄12g（后下）以清热攻下；呕吐带血或血便者，可加紫珠草30g，栀子炭12g以凉血止血。

3. 痰湿阻滞型

症状：脘部痞闷，恶心呕吐，食欲缺乏，大便溏稀或不爽，头晕目眩，苔白滑，脉虚弦。

治法：化痰除湿，和胃降逆。

用药：陈夏六君子汤加味。陈皮、甘草各6g，制半夏（后下）、白术、茯苓各12g，藿香10g（后下），党参15g。每日1剂，水煎服。

随证加减：呕逆剧烈，可加旋覆花12g，赭石30g（打碎）；伴有热（舌苔黄）者，可加黄连、竹茹各10g以清热。

4. 热伤胃阴型

症状：胃脘灼痛，犹如针刺，饥欲得食，食入即吐，口燥咽干，大便干结，舌红绛，舌苔少（或光剥），脉细数。

治法：清热生津，养阴和胃。

用药：益胃汤加减。生地 30 g，天花粉 20 g，沙参、麦冬、石斛、白芍、芦根各 15 g。每日 1 剂，水煎服。

随证加减：反酸者，可加海螵蛸 15 g，浙贝母 12 g 以制胃酸；火盛者，可加生石膏 30 g（打碎），丹皮 12 g 以泻火；大便干结者，可加用火麻仁 30 g 以润肠通便。

（二）中成药治疗

风寒夹湿者可用藿香正气丸（水、液）口服，每次 1 包，每日 3 次。湿热者可用朱砂莲胶囊口服，每次 4 粒，每日 3 次。胃脘疼痛者可用金佛止痛丸口服，每次 1 支，每日 3 次。

（三）外治法

感受寒冷者可用脐疗法，具体如下：取川椒、丁香、吴茱萸、细辛各等份，研为细末，纳入脐中；再取青盐 250 g 炒烫，分装若干布袋，热熨脐周及疼痛处，盐袋凉了则更换。疼痛剧烈、出冷汗者，加熨腋中、气海及背俞穴。恶心严重、呕吐不出、出冷汗、腹中疼痛者，可用烧盐探吐法，具体如下：用一汤匙盐，放在刀上用火炙透，再用童便和服，少顷即得吐下而宣通壅滞，并可服用行军散或红灵丹 0.5 ~ 1 g。

第三节 吕永慧教授治疗急性胃炎的经验心得

急性胃炎属于中医中的"胃痛"，是因外邪侵犯胃，或不当的饮食、过度的情绪感受、湿热，以及脾胃虚弱引起，导致胃气滞，胃络失濡养，致使运化功能失调，升降失司，进而出现胃功能障碍，其病变虽位于胃部，但与肝脏和脾脏密切相关。患者常有上腹部疼痛、恶心呕吐、嗳气、食欲缺乏与消化不良。急性胃炎的辨证论治以虚实为纲领，虚证主要指脾胃虚弱，脾气虚，治疗以和胃、健脾为主；实证以饮食伤胃、外邪犯胃、肝气侵胃和湿热阻胃等为主，应给予消导、行滞、祛邪、解表、疏肝、理气、清热、化湿等治疗。各类证型有时可并非单独出现或总是一成不变，而是可以相互转换或混合夹杂。吕教授根据疾病的严重程度和疾病的特点，在诊断和治疗过程中牢牢把握其发病机制，加以辨证施治，获得了满意的临床效果，现将其治疗经验心得总结如下。

一、抓住主要治法

（一）疏肝和胃

此类患者可以采用六君子汤、柴胡疏肝散加减等中医方剂治疗，治疗效果较好。六君子汤中的六君子指人参、白术、茯苓、甘草、半夏和陈皮，其中前四君子有补气之效，而半夏和陈皮有利气之效，经过方剂中多种药物的共同作用，有疏肝理气的治疗功效。柴胡疏肝散是"四逆散中加芎香，枳实易壳行气良"，可使患者的腹痛、嗳气等症状得到有效缓解与改善，从而逐步治愈因肝胃不和导致的急性胃炎。

（二）清热泻火

此类患者可以采用清胃和血汤、四磨汤等中医方剂治疗，这些方剂具有止痛，调节患者机体血运，解毒降火的疗效。四磨汤可有效降低胃内残留率，提高小肠推进率，延迟胃炎临床症状复发时间，显著降低复发率。

（三）和中理气与解表化湿

外邪犯胃，应解表化湿、理气和中，采用藿香正气丸治疗该型急性胃炎，疗效显著。藿香特有的理气、化湿、和中功效，使患者的机体免疫力得到有效提升，从而在改善临床症状的同时，使受损的胃黏膜得到良好修复，进而改善疾病预后。藿香正气丸可调节患者胃失和降，缓解肠道痉挛，从而缓解该型胃炎疼痛症状。

（四）活血泄热

此类患者可以采用包含大黄、瓜蒌、炙甘草、黄芩、黄连和乌贼骨等药材的方剂进行治疗。其中针对致病菌，即幽门螺杆菌，可借助炙甘草与黄芩达到理想的抑制病菌活性的效果，从而控制病菌繁殖速度，同时辅以大黄缓和机体瘀滞，进而达到泄热、抑菌及活血的目的。针对胃部郁热情况，可以采用蒲公英和黄芩缓解，加上柴胡及法半夏等药材的联合使用，可达到疏肝、和胃、理气的功效。黄芩具有明显的抑菌作用，柴胡具有低度抑菌作用，而甘草、黄芩、蒲公英和半夏均为抗幽门螺杆菌相关性胃病中药专利复方中的核心药物。大黄具有明显的抑菌作用，与其他药材联用，可增强疗效和胃黏膜屏障功能。

二、结合岭南特性，重点清除湿热

岭南地区的湿因炎热高温的气候而蒸腾散发、弥漫于四季，其湿与热互相搏结，熏蒸弥漫，笼罩于外，机体若感于此邪气，则外束肌表，内遏脾胃气机，影响脾胃之纳运。叶天士在《温热论》中提出"酒客里实素盛，外邪入里，里湿为合"，认为湿热病的发生是内外湿邪相合为患的结果，内湿的形成与脾失健运密切相关，如嗜酒的人因饮酒伤及脾胃，致使脾胃的运化功能失常，进而不能运化水湿，积于体内，则湿自内生。由于岭南地区的居民平时就喜爱进食鱼、虾、蚝、螺等多湿阴柔之物，且贪凉、喜爱冷冻生冷的饮品，这种不节的饮食习惯极易损伤脾胃，诱发产生内湿，困阻于脾胃，脾胃内伤是导致湿热型慢性胃炎发生的内在因素。外湿的形成与患者所处的自然界气候、地域环境及生活方式密切相关，岭南一带地处沿海，气候潮湿炎热，且人们勤泳浴，常需水中劳作，这些外部环境因素均可导致外湿侵袭人体。本已湿热的体质感受外界湿热之邪，则外湿与内湿相合为患，遂成湿热之病候。

清代医家顾锡在《银海精微》中提出："盖气之为用，无所不至，一有不调，无所不病，为虚为实，为寒为热，变态莫可名状。气有不调之处，即病根所在之处也。""治百病调气为要"，脾胃处于人体中焦，是人体气机升降之枢纽，气机调畅则五脏六腑的功能才能正常运行。岭南地区急性胃炎常兼有湿热，因此本病的治疗可以辛开苦降为基本治法，使气机升降失调归于相对平衡协调的状态，同时配合清热利湿法，清除湿热。

吕教授在临床中常选用黄连温胆汤加味。基本方：法半夏、枳实、厚朴、竹茹、茯苓、黄芩各10 g，救必应15 g，陈皮6 g，滑石15 g，黄连3 g，甘草5 g。每日1剂，水煎，分2次服。黄连温胆汤出自清代陆廷珍的《六因条辨》，由温胆汤加黄连，去大枣而成，现今临床主要用于治疗失眠、胆汁反流性胃炎、非酒精性脂肪肝、高血压等，有清热燥湿、和胃化痰、升降气机的作用。方中黄芩、黄连合用，共奏苦寒降胃、清热燥湿与泻火解毒之功，其中黄连用量不宜过重，使其清胃同时免于伤胃；半夏辛温和胃化痰，燥湿降逆止呕，具有"燥胃湿，化痰，益脾胃气，消肿散结，除胸中痰涎"（《主治秘要》）之功；枳实辛散行滞，专泄胃实；竹茹性清而不寒，清热化痰，止呕除烦，《药品化义》云其"轻可去实，凉能清热，苦能降下，专清热痰，为宁神开郁之品"；陈皮辛苦温，可理气燥湿，行滞化痰，使体内的湿随气下行，与枳实相合，一温一凉，增其理气化痰之力；救必应性寒，味苦，可泻火解毒、清热利湿、行气止痛、凉血止血；茯苓性味甘淡，能健脾渗湿，以杜绝生痰之源，《时方歌括》云其"痰之本，水也，茯苓制水以治其本；痰之动，湿也，茯苓渗湿以镇其动"；甘草为使，其性味甘平调和，能益脾和胃，同时调和诸药。通观全方，苦、辛、寒、温之品并用，燥湿、清热并行，同时配伍脾、胃两经药物，辛开苦降，以调理脾胃气机，使之升降有序，气畅湿行，脾胃同治，湿热并除。临床上应该灵活根据病情之变化、湿热之轻重及停留部位的不同来加减用药，常常合用茵陈蒿汤、三黄泻心汤、藿朴夏苓汤、二妙散、黄芩滑石汤、杏仁滑石汤、小柴胡汤及香连丸等。

三、病案举例

病案一：王某，男，35岁。2020年6月12日初诊。胃脘部疼痛1天。患者平素急躁易怒、喜叹息，昨晚饮酒并进食辛辣后出现胃脘灼痛，呕吐胃内容物1次，自行口服奥美拉唑等胃药治疗，症状未见明显好转。现症见：患者神清，表情稍痛苦，胃脘部灼痛，泛酸水，急躁易怒，口干口苦，喜冷饮，纳眠差，小便黄，大便2日未解，舌红苔黄干，脉弦滑。诊断：胃脘痛，证属肝胃郁热。治法：疏肝理气，泄热和胃。方选丹栀逍遥丸加减。处方：丹皮15 g，栀子10 g，柴胡10 g，白术10 g，当归5 g，茯苓15 g，白芍15 g，薄荷6 g（后下），炙甘草6 g，枳实15 g，川楝子6 g，海螵蛸20 g（先煎）。共3剂，水煎服200 mL，每日1剂，早晚温服。嘱清淡饮食，忌饮食辛辣、暴饮暴食、肥甘厚腻，调情志。

二诊：服药后，胃脘部疼痛、口苦减轻，偶见泛酸水，饥不欲食，仍急躁、口干明显，小便赤少，大便干结。此为邪热未除，胃阴亏虚，应加强滋阴清热力度，上方中加麦冬10 g，生地15 g。7剂，服法同前。

三诊：服药后，胃脘部偶感疼痛，无反酸，口干明显减轻，仍急躁，纳眠可，二便调。舌红，苔薄白，脉弦。处方：柴胡10 g，白术10 g，当归5 g，茯苓15 g，白芍10 g，薄荷10 g（后下），党参10 g，炙甘草10 g，枸杞子10 g，沙参10 g。共7剂，服法如前。

电话随访未复发。

按语：由于患者情志不畅，肝失疏泄，横犯脾胃，加之恣食辛辣刺激之品，损伤脾胃，蕴湿化热，邪热郁阻肝胃，气机阻滞不通，不痛则引发胃脘灼痛。肝郁气滞，故见急躁易怒；肝胃郁热，故见泛酸水、口苦、喜冷饮，邪热伤津，故见口干、大便秘结。胃不和则卧不安，故见纳眠差。舌脉均为肝胃郁热之象。治以疏肝和胃，滋阴泄热，方选丹栀逍遥丸加减。其中丹皮清热凉血，栀子清解郁热，柴胡、薄荷疏肝理气，当归、白芍养血柔肝，疏肝理气而不燥，川楝子行气止痛，海螵蛸制酸止痛；白术、茯苓健脾祛湿，使运化有权，气血有源，炙甘草益气补中，缓肝之急；加入薄荷少许，疏散郁遏之气，透达肝经郁热；配合枳实破气消积，使腑气通，则胃痛缓解。

病案二：刘某，女，56岁。2020年7月12日初诊。胃脘部疼痛3天。患者于3天前受凉后突发胃脘部疼痛，自行服用姜汤后疼痛可缓解，未予重视诊治，再次进食凉品后，胃脘疼痛再次发作，服姜汤后不能缓解。现症见：患者神清，精神疲倦，胃脘部隐痛，喜按，喜热饮，时有恶心，泛吐清水，食少，四肢冰凉，大便溏薄，每日约3次，小便调。舌淡，苔白，脉沉细。诊断：胃脘痛，证属脾胃虚寒。治法：温中健脾，和胃止痛。方选黄芪建中汤加减。处方：黄芪20g，桂枝10g，白芍15g，大枣5g，饴糖20g，生姜15g，党参15g，淡附片10g（先煎），白术10g，肉桂5g（焗服）。共5剂，生姜3片内入，水煎服，每日1剂，早晚温服。嘱患者忌辛辣寒凉、甜食，避风寒。

二诊：服药后，精神、胃脘疼痛好转，无恶心、泛吐清水，仍四肢冰冷，纳一般，二便调，舌淡红，苔白，脉沉。此为寒邪直中，脾胃受损，阳气耗损，虽予温补中焦，脾胃阳气稍复，但中焦阳气仍虚，继续予温补中焦为主。处方：黄芪20g，桂枝10g，白芍10g，大枣5g，饴糖15g，肉桂5g（焗服），干姜10g，党参15g，白术15g，炙甘草6g。共7剂，服法同前。嘱患者忌辛辣刺激、寒凉之品，避风寒。

三诊：服药后，胃脘部微有疼痛，饮食不节时诱发，四肢冰冷较前好转，二便调。舌淡红，苔薄白，脉弦。此为中焦阳气得复，中焦运化功能恢复，继续予健脾和胃。处方：肉桂5g（焗服），党参10g，白术10g，茯苓10g，炙甘草10g，木香10g（后下）。共7剂，服法同前。嘱患者忌辛辣刺激、寒凉之品，避风寒。

四诊：巩固治疗，患者四肢变温，上方去肉桂，以四君子汤加减，共7剂。随诊无复发。

按语：缘于患者起居不慎，外感寒邪，又进食寒饮之物，寒邪直中，内客于胃，寒凝气滞，中焦气机不畅，不通则痛，故发胃脘痛。中焦气机不畅，胃气上逆，故见恶心；寒为阴邪，耗损阳气，脾胃阳气不足，故见泛吐清水、喜热饮；脾主四肢，脾阳不升，四肢温煦不足，故见四肢冰凉、大便溏。治以温中健脾，和胃止痛。方选黄芪建中汤加减，方中附子、肉桂温补中焦，党参、黄芪、白术补中益气，生姜温胃行气，桂枝、饴糖、白芍、大枣、生姜温脾散寒，和中缓急止痛。全方温阳、健脾、散寒通用，使脾胃阳气得复，中焦运化功能恢复正常。

第四节　急性胃炎的调护

一、日常生活保健

（1）不食生、冷、硬和对胃有刺激的食物，如酒、辣椒、浓茶、咖啡等，以免损伤胃黏膜，也不食未经洗净、煮熟的食物，以防胃内感染。

（2）慎用对胃黏膜有刺激性的药物，如水杨酸类药（保泰松、阿司匹林等）、肾上腺皮质激素（如地塞米松、泼尼松等）、降压药（如利血平等）。

（3）体质偏寒者不宜生吃水果，应减少肉汤、鸡汤、鱼汤和蛋汤的进食（因能刺激胃液分泌导致疼痛），适宜吃清淡的饮食，以利于症状缓解，促进病愈。

二、急性胃炎患者的饮食调配

（1）大量的呕吐及腹痛剧烈者应禁食并且卧床休息，可静脉注射葡萄糖盐水等补液，使胃肠充分休息，待腹痛减轻时再酌情饮用。严重呕吐腹泻者与能口服者，宜饮糖盐水，补充水分和钠盐。

（2）急性期因呕吐、腹泻失水较多，饮食宜少量多餐；多饮水补充液体以缓解脱水，这样能尽快排泄毒素。饮食应进米汤、杏仁茶、清汤、淡茶水、藕粉、去皮红枣汤等流食。

（3）病情缓解后饮食可过渡到低脂少渣半流食，如白米粥、蒸蛋羹、细挂面、甩蛋汤、薄面片和面包等。

（4）为避免胃肠道发酵胀气，急性期应忌用牛奶、豆浆、蔗糖等易产气食品。

（5）禁用生冷、刺激性食品，如醋、辣椒、葱、姜、蒜、花椒、浓茶、咖啡、可可等。烹调时，以清淡为主，少用油脂或其他调料。

（6）病情稳定后宜补充适量易消化的蛋白质食物，如鱼类、瘦肉等，采用蒸、煮、烩等少油的烹调方法，逐渐增加食物内容和食物量。

（7）少量多餐：每日 5～6 餐，防止一次食入过多造成消化不良。

三、急性胃炎辨证药膳调养

（一）食滞胃脘

临床表现：胃脘胀满，疼痛拒按，或呕吐酸腐及不消化食物，吐后痛减，食后加重，嗳气反酸、大便不爽，舌质淡红、苔厚腻，脉滑实。

膳疗原则：消食导滞，和胃降逆。

豆蔻山楂粥：肉豆蔻 10 g（研粉），山楂 30 g，大米 100 g，冰糖 30 g。锅中倒入清水，加入大米和山楂一起煮成粥，最后加入磨好的豆蔻粉末，入调味品即可食用。

山药小米粥：淮山药 40 g（鲜品约 100 g），小米 50 g，白糖适量。山药洗净捣碎或切片，与小米同煮为粥，熟后加白糖适量调匀，温热服食。

（二）湿热犯胃

临床表现：胃脘痞满，胀闷不舒，按之腹软而痛，纳差食减，口干而腻，头身沉重，肢软乏力，小便黄热，大便滞而不爽，或兼见发热恶寒，舌质红，苔白黄而腻，脉濡细或濡数。

膳疗原则：清热和胃，化湿止痛。

百合绿豆汤：百合 30 g，绿豆 100 g，冰糖适量。绿豆洗净，与百合同放入砂锅内，加水适量，武火煮沸，改用文火煲至绿豆开花、百合熟烂时，加入冰糖即可食用。

红糖绿豆沙：绿豆 100 g，煮至极烂，用适量红糖调味食用。

（三）寒邪犯胃

临床表现：胃痛猝发，痛无休止，得温则减，遇寒加重，多有受凉或饮食生冷痛史，或伴见呕吐清水，畏寒怕冷，手足不温，喜食热饮，口淡不渴，舌苔薄白或白腻，脉沉迟。

膳疗原则：温中散寒，和胃止痛。

肉桂姜苓粥：粳米 100 g，肉桂 3 g，干姜 5 g，茯苓 10 g。粳米淘净。诸药入锅，加清水适量，用武火烧沸后，转用文火煮 20 分钟，滤渣，留汁，粳米与汤汁入锅内，加适量清水，煮成粥即可食用。

（四）胃热炽盛

临床表现：胃脘疼痛，胀满，痛处灼热感，口干而苦，恶心呕吐，吐出物为胃内容物，有酸臭味或苦味，饮食喜冷恶热，大便干结，尿黄，舌质红，苔黄厚或黄腻，脉弦滑。

膳疗原则：清热止痛，降逆通便。

加味枇杷叶粥：枇杷叶 15 g（鲜者 30 g），粳米 100 g，鲜芦根 60 g，冰糖少许。枇杷叶用布包与鲜芦根（洗净切段）同煎汁，去渣，再与粳米煮粥。粥成后入冰糖，稍煮片刻即可。

竹茹芦根茶：竹茹、芦根各 30 g，生姜 3 片。水煎，取汁，代茶频饮。

（五）肝郁气滞

临床表现：胃脘胀满，攻撑作痛，痛及两胁，情志不畅时更甚，或呕吐吞酸，嗳气频作，饮食减少，舌质淡红，苔薄白，脉弦。

膳疗原则：疏肝理气，和胃止痛。

佛手姜汤：佛手 10 g，生姜 2 片，白砂糖适量。前二味水煎取汁，调入白砂糖温服。

姜橘土豆汁：鲜土豆 100 g，生姜 10 g，鲜橘汁 30 mL，佛手 20 g。鲜土豆、生姜、佛手切碎榨汁，兑入鲜橘汁调匀烫温服用。

（詹原泉）

参考文献

[1] 丁嘉乐．西医药治疗急性胃炎 [J]．中国医疗前沿，2009，10（4）：6-7．

[2] 阎仕刚．急性胃炎的诊断及治疗进展 [J]．中外医疗，2008，27（26）：152-153．

[3] 杨玺．急性胃炎的病因及分类 [J]．中国社区医师，2011，（5）：5．

[4] 陈金伟．急性胃炎：防治急不得 [J]．快乐养生，2011，（9）：36-37．

[5] 寿南山．急性胃炎的药膳调养 [J]．东方药膳，2008，（9）：10-11．

[6] 林琳，沈昱颖，钟琴娟，等．疏肝利胆和胃汤联合西咪替丁治疗肝胃不和型急性胃炎临床观察 [J]．新中医，2018，50（11）：94-98．

[7] 应林刚．中医辨证治疗急性胃炎效果观察 [J]．中国乡村医药，2016，23（14）：49-50．

[8] 奚肇宏，夏军权，滑永志．中药治疗幽门螺杆菌相关性胃炎的研究进展 [J]．南京中医药大学学报，2018，34（4）：429-432．

[9] 季红莉，付万发，陈明，等．老年患者幽门螺杆菌感染与胃炎活动性相关性分析 [J]．中华老年多器官疾病杂志，2016，15（6）：447-450．

[10] 姚希贤，姚冬奇．中西医结合对幽门螺杆菌感染治疗价值的研究 [J]．医学与哲学，2012，33（10）：14-16．

[11] 陈兴权．疏肝活血益胃法治疗慢性萎缩性胃炎 60 例 [J]．四川中医，2006，

24（9）: 46-47.

[12] 练慧，张正利. 柴胡疏肝散合四君子汤加减治疗慢性萎缩性胃炎 47 例 [J].
上海中医药杂志，2006，40（5）: 27-28.

[13] 范国华. 张子俊副主任医师治疗胃痛经验拾零 [J]. 甘肃中医，2004，17
（7）: 12-13.

[14] 曾庆德. 中医辨证治疗慢性胃炎 48 例 [J]. 中国中西医结合消化杂志，
2006，14（5）: 340-341.

[15] 熊燕子. 芍药甘草汤加味治疗胃脘痛 46 例临床观察 [J]. 中医药导报，
2006，12（4）: 28-29.

[16] 柴鸿儒，黄敬文，秦书芝. 柴胡疏肝散加黄芪治疗胆汁反流性胃炎 120 例
临床观察 [J]. 黑龙江中医药，2006，（4）: 9-10.

[17] 赵芳，盖丽娟，于强. 急性胃炎的中西医研究进展 [J]. 医学综述，2013，
19（6）: 1088-1091.